画像診断 別冊 KEY BOOKシリーズ

知っておきたい
顎・歯・口腔の画像診断

A Key to Jaw, Teeth, and Oral Cavity Imaging

監修

山下康行
（熊本大学大学院生命科学研究部放射線診断学分野）

編著

金田 隆
（日本大学松戸歯学部放射線学講座）

中山秀樹
（熊本大学大学院生命科学研究部歯科口腔外科学分野）

平井俊範
（宮崎大学医学部病態解析医学講座放射線医学分野）

生嶋一朗
（都城市郡医師会病院放射線科）

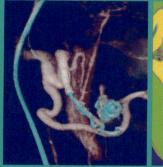
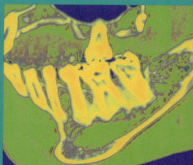
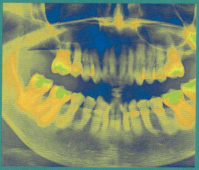
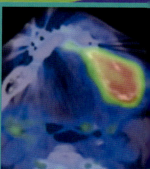

秀潤社

監修の序

　顎・歯・口腔は，歯学と医学がクロスオーバーする領域である．この領域では，歯の疾患から顎骨・口腔やその周囲の悪性腫瘍，また唾液腺などにも多くの疾患が存在し，耳鼻咽喉科領域との関連も深い．しかし，私も含めておおよそ一般の画像診断医は，顎・歯・口腔領域を苦手としている．そもそも，医学部では歯科領域の教育に十分な時間が割り当てられておらず，また専門性の高い独特な表現もあり，歯科領域でよく用いるパノラマX線撮影などを読影することもない．さらに，この領域を専門としていなければ，なかなか最新の知見にキャッチアップすることも難しい．施設によって状況はかなり異なると思われるが，我々の施設も含めて，画像の読影は一般の画像診断医にも要求されることも多いので，やむを得ずレポートを書いているのが現状ではなかろうか．

　このような状況の中，熊本大学では，これまで生嶋一朗博士（現 都城市郡医師会病院），平井俊範教授（現 宮崎大学）を中心に，中山秀樹教授の主宰される歯科口腔外科と，カンファレンスなどを通して多くの症例を経験・共有してきた．そして，何とかそのデータベースを活用できないかと考えていた．そこで，この領域の第一人者である日本大学の金田 隆教授に相談して，医科，歯科双方に向けた口腔領域を中心にした画像診断の本を上梓することとなった．

　私の知る限り，これまで医科の領域で歯科口腔領域に特化し，即臨床に役立つ症例中心の画像診断の成書は見当たらない．おそらく歯科の領域でも，このようなCTやMRIを大幅に取り入れた実用的な成書は存在しないと思われる．その意味で，本書は歯科口腔領域における決定版となったのではないかと自負している．一般の画像診断医のみならず，多くの口腔外科医，歯科放射線科医，研修医の方々にも，是非，手にしていただきたい．

　最後に，この本の企画・編集に尽力してくれた学研メディカル秀潤社 画像診断編集室の皆さんに心より御礼を申し上げる．

2017年6月

山下康行

序

　本書は，CT（computed tomography）やMRI（magnetic resonance imaging）検査を中心に，顎・歯・口腔の様々な症例画像を供覧し，画像診断，治療方針および予後などに関する知見を体系的・効率的に修得する1冊です．

　顎・歯・口腔領域は，歯科および医科のいわゆるクロスロードとなる領域であり，従来から口内法・口外法を中心とした単純X線検査と，パノラマX線検査が主でありました．しかしながら，CTやMRI検査が普及し，これら先進的な画像検査を日常診療に利用する一般医科・歯科開業医も急増しています．特に歯科領域においては，口腔インプラント治療や修復補綴関連の治療にも，CBCT（cone beam computed tomography）の利用が進み，自院へのCBCT導入，または，大学病院や専門病院に画像検査を依頼し，それを利用する一般開業医の先生方も非常に増えてきました．

　一方，我々が対応する顎・歯・口腔領域疾患は，歯原性，非歯原性，顎骨や粘膜由来の病変も含め多様な組織から構成されるため，先進的な画像検査や診断法を用いても鑑別診断が困難な症例に遭遇し，治療に苦慮することがあります．これらへの対応としては，疾患の良悪性の鑑別も含め，術前診断と進展範囲が非常に重要であり，そのためには治療方針および予後も熟知しなければなりません．しかしながら，顎・歯・口腔の画像診断，治療方針および予後を，1冊で効率的に修得する本は大変乏しいのが現状でした．

　この状況を踏まえ，本書はパノラマX線写真，CT，MRI，CBCTなどを中心とした先進的画像を多数掲載し，これら領域のすべての画像診断，治療方針，各検査法の基本的な原理および効率的な検査の進め方などの日常臨床に直結する実用的情報を，各エキスパートの先生方にご執筆いただきました．また，単なる疾患解説ではなく，画像を見るだけでもできるだけ理解できるよう，イラストも多用し，わかりやすく記載しました．

　本書は，医科・歯科学生，研修医から，すでに専門医として最前線で顎・歯・口腔の診療をされている先生まで，日常診療のかたわらに置いて容易かつ有益に利用できる必携の書と考えています．本書を利用して，読者が同領域の画像診断に精通し，より的確な顎・歯・口腔の治療を行う一助になれば幸いです．

　最後に，我々の要望を快く受け入れ，熱意をもってご執筆いただいた先生方，丁寧な編集作業をしていただいた学研メディカル秀潤社 画像診断編集室の皆さんに深謝申し上げます．

2017年6月

金田　隆，中山秀樹，平井俊範，生嶋一朗

◆ 監修

山下 康行　熊本大学大学院生命科学研究部放射線診断学分野

◆ 編著

金田　隆（I, V章）　日本大学松戸歯学部放射線学講座
中山 秀樹（I, V章）　熊本大学大学院生命科学研究部歯科口腔外科学分野
生嶋 一朗（IV章）　都城市郡医師会病院放射線科
平井 俊範（IV章）　宮崎大学医学部病態解析医学講座放射線医学分野

◆ 章編者

久野 博文（II章）　国立がん研究センター東病院放射線診断科
北島 美香（III章）　熊本大学医学部附属病院中央放射線部
菅原 丈志（VI～VII章）　熊本赤十字病院放射線科

◆ 執筆者

山本 将仁	東京歯科大学解剖学講座	尾木 秀直	熊本大学大学院生命科学研究部歯科口腔外科学分野
阿部 伸一	東京歯科大学解剖学講座	米永 和真	人吉医療センター画像診断センター
原　慶宜	日本大学松戸歯学部放射線学講座	神田 知紀	神戸大学医学部附属病院放射線科
徳永 悟士	日本大学松戸歯学部放射線学講座	豊田 圭子	帝京大学医学部放射線科学講座
月岡 庸之	日本大学松戸歯学部放射線学講座	飯島　健	帝京大学医学部放射線科学講座/(現)東京都健康長寿医療センター放射線診断科
川島 雄介	日本大学松戸歯学部放射線学講座		
吉田 遼司	熊本大学大学院生命科学研究部歯科口腔外科学分野	中井 雄大	東京大学大学院医学系研究科放射線医学講座
廣末 晃之	熊本大学大学院生命科学研究部歯科口腔外科学分野	上谷 浩之	熊本大学医学部附属病院画像診断・治療科
村松 輝晃	日本大学松戸歯学部放射線学講座	前田 正幸	三重大学大学院医学系研究科先進画像診断学講座
能田 茉莉江	日本大学松戸歯学部放射線学講座	杉浦　剛	鹿児島大学大学院医歯学総合研究科顎顔面疾患制御学分野
島本 博彰	大阪大学大学院歯学研究科歯科放射線学教室		
村上 秀明	大阪大学大学院歯学研究科歯科放射線学教室	川原 健太	熊本大学大学院生命科学研究部歯科口腔外科学分野
堀之内 康文	公立学校共済組合九州中央病院歯科口腔外科	矢野 貴徳	宮崎大学医学部病態解析医学講座放射線医学分野/(現)藤元総合病院放射線科
佐々木 匡理	公立学校共済組合九州中央病院歯科口腔外科		
伊東 浩太郎	日本大学松戸歯学部放射線学講座	門田 善仁	宮崎大学医学部病態解析医学講座放射線医学分野
飯塚 紀仁	日本大学松戸歯学部放射線学講座	福間 大喜	熊本大学大学院生命科学研究部歯科口腔外科学分野
箕輪 和行	北海道大学大学院歯学研究院口腔病態学講座歯科放射線学教室	東 美菜子	宮崎大学医学部病態解析医学講座放射線医学分野
		小玉 隆男	宮崎県立宮崎病院放射線科
竹内 明子	北海道大学大学院歯学研究院口腔病態学講座歯科放射線学教室	平原 尚久	日本大学松戸歯学部放射線学講座
		村岡 宏隆	日本大学松戸歯学部放射線学講座
森本 泰宏	九州歯科大学歯科放射線学分野	澤田 絵理	日本大学松戸歯学部放射線学講座
小田 昌史	九州歯科大学歯科放射線学分野	山村 定弘	熊本赤十字病院放射線科
近藤 雄大	宮崎大学医学部感覚運動医学講座顎顔面口腔外科学分野	菊池 拓紀	熊本赤十字病院放射線科
中村 友梨	宮崎大学医学部感覚運動医学講座顎顔面口腔外科学分野	永田 将士	熊本大学大学院生命科学研究部歯科口腔外科学分野
山下 善弘	宮崎大学医学部感覚運動医学講座顎顔面口腔外科学分野	辰野　聡	AIC八重洲クリニック放射線科
高橋　望	熊本大学大学院生命科学研究部歯科口腔外科学分野	平木 昭光	福岡歯科大学口腔・顎顔面外科学講座口腔腫瘍学分野
関谷 浩太郎	国立がん研究センター東病院放射線診断科	米田 雅一	熊本大学大学院生命科学研究部歯科口腔外科学分野
檜山 貴志	筑波大学附属病院放射線診断・IVR科/国立がん研究センター東病院放射線診断科		

（執筆順）

CONTENTS

画像診断 別冊 KEY BOOKシリーズ
知っておきたい
顎・歯・口腔の画像診断
A Key to Jaw, Teeth, and Oral Cavity Imaging

I	歯，顎骨
II	口腔，口腔底
III	唾液腺
IV	鼻・副鼻腔
V	顎関節
VI	頸部
VII	頸部組織間隙
VIII	知っておくべき顎・歯・口腔領域疾患と全身の関連疾患

監修の序 …… 2
序 …… 3
構成と凡例 …… 10

I．歯，顎骨 （章編者：金田）

【総論】
歯・顎骨の発生 …… （山本，阿部）14
顎・歯・口腔領域におけるCTとMRI ―原理を中心に― …… （山下康）18
顎・歯・口腔領域の画像検査法 …… （金田，原，德永）30
顎骨検査の進め方 …… （金田）37
顎・歯・口腔領域の正常解剖 …… （山本，阿部）45
歯，顎骨の画像解剖 …… （金田，原，德永）49
顎骨の加齢変化 …… （金田，月岡，川島）59

【歯の病変】
う蝕（C1，C2，C3，C4） dental caries …… （金田，川島）60
発育異常：歯数異常（過剰歯，歯数不足）
　developmental anomaly: supernumerary tooth, hypodontia …… （吉田，中山）62
萌出異常：特に埋伏歯　anomaly in tooth eruption: especially impacted tooth …… （吉田，中山）64

【歯周組織の病変】
根尖性歯周炎　apical periodontitis …… （金田，月岡，川島）66
辺縁性歯周炎　marginal periodontitis …… （金田，月岡，川島）68
抜歯後の治癒不全　nonhealing after tooth extraction …… （廣末，中山）70

【口腔インプラント】
口腔インプラントの画像診断 …… （金田，月岡）72
インプラント周囲炎，インプラント矯正　periimplantitis, orthodontic implant …… （金田，月岡，川島）80

【顎骨とその周囲の炎症】
急性骨髄炎　acute osteomyelitis …… （金田，村松，能田）82
慢性骨髄炎　chronic osteomyelitis …… （金田，村松，能田）84
慢性硬化性骨髄炎（SAPHO症候群を含む）　diffuse sclerotic osteomyelitis (SAPHO syndrome)
　…… （金田，村松，能田）86
ビスフォスフォネート製剤関連骨髄炎／薬剤関連顎骨壊死　bisphosphonate-related osteonecrosis of
　the jaw (BRONJ) / medication-related osteonecrosis of the jaw (MRONJ) …… （金田，村松，能田）88
放射線性骨髄炎（骨壊死）　radiation osteomyelitis (osteoradionecrosis) …… （島本，村上）90
蜂窩織炎　cellulitis …… （金田，村松，能田）92

【顎骨の先天異常・発育異常】

唇顎口蓋裂　cleft lip and palate ………………………………………………………（島本，村上）94
顎変形症　jaw deformity ………………………………………………………………（堀之内，佐々木）96

【顎骨の嚢胞および偽嚢胞】

歯根嚢胞，歯根膿瘍，歯根肉芽腫　radicular cyst, root abscess, periapical granuloma …（金田，伊東，飯塚）102
残留嚢胞　residual cyst …………………………………………………………………（金田，川島）105
含歯性嚢胞　dentigerous cyst …………………………………………………………（金田，伊東，飯塚）106
歯原性角化嚢胞　odontogenic keratocyst ……………………………………………（箕輪，竹内）108
側方性歯周嚢胞　lateral periodontal cyst ……………………………………………（金田，伊東，飯塚）110
石灰化歯原性嚢胞　calcifying odontogenic cyst ……………………………………（箕輪，竹内）112
鼻口蓋管嚢胞　nasopalatine duct cyst ………………………………………………（金田，伊東，飯塚）114
単純性骨嚢胞　simple bone cyst ………………………………………………………（金田，村松）116
動脈瘤様骨嚢胞　aneurysmal bone cyst ………………………………………………（島本，村上）118
静止性骨空洞　static bone cavity ……………………………………………………（金田，伊東，飯塚）120
鼻歯槽嚢胞（鼻唇嚢胞）　nasoalveolar cyst (nasolabial cyst) ……………………（金田，伊東，飯塚）122

【顎骨の腫瘍】

エナメル上皮腫　ameloblastoma ………………………………………………………（箕輪，竹内）124
石灰化上皮性歯原性腫瘍　calcifying epithelial odontogenic tumor ………………（島本，村上）126
腺腫様歯原性腫瘍　adenomatoid odontogenic tumor ………………………………（箕輪，竹内）128
エナメル上皮線維腫　ameloblastic fibroma …………………………………………（箕輪，竹内）130
歯牙腫　odontoma ………………………………………………………………………（箕輪，竹内）132
歯原性線維腫　odontogenic fibroma …………………………………………………（箕輪，竹内）134
原発性骨内癌　primary intraosseous carcinoma; NOS ……………………………（箕輪，竹内）136
歯原性粘液腫　odontogenic myxoma …………………………………………………（箕輪，竹内）138
セメント芽細胞腫　cementoblastoma …………………………………………………（島本，村上）140
骨腫　osteoma …………………………………………………………………………（島本，村上）142
血管腫（顎骨中心性）　central angioma / hemangioma of jawbone ………………（島本，村上）144
口蓋外骨症（口蓋隆起）　palate exostosis ……………………………………………（島本，村上）146
粘表皮癌（顎骨中心性）　mucoepidermoid carcinoma (jawbone centrality) ……（島本，村上）148

【骨関連病変】

骨形成線維腫　ossifying fibroma ………………………………………………………（森本，小田）150
線維性異形成症　fibrous dysplasia ……………………………………………………（森本，小田）152
セメント質骨性異形成症　cemento-osseous dysplasia ……………………………（森本，小田）154
茎状突起過長症　elongated styloid process …………………………………………（吉田，中山）156
中心性巨細胞肉芽腫　central giant cell granuloma …………………………………（森本，小田）158
ケルビズム　cherubism …………………………………………………………………（森本，小田）160

【外傷・骨折】

上顎骨骨折・Le Fort 型骨折　maxillary fracture, Le Fort fracture ………………（近藤，中村，山下善）162
下顎骨骨折・下顎頭（関節突起）骨折　mandibular fracture, fracture of articular process…（近藤，中村，山下善）164
頬骨（弓）骨折・上顎骨頬骨複合骨折　zygomatic fracture, maxillary zygomatic complex fracture
　………………………………………………………………………………………………（近藤，中村，山下善）166
顎顔面骨骨折に併発した喉頭外傷　laryngeal injury with maxillofacial fracture ……………（高橋，中山）168

> **▶NOTE**
> Meckel軟骨の消失 16／通常CTと歯科用CTの違い 20／静磁場の中に入ったプロトン 24／外科処置における3D画像の有用性 62／抜歯後の治癒不全より発見される悪性腫瘍 71／放射線性骨髄炎の治療 90／頭部X線規格写真（セファログラム，セファロ分析） 100／口蓋外骨症の形態 147／茎状突起による内頸動脈の圧迫 157／頭蓋底骨折の合併症 162／介達骨折 164／眼症状の合併 167／内視鏡による評価 169

I	歯，顎骨
II	口腔，口腔底
III	唾液腺
IV	鼻・副鼻腔
V	顎関節
VI	頸部
VII	頸部組織間隙
VIII	知っておくべき顎・歯・口腔領域疾患と全身の関連疾患

II. 口腔，口腔底 （章編者：久野）

【総論】口腔，口腔底の正常画像解剖 ………………………………… （久野）172

【悪性腫瘍】

扁平上皮癌（舌癌・口腔底癌） squamous cell carcinoma of the tongue and floor of mouth ……………………………………………………………… （関谷，久野）176

扁平上皮癌（歯肉癌・頬粘膜癌） squamous cell carcinoma of the gingiva and buccal mucosa ………………………………………… （関谷，久野）178

悪性小唾液腺腫瘍（非扁平上皮癌） malignant oral cavity tumors (non-squamous cell carcinoma) …………………………………… （関谷，久野）180

その他の悪性腫瘍（悪性黒色腫，悪性リンパ腫） other malignant tumors (malignant melanoma, malignant lymphoma) ……………………………… （関谷，久野）182

神経周囲進展 perineural spread ……………………………………… （関谷，久野）184

口腔癌治療の関連疾患 treatment related pathology of oral cavity cancer …… （関谷，久野）186

口腔癌の再発 recurrence of oral cavity cancer ……………………… （関谷，久野）188

【良性腫瘍および囊胞】

がま腫 ranula …………………………………………………………… （檜山，久野）190

類皮囊胞 dermoid cyst ………………………………………………… （檜山，久野）192

口腔神経鞘腫 schwannoma/neurilemmoma ………………………… （檜山，久野）194

乳児血管腫（血管性腫瘍） infantile hemangioma (vascular tumor) … （檜山，久野）196

静脈奇形 venous malformation ……………………………………… （檜山，久野）198

リンパ管奇形・動静脈奇形 lymphatic malformation, arteriovenous malformation …… （檜山，久野）200

【その他】異所性甲状腺 ectopic thyroid ……………………………… （尾木，中山）202

> **▶NOTE**
> 舌リンパ鎖と舌リンパ節 177／模範レポート 179／各神経の頭蓋底～口腔への走行経路 185／MRI, in phase と out of phase (opposed phase) 192／国際血管腫・血管奇形学会(ISSVA)分類(2014) 197／^{123}Iによる甲状腺シンチグラフィ 203／^{99m}TcO$_4$による甲状腺シンチグラフィ 203

III. 唾液腺 （章編者：北島）

【総論】唾液腺の正常画像解剖 ………………………………………… （北島）206

【炎症性疾患・他】

急性唾液腺炎 acute sialadenitis ……………………………………………… （米永）212

流行性耳下腺炎（ムンプス耳下腺炎） epidemic parotiditis (mumps) ……… （米永）214

硬化性顎下腺炎（Küttner腫瘍） sclerosing submandibular sialadenitis (Küttner tumor) …… （神田，豊田）216

Sjögren症候群 Sjögren syndrome …………………………………………… （北島）218

木村病 Kimura's disease ……………………………………………… （飯島，豊田）220

リンパ上皮囊胞 lymphoepithelial cyst ……………………………… （中井，豊田）222

がま腫 ranula …………………………………………………………………… （北島）224

唾石症　sialolithiasis ……………………………………………………………………………（北島）226
IgG4 関連疾患　IgG4-related disease ………………………………………………………（上谷，北島）228
【唾液腺腫瘍】
多形腺腫　pleomorphic adenoma ……………………………………………………………（上谷，北島）232
多形腺腫由来癌　carcinoma ex pleomorphic adenoma ……………………………………（上谷，北島）234
Warthin 腫瘍　Warthin tumor ………………………………………………………………（上谷，北島）236
耳下腺内顔面神経鞘腫　intraparotid facial nerve schwannoma ………………………………（前田）238
腺様嚢胞癌　adenoid cystic carcinoma ………………………………………………………………（杉浦）240
唾液腺導管癌　salivary duct carcinoma …………………………………………………（川原，中山）242

▶NOTE
耳下腺内顔面神経の描出　211／口腔底のその他の解剖と正常変異　211／Küttner 腫瘍とIgG4 関連疾患　216／Sjögren 症候群と悪性リンパ腫　219／angiolymphoid hyperplasia with eosinophilia（ALHE）　221／がま腫の治療　225／唾石症におけるMRI　227／IgG4 関連疾患包括診断基準2011　231／多形腺腫に関連する悪性病変　235／顔面神経の温存　238／唾液腺腫瘍における生検　240／唾液腺導管癌の遠隔転移　243

Ⅳ. 鼻・副鼻腔 （章編者：生嶋，平井）

【総論】鼻・副鼻腔の正常画像解剖 ……………………………………………………………………（矢野）246
急性鼻副鼻腔炎　acute rhinosinusitis ………………………………………………………（門田，平井）250
歯性上顎洞炎　odontogenic maxillary sinusitis ………………………………………………（生嶋）252
慢性副鼻腔炎　chronic sinusitis ……………………………………………………………（門田，平井）254
好酸球性副鼻腔炎　eosinophilic sinusitis …………………………………………………（門田，平井）256
血瘤腫　organized hematoma, hematocele blood boil ……………………………………（福間，中山）258
貯留嚢胞　retention cyst ………………………………………………………………………（東，平井）260
真菌性副鼻腔炎　fungal sinusitis ………………………………………………………………（生嶋）262
粘液瘤　mucocele ………………………………………………………………………………（東，平井）264
術後性上顎嚢胞　postoperative maxillary cyst ……………………………………………（東，平井）266
鼻・副鼻腔扁平上皮癌　squamous cell carcinoma of nose, paranasal sinus ……………………（小玉）268

▶NOTE
急性鼻副鼻腔炎の合併症　251／貯留嚢胞の原因　261／注意すべき粘液瘤の発生部位　265／内視鏡下副鼻腔手術（ESS）の普及　267／神経周囲進展（perineural spread）　268

Ⅴ. 顎関節 （章編者：金田）

【総論】顎関節の正常画像解剖と機能 ……………………………………………（金田，平原，村岡，澤田）274
【総論】顎関節疾患の分類 …………………………………………………………（金田，平原，村岡，澤田）277
顎関節強直症　temporomandibular joint（TMJ）ankylosis ……………………（金田，平原，村岡，澤田）278
顎関節リウマチ　rheumatoid arthritis（RA）of TMJ …………………………（金田，平原，村岡，澤田）280
ピロリン酸カルシウム結晶沈着症（偽痛風）　pseudogout ………………………………（島本，村上）282
化膿性顎関節炎　suppurative arthritis of TMJ …………………………………（金田，平原，村岡，澤田）284
滑膜性軟骨腫症　synovial chondromatosis of TMJ ……………………………（金田，平原，村岡，澤田）286
骨軟骨腫　osteochondroma ………………………………………………………（金田，平原，村岡，澤田）288
顎関節症Ⅲa 型（復位あり）　temporomandibular joint disorders, type Ⅲa …（金田，平原，村岡，澤田）290
顎関節症Ⅲb 型（復位なし）　temporomandibular joint disorders, type Ⅲb …（金田，平原，村岡，澤田）291
顎関節症Ⅳ型（変形性顎関節症）　temporomandibular joint disorders, type Ⅳ
　osteoarthrosis/osteoarthritis of the temporomandibular joint …………………（金田，平原，村岡，澤田）292

顎関節症（関節円板の外側転位／内側転位） temporomandibular joint disorders, dislocated articular disk ……………………………………………………（金田, 平原, 村岡, 澤田）293

VI. 頸部 （章編者：菅原）

【総論】頸部リンパ節の解剖と分類 …………………………………………………（山村, 菅原）296

【頸部リンパ節疾患】

悪性腫瘍の頸部リンパ節転移　cervical lymph node metastasis of malignant tumor
……………………………………………………………………………………（菊池, 菅原）302

頸部郭清術野外へのリンパ節転移　lymph node metastasis out of the neck dissection field
……………………………………………………………………………………（永田, 中山）304

切断神経腫　amputation neuroma ……………………………………………（永田, 中山）306
悪性リンパ腫　malignant lymphoma …………………………………………（菊池, 菅原）308
化膿性リンパ節炎　suppurative lymphadenitis ………………………………（山村, 菅原）310
結核性リンパ節炎　tuberculous lymphadenitis ………………………………（山村, 菅原）312
木村病リンパ節病変　lymph node lesion of Kimura's disease ………………………（豊田）314
組織球性壊死性リンパ節炎　histiocytic necrotizing lymphadenitis …………（菊池, 菅原）316
Castleman病　Castleman disease …………………………………………（菊池, 菅原）318
サルコイドーシス　sarcoidosis …………………………………………………（山村, 菅原）320
川崎病　Kawasaki disease ……………………………………………………（山村, 菅原）322
猫ひっかき病　cat-scratch disease ……………………………………………（山村, 菅原）324

【腫瘍および囊胞】

神経鞘腫　schwannoma …………………………………………………………………（中山）326
リンパ上皮性囊胞（側頸囊胞，鰓囊胞）　lymphoepithelial cyst (lateral cervical cyst, branchial cyst) …（中山）328
甲状舌管（残遺）囊胞　thyroglossal duct (remnant) cyst ……………………（尾木, 中山）330

▶NOTE
リンパ流の変異　305／T-スポット®.TB検査　313／菊池病の名前の由来　317／サルコイドーシスとの鑑別が必要な全身疾患　321／臨床上の留意点　327／Baileyによる第2鰓囊胞の発生部位別分類　329／甲状舌管（残遺）囊胞の治療　331

VII. 頸部組織間隙 （章編者：菅原）

【総論】顎・歯・口腔領域で知っておくべき頸部筋膜間隙の概念と鑑別のポイント ……（辰野）334
深頸部膿瘍　deep neck abscess ………………………………………………………（平木）346

▶NOTE
SMAS　334／頸動脈間隙と後茎突区　338／茎突下顎裂 (stylomandibular tunnel)　338

VIII. 知っておくべき顎・歯・口腔領域疾患と全身の関連疾患 （章編者：菅原）

口腔癌の肺転移　pulmonary metastasis of oral cancer ………………………（菊池, 菅原）352
誤嚥性肺炎　aspiration pneumonitis …………………………………………（菊池, 菅原）353
血液系腫瘍の顎骨浸潤　jawbone invasion by hematological malignancy ……（米田, 中山）354
頸部血管の仮性動脈瘤　pseudoaneurysm of carotid artery …………………（山村, 菅原）356

【付録】WHO分類（4th, 2017）疾患標準和名　日本臨床口腔病理学会 ………………………358
索引（INDEX） ……………………………………………………………………………………359

本書の構成と凡例

- 本書は，Ⅰ～Ⅷまでの8つの章で構成されています．
- 初学者にも読みやすいように1疾患ごとに見開きで解説しました．また，重要な疾患は見開きにこだわらず，3ページ以上で解説しました．

症例解説ページの構成

読影のポイントとなるKEY FILMには 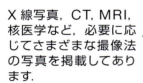 を付けてあります．

146　Ⅰ．歯，顎骨

顎骨の腫瘍　口蓋外骨症（口蓋隆起）
palate exostosis　　　　　　　　　　島本博彰，村上秀明

症例 50代，女性．7年前に口蓋部の腫脹を自覚するも放置．徐々に増大し，最近，頻回に同部粘膜の火傷をするようになったため近医を受診，本院を紹介された．初診時，硬口蓋正中部に径25mmの骨様硬の有茎性腫瘤を認めた．表面粘膜は一部びらん，周囲は白斑を呈していた．

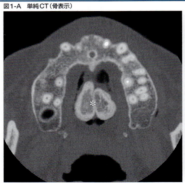

図1-A　単純CT（骨表示）　　図1-B　単純CT冠状断再構成像（骨表示）

X線写真，CT，MRI，核医学など，必要に応じてさまざまな撮像法の写真を掲載してあります．

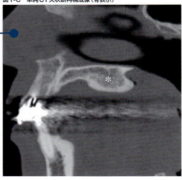

図1-C　単純CT矢状断再構成像（骨表示）

- 診断のポイントとなる画像には"KEY FILM"のマークを，読影上または鑑別診断上，重要な事柄が書かれているところには"ポイント"のマークをつけてあります．
- 各章には代表的な疾患と参考症例も含め多数の症例を提示しています．また，シェーマやNOTEを適宜入れていますので，知識の整理に役立ちます．

口蓋外骨症（口蓋隆起）　　147

画像の読影

単純CT骨表示にて，上顎骨口蓋突起の正中癒合部に20×20×11mmの境界明瞭な凸状，分葉状外形の内部均一な高吸収域（図1-A～C；＊）を認める．口蓋骨の皮質骨との連続性があるため，外骨症と診断した．

→ 左ページの症例写真の読影と診断を記載しています．
 が目印です．

口蓋外骨症（口蓋隆起）の一般的知識と画像所見

外骨症は正常皮質骨および正常海綿骨の外方性増殖であり[1]，真の腫瘍ではなく，局所における骨の過剰発育である．組織学的には緻密な層板骨よりなる．顎骨では，硬口蓋正中部に生じる口蓋隆起，下顎小臼歯部舌側に生じる下顎隆起が好発部位である[1]．明らかな増大例を除いて自覚症状は特になく，偶然発見されることが多い．

口蓋外骨症（口蓋隆起）は，上顎骨口蓋突起の正中癒合部の中央1/3に生じる．原因不明だが，家族性に発生することが多く，遺伝的因子の関与が示唆される．局所的因子には，咬合力，栄養障害，口蓋突起の発育の継続などがあり，遺伝的因子と環境因子との相互作用で発生するとされる．75％は単独発生，25％は下顎隆起など他部位の外骨症を伴う．人種間で差があり，日本人成人の20～40％にみられるが，白人成人の発生は20％程度である[2]．男女比は1：2で女性に多い[2]．好発年齢は特にないが小児は稀で，多くは30歳までに発症し，徐々に増大する[2]．

臨床所見では，表面粘膜は通常は正常だが，増大すると腫瘤により伸展され蒼白色を呈したり，外傷によるびらんや潰瘍を形成したりすることもある．触診では骨様硬の腫瘤を触れる．

通常は治療の対象にならないが，義歯作製などの障害になる場合にのみ，外科的切除の適応となる[3]．

画像所見　X線検査にて，多くは境界明瞭な凸状，分葉状外形の内部均一なX線不透過像を示す．

→ 当該疾患に関する一般的知識と画像所見について解説してあります．

鑑別診断のポイント

周辺性骨腫が鑑別に挙がるが，外骨症は骨の過形成であり，有茎状のものは少ない．しかしながら，小さい周辺性骨腫との鑑別は困難である．

→ 鑑別診断のポイントを解説してあります．
 が目印です．

NOTE

口蓋外骨症の形態

口蓋外骨症の大きさや形態は様々であるが，一般的に次のように分類される．
- 平坦型：表面平滑で，両側に対称的に広がるなだらかな隆起
- 紡錘型：峰状を呈する隆起
- 結節型：小型で複数に分類した隆起
- 分葉型：ひとつの基底部から生じた数個の小葉状の隆起

→ 知っておくと役立つ知識は囲み記事 **NOTE** で簡潔に解説してあります．

参考文献

1) Jainkittivong A, Langlais RP: Buccal and palatal exostoses: prevalence and concurrence with tori. Oral Surg Oral Med Oral Pathol Oral Radiol Endod 90: 48-53, 2000.
2) Loukas M, Hulsberg P, Tubbs RS, et al: The tori of the mouth and ear: a review. Clin Anat 26: 953-960, 2013.
3) García-García AS, Martínez-González JM, Gómez-Font R, et al: Current status of the torus palatinus and torus mandibularis. Med Oral Patol Oral Cir Bucal 15: e353-360, 2010.

→ 特に参考にすべき文献を挙げてあります．

I

歯，顎骨

総論 歯・顎骨の発生

山本将仁
阿部伸一

▶顎骨の発生

　ヒトの顔は，左右の瞳孔を結ぶ線と口裂を通る水平面により，3つの部位に分けられ，それぞれ胎生期の前頭突起・上顎突起・下顎突起に一致している．顔面の上1/3は主に神経頭蓋複合体であり，これは前額部を主に構成する前頭骨が含まれる．中央1/3は最も骨格として複雑であり，頭蓋底，上1/3の鼻腔，上顎骨を含む咀嚼器がそれに当たる．顔面の下1/3は下顎骨を含む咀嚼器のみで構成されている．

1. 上顎骨

　胎生7週において，第1膜性骨化中心が犬歯歯堤の直上かつ眼窩下神経の末端に出現する．次に，頬骨，眼窩鼻腔，口蓋鼻部，切歯部における第2骨化中心が発生し，既に存在する第1骨化中心と急速に癒合する．この2つの膜性骨化中心は歯槽突起，一次口蓋を形成する．この領域は4つの前歯を覆い，切歯窩から側切歯の遠心に相当する．これは溝により分離されており，切歯骨と名付けられている．この骨は出生後1年すると，溝の癒合により消失する．

　上顎骨の形成はいくつかの機能的なマトリックスに依存しており，理論的にそれらは4つの骨格単位として考えることができる（図1）．①上顎骨体は，眼窩下神経の下方で形成され，その後，眼窩下管形成のために神経を取り囲んでいく．②眼窩は眼球の形成に対応していき，③鼻部は成長に合わせた鼻中隔軟骨よりなり，④歯槽部の形成により歯は機能的土台を得る．

2. 下顎骨

　胎生6週において下顎骨は，第1咽頭弓にあるMeckel軟骨の外側から膜性骨により発生する．この膜性骨化中心は下歯槽神経がオトガイ神経，切歯枝と分岐する部位から生じ，下歯槽神経や

A　成人の上顎骨外面
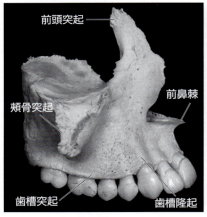

B　成人の上顎骨内面
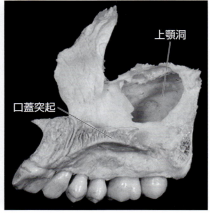

C　上顎骨の発生
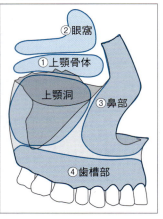

図1　上顎骨の形態（A，B）と発生（C）
上顎骨の形成はいくつかの機能的なマトリックスに依存しており，理論的にそれらは4つの骨格単位として考えることができる．
①上顎骨体は，眼窩下神経の下方で形成され，その後，眼窩下管形成のために神経を取り囲んでいく．
②眼窩は眼球の形成に対応していき，③鼻部は成長に合わせた鼻中隔軟骨よりなり，④歯槽部の形成により歯は機能的土台を得る．

切歯枝の下方から周囲を取り囲み，歯の成長に合わせてスペースを確保するために，次第に上方に広がっていく．膜性骨の拡大が，背側や腹側に下顎枝や下顎体を形成し，骨化はMeckel軟骨が中耳と連続している，将来の下顎小舌の部位で終了する（図2-C）．

下顎骨はいくつかの部位が別々に発生し，癒合していくことでひとつの骨になる．胎生10～14週の間には，下顎頭，筋突起の一部，下顎角，オトガイ隆起を形成するために二次軟骨が発生する．また，下顎体は下歯槽神経の下方から発生し，歯の発生に伴い上方に広がる．結果として，下方にできた下顎体に後から歯槽部が増設される．成長するに従い，基盤となる下顎体に歯槽部，筋突起，下顎角，下顎頭，オトガイが付着していく[1]（図2-D）．

咀嚼筋や歯にかかる力が下顎骨の成長を促進させることがわかっている．歯槽部には歯が機能要素として影響し，側頭筋が筋突起に作用し，咬筋や内側翼突筋は下顎角や下顎枝に，外側翼突筋は下顎頭に何らかの影響を及ぼす．舌や口腔周囲筋の機能や，口腔咽頭腔の拡張も下顎骨の成長に刺激を与える．したがって，すべての口腔周囲の骨の中で下顎骨が最も出生後に成長し，大きな形態のバリエーションを示す．

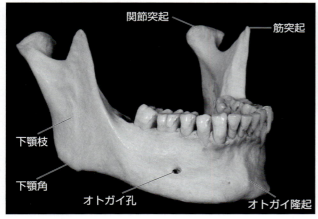

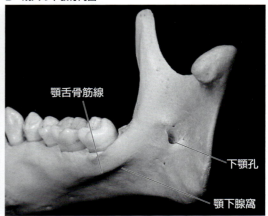

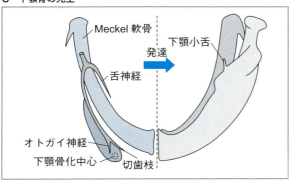

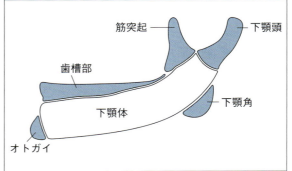

図2 下顎骨の形態（A，B）と発生（C，D）
C：膜性骨化中心は下歯槽神経がオトガイ神経，切歯枝と分岐する部位から生じ，骨化は将来の下顎小舌の部位で終了する．
D：下顎骨はいくつかの部位が別々に発生し，癒合していくことでひとつの骨になる．胎生10～14週の間には，下顎頭，筋突起の一部，下顎角，オトガイ隆起を形成するために二次軟骨が発生する．また，下顎体は歯の発生に伴い上方に広がる．結果として，下方にできた下顎体に後から歯槽部が増設される．成長するに従い，基盤となる下顎体に歯槽部，筋突起，下顎角，下顎頭，オトガイが付着していく．

▶歯の発生

ヒトの歯は，神経堤細胞を含め外胚葉と中胚葉である初期胚の2層より生じる．エナメル質は口腔外胚葉から，象牙質，歯髄，セメント質は神経堤細胞から形成される．歯周組織は神経堤と中胚葉由来である．乳歯の数に対応している歯胚は上下顎で発生する．その後，後継永久歯胚がおのおのの乳歯胚の舌側に出現する．永久歯の原基は，歯堤が遠心に伸びることにより発達する．おのおのの歯胚はエナメル器，歯小囊により取り囲まれた歯乳頭からなり，神経堤由来の歯乳頭と中胚葉由来の歯小囊は，歯髄と一部の歯周組織に分化する．

発達中のエナメル器は，初期の小さな蕾状から，基底細胞の急激な有糸分裂により拡大したキャップ状の形態になり，最後はベル状に変化する（図3）[2]．これらの形態的な変化に付随して，組織分化がエナメル器に起こる．その外層は外エナメル上皮を形成する．この上皮は，発達中の歯小囊の下にある立方形の細胞層である．星細胞で構成された星状網は，初期のエナメル器の大部分を構成する．

歯乳頭の表面に1列に並ぶ内層は，内エナメル上皮と呼ばれる．この一部はエナメル質を形成するエナメル芽細胞に分化し，この細胞はエナメルマトリックス蛋白である，エナメリン，アメロゲニン，アメロブラスチンを合成分泌する．一方，内エナメル上皮表面の星状網には扁平な細胞が凝集している．この中間層は，おそらくエナメル質形成中において，エナメル芽細胞を手助けしていると考えられている．

内外エナメル上皮は細長いHertwig上皮鞘であるループを形成している．この鞘が歯乳頭を覆うことにより，歯根のアウトラインを作る．Hertwig上皮鞘はセメント芽細胞やMalassezの上皮遺残（後述）に分化するため，セメント質の発生にも関与する．

内エナメル上皮は歯乳頭の外胚葉性間葉細胞に作用するため，歯乳頭の周囲を覆う細胞は象牙芽細胞に分化する．象牙芽細胞による象牙質の形成は，前エナメル芽細胞がエナメル芽細胞に分化するより前に開始する．歯根を形成する内エナメル上皮も象牙芽細胞分化を誘導するが，エナメル器にある中間層がないために，エナメル芽細胞に分化できない．したがって，歯根にはエナメル質は存在しない．

セメント質は，Hertwig上皮鞘を構成する外エナメル上皮が断裂した後，その周囲の象牙質に形成される．アポトーシスによるHertwig上皮鞘の断裂は，細胞塊を残す．これを"Malassezの上皮遺残"と呼び，歯周靱帯中に残っている．これらは歯周膿瘍の原因になると考えられている．

NOTE

Meckel軟骨の消失

Meckel軟骨は哺乳類の第1咽頭弓に発生する胎生期軟骨であり，下顎骨の発生に先立って生じるが，出生前に消失して生後の下顎にはその痕跡を留めない．しかし，後端部は骨化して耳小骨のうちのツチ骨となり，下顎骨より後部は蝶下顎靱帯になるといわれている．また下顎骨と部位的に重なる前部は完全に消失してしまう．組織学的には一般的な硝子軟骨でできているにもかかわらず，このように他の軟骨とは全く異なった多くの特徴を有している．しかし，Meckel軟骨がどのようなメカニズムで消失してしまうのか，多くの問題点が未解決のまま残されている．

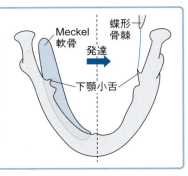

参考文献

1) Sperber GH, Sperber SM, Guttmann GD (eds): Chapter 12 Mandible. *In* Craniofacial embryogenetics & development, 2nd ed. People's Medical Publishing House-USA, Shelton, p.149-160, 2010.
2) 田畑 純：口腔の発生と組織，第3版．南山堂，2015．

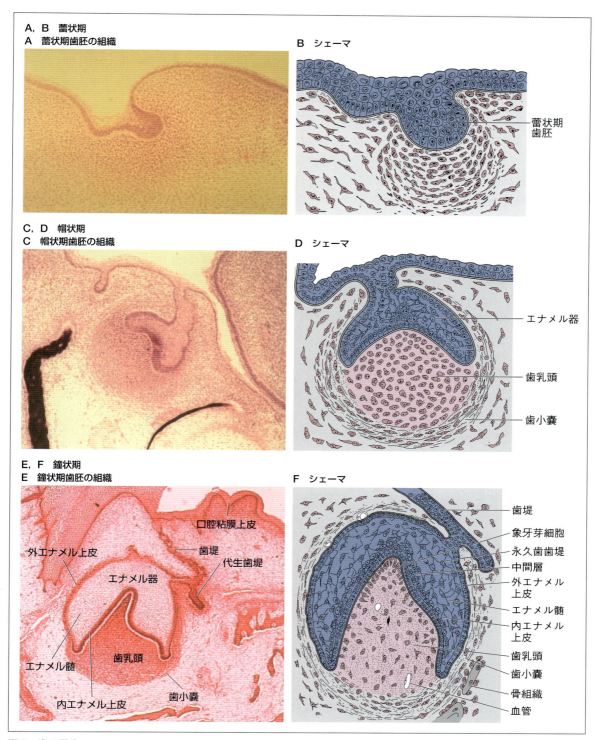

図3 歯の発生
発達中のエナメル器は，初期の小さな蕾状（A，B）から，基底細胞の急激な有糸分裂により拡大したキャップ状の形態になり（C，D），最後はベル状に変化する（E，F）．
（B，D，F：文献2）より改変して転載）

総論 顎・歯・口腔領域における CTとMRI —原理を中心に—

山下康行

▶ CT

　1972年にHounsfieldの手によって初めてX線CTが開発された．当初，寝台は固定され，1スライスごとに寝台の移動と停止を逐次繰り返しながら撮影していたが（アキシャルCT），1989年に連続回転する線源の中を，寝台を一定速度で動かし続けながら行うヘリカルCTが出現し（図1），放射線診断の領域に大きなインパクトを与えた．検出器も当初1列だったが，2000年頃から多列化され，"マルチスライスCT"，"MD-CT"と呼ばれている[1]（図2）．その後，検出器の列数は4列，8列，16列，32列，64列と増え，現在は320列のCTも出現し，特に動きの大きな冠動脈のイメージングに有効である．口腔領域に関しては，4列以上の機種であれば通常のイメージングでは問題ないが，血管系の描出においては多列の機器が有用であろう．

　CTでは，撮像データから元の断面を逆投影するフィルタ補正逆投影（filtered back projection；FBP）法が行われるが，最近では逐次近似法も用いられ，画像のノイズを大幅に低減し，X線量の低減につながっている．

1. CTの意味するもの

　CTの画像は，組織のX線吸収値を反映した値からなり，水の吸収値を0，空気を－1,000，骨を＋1,000として，その間を2,000等分し，各組織の密度を相対値で表す．この相対値をCT値（Hounsfield unit；HU）と呼び（表1），画面上，X線吸収値の大きいもの（骨）は白く，小さいもの（空気）は黒く表示される．

　実際の画像の表示では，すべてのCT値の範囲を表示しているのではなく，視覚上特定の部位をみやすくする目的で，一定の範囲を任意にクローズアップしている．これは，ウインドウレベル（window level：グレイスケールの中央）とウインドウ幅（window width：グレイスケールの範囲）を任意に選択することによって行う（図3）．口腔領域においても，軟部の表示

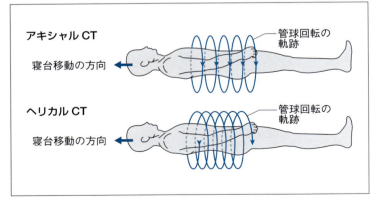

図1　アキシャルCTとヘリカルCT
アキシャル（axial）CTでは寝台は固定され，1スライスごとに寝台の移動と停止を逐次繰り返しながら撮影する．ヘリカル（helical）CTでは連続回転する線源の中を，寝台を一定速度で動かし続けながら撮像する．患者からみると，らせん状に撮像されたことになる．

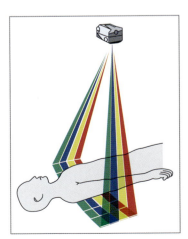

図2　マルチスライスCT
検出器が多数に分割され（多列化），1回の撮像で複数断面を得ることが可能である．

表1 代表的な組織のCT値

脂肪組織	−50〜−100HU程度
肝，腎，脾などの実質臓器	30〜50HU程度
囊胞や水	0〜10HU
実質性腫瘍	10〜40HU程度
骨	500〜1,000HU程度

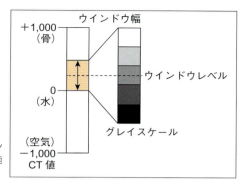

図3 ウインドウレベルとウインドウ幅
CT値は，−1,000（空気），＋1,000（骨）まで数値データとして存在する．実際の画像の表示では視覚上みやすくする目的で，一定の範囲を，ウインドウレベル（グレイスケールの中央）とウインドウ幅（グレイスケールの範囲）を任意に選択することによって，クローズアップして観察する．

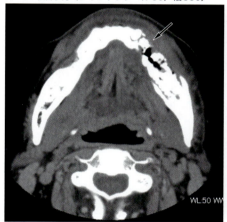

A　CT軟部表示（ウインドウレベル50，幅350）

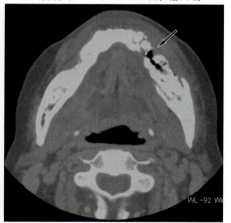

B　CT骨表示（ウインドウレベル92，幅776）

図4 軟部表示と骨表示，高分解能CT
（60代，男性　前立腺癌でビスフォスフォネート製剤投与中患者にみられた骨壊死）
A〜D：いずれの画像も1つの画像データによる．AとBは表示法（ウインドウレベルと幅）のみを変えたもので，Cは薄いスライスで切り出し，骨の関数で再計算したもの．Dはそれを冠状断で再構成したものである．下顎骨体に不整な硬化像および辺縁部には透亮像を認める（→）．

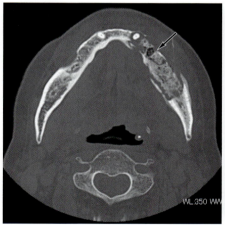

C　高分解能CT

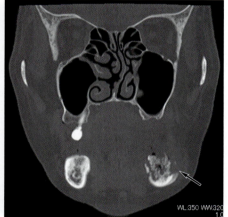

D　Cの多断面画像（MPR画像）

と骨の表示の2種類が多用される（図4）．

2．マトリックス

　CTにおいては，生体を小さな直方体の集合と考える．この平面上の1区画マトリックス（matrix）をピクセル（pixel），スライスの厚みを加味した立方体をボクセル（voxel）と呼ぶ（図5）．一般にスライス幅（あるいはビーム幅）は，投影データ収集時のX線ビームの幅に相当す

るものである．

　CTでは一般にスライス面内の分解能は高く，通常ボクセルは直方体であるが（▶NOTE❶），細かいスライス厚でスキャンすると，立方体に近いボクセルが得られる（等方性と呼ばれる）．立方体に近いと横断面だけではなく，どのような断面で再構成しても同じような分解能の画像が得られる（multiplanar reconstruction；MPR画像，図4-D）．また，3次元画像構築において大変有利である．

3. 部分容積（partial volume）効果

　病変部位と，それに接する健常部位が同じスライスの中に含まれると，その部位のCT値は病変と正常部との平均値となり，病変のCT値に誤差を生じる．この現象を部分容積（partial volume）効果と呼び，囊胞が周囲組織とのpartial volume効果のため，実質性の腫瘍のようにみえたりする．このpartial volume効果は，病変が小さいほど，またはボクセルが大きいほど（ピクセルが大きい場合あるいはスライスが厚い場合），また断面が正しく病変の中央を切ってない場合に著しい（図6）．このpartial volume効果をできるだけ小さくするためには，ボクセルの大きさをできるだけ小さくして分解能を上げることが必要である．口腔領域で下顎骨などの詳細を評価する場合は，partial volume効果を小さくするために，1～2mm程度の薄いスライスを用いることが多い．さらに再構成関数もエッジを強調したものを用い，高分解能CTと呼ばれる（図4-C）．

4. CTのアーチファクト

　CT画像には，装置や金属など様々な影響により偽の異常所見（アーチファクト）が現れるこ

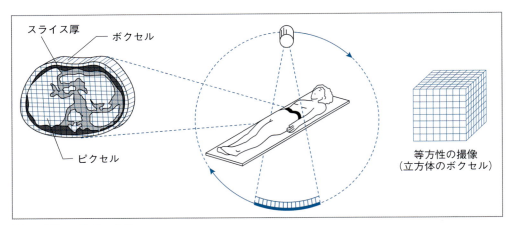

図5　CTのマトリックス
ヘリカルCTで再構成された画像は細かい区画に分けられ，平面上の1単位をピクセル，スライスの厚みを加えたものをボクセルと呼ぶ．横断面は512×512のマトリックスで，通常ピクセルの長さより通常スライス厚が大きいため，ボクセルは直方体であるが，スライスを薄くしてピクセルの長さとボクセルの大きさを同程度にすることによって立方体のボクセルとなり，どの断面を切り出しても同じような分解能を得ることができる．

> **NOTE**
> **❶ 通常CTと歯科用CTの違い**
> 　通常CTではスライス面0.5mm，厚み5mm程度である．一方，歯科用CTでは，"空間分解能"は医科用CTよりも格段に細かく，ボクセルの一辺のサイズは0.08～0.3mmである．しかしながら歯科用CTは散乱線が多く，正確なCT値が得られない．また濃度分解能も劣る．

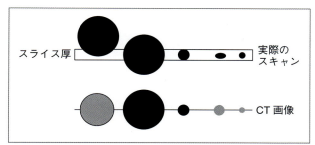

図6 部分容積（partial volume）効果
CT値はボクセル内の平均値となるため，被写体に対してスライスが厚かったり，一部分しか含まれていない場合は，ボクセルのCT値は実際のCT値と違ったものとなる．

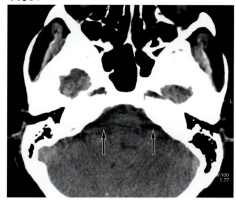

図7 ビームハードニング・アーチファクト
ビームハードニングによって，後頭蓋窩のように骨に囲まれた領域は，黒い帯状のアーチファクトがみられる（→）．

とがある．頭頸部や口腔領域で重要なものは，動きによるアーチファクト，骨と接した領域にみられるビームハードニング・アーチファクト，金属によるアーチファクトなどである．

1）動きによるアーチファクト

スキャン時間が長いと，患者の体動によりアーチファクトが生じる．口腔領域では嚥下などに伴ってみられることが多い．体動を抑制したり，高速の撮像を行うことで対応する．

2）ビームハードニング・アーチファクト

CTで使用するX線は連続X線と呼ばれるもので，高〜低エネルギーのX線が一度に発生する．X線は構造物を透過するほど吸収されるが，低エネルギーの方がより多く吸収されてしまい，高いエネルギーだけが残り，X線質が相対的に硬くなる．この効果をビームハードニングと呼ぶ．通常のCTでは補正を行っているが，骨などの非常に吸収値が高い物質が存在すると補正できず，アーチファクトとなる．後頭蓋窩のように骨に囲まれた領域に黒い帯状のアーチファクトとしてみられる（図7）．

3）金属アーチファクト

ビームハードニング・アーチファクトと同様，撮像範囲内に金属などX線の吸収が非常に高い物質が存在すると，X線がほとんど吸収されてしまい，黒いデータ欠損領域（ストリーク・アーチファクト）がみられるようになる．歯科領域では，義歯によるアーチファクトとして非常に問題となる．

最近では，逐次近似法を利用して金属アーチファクトの大幅な低減を実現する新しいアルゴリズムが開発されている．図8はその1例であるが，オリジナルの投影データから金属領域を抽出し，金属の領域を補間により除去し，最終的に金属領域を画像造影に付加する方法である．

5．ヨード造影剤の使用法，その役割

CTで疾患を診断する場合，一般に臓器間のコントラストが乏しいため，造影剤を末梢の静脈から急速静注し，一定の時間の後に撮像することによって，組織あるいは病変と正常組織のコントラストを得ることが多い．

CTに用いられる代表的なヨード造影剤は，モノマー型の水溶性尿路・血管用非イオン性造

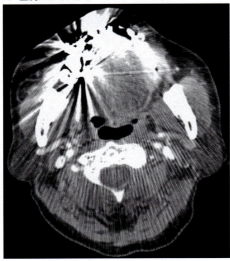

A　金属によるストリーク・アーチファクト

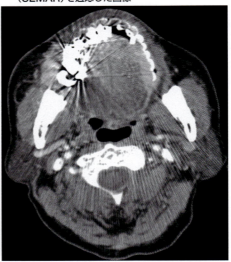

B　金属によるアーチファクト除去のソフトウェア（SEMAR）を適応した画像

図8　金属アーチファクトとソフトウェアによるアーチファクト除去
A, B：金属が被写体内に存在するとX線が吸収され, 線状の黒いデータ欠損領域がみられる(A). 最近では, このアーチファクトを除去するソフトウェアが開発されている(B).

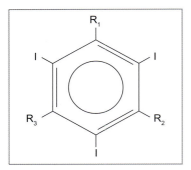

図9　モノマー型の水溶性尿路・血管用非イオン性造影剤
ベンゼン環に3個のヨードが存在する. R1～R3まではアルコール類の側鎖で水溶性を有し, イオン解離しない.

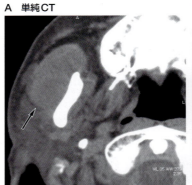

A　単純CT

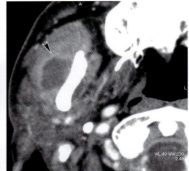

B　造影CT

図10　造影CTの1例（60代, 男性　う蝕・骨髄炎からの咬筋膿瘍）
A, B：単純CTでは右咬筋の腫大がみられる(A：→). 造影することで, 膿瘍周囲がリング状に増強され, 病変の範囲が明らかとなる(B：▶).

影剤である（図9）．この造影剤は，早期には血管内に存在するが，時間の経過とともに毛細血管から細胞外液腔に非特異的に拡散し，血管内と組織間質の間で平衡状態に達する．造影剤を使うことで，血管や病変と健常部のコントラストが増加する（図10）．一方，脳では正常では血液脳関門（blood brain barrier；BBB）があるため，造影剤は血管内に留まり，細胞外液腔に分布することはない．しかし，腫瘍や炎症など病的状態ではBBBが破綻し，造影効果がみられる．

　造影剤は静注後，肺，心臓を経由して動脈を介して全身に拡散する．この造影剤は末梢血管から細胞外液へ濃度勾配に応じて分布し，大部分が腎から排泄される．

　一方，造影剤を急速に静注すると（1秒間に3～5ml程度），癌や活動性の炎症などの血流に

富んだ組織は早期に強く濃染される．この変化をみるために経時的に撮像を繰り返す撮像法をダイナミックCTと呼ぶ．腫瘍の検出のみならず，腫瘍の血行動態を評価することによって，腫瘍の鑑別もある程度可能である．

6. デュアルエナジーCT

一般にCTでのX線管球は120KVp程度の高電圧が用いられることが多いが，80KVp程度の低電圧で撮像することで，違ったコントラストを得ることができる．特に，低電圧ではヨードのCT値が著しく上昇し，少量の造影剤で造影効果を高めることが可能である．しかし，電圧を下げるとX線量も減少し，ノイズの多い画像となるため，逐次近似法を併用することで，ノイズを除去することが多い．

具体的な方法として，CT装置で高電圧の管球と低電圧の2管球を用いたり，急速に高電圧と低電圧を切り替えたり，2層の検出器を用いたりして，2つのエネルギーの画像を同時に得る方法が最近注目されている．

▶MRI

1973年にLauterburによって磁気共鳴現象を使った断層像を得ることに成功したMRIは，1980年代に入って実用化が始まり，撮像の高速化，アプリケーションの多様化が急速に進んだ．当初は磁場強度の低い装置も用いられていたが，現在では1.5テスラや3テスラなどの高磁場の超伝導の装置が主流となっている[2]．

MRIは，CTと異なり電離放射線を使わないので被ばくはないが，強い磁場の中で検査する必要があり，検査の制約も多い．一般に検査時間も長く，大きな音も発生する．また，機器も高額である．撮像の原理は複雑であるが，様々なプログラム（パルス系列）を駆使することによって，良好な画像のコントラストを得ることができる．

1. MRIの意味するもの

人体には，水分（H_2O）として無数の荷電粒子であるプロトン（H^+）が存在する．荷電粒子は，磁場の中で回転することによって磁石としての性質（スピン）をもつようになる（図11）．この磁場に曝された荷電粒子に対して，特定の周波数の電磁波（RFパルス）を与えるとスピンは共鳴し，励起される（共鳴現象）．その後，ゆっくりと元の状態に戻っていくが，この過程を緩和現象という．この現象をNMR（nuclear magnetic resonance；核磁気共鳴）現象という（図12）．スピンは緩和の過程において自ら電波を発する（エコー信号）．MRIはこのNMR現象を利用して，具体的にはスピンの発する電波を集めることによって，生体を画像化する方法である．MRIでは生体のプロトンを画像化しているが，一般に生体内のプロトンは水か脂肪の形で

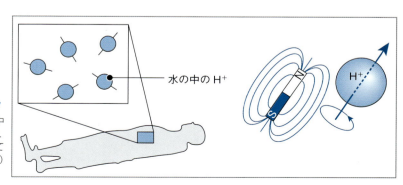

図11 磁石としてのプロトン
生体内は多量の水を有し，その中にはプロトン（H^+）が存在する．プロトンは電荷をもって回転しており，磁石としての性質（スピン）を有する．

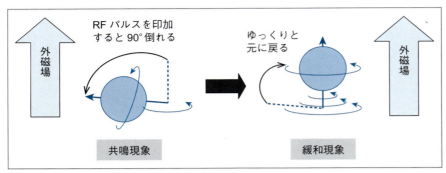

図12 核磁気共鳴現象
外磁場の中でプロトンにRFパルス（90°パルス）を加えると，共鳴して90°倒れる．その後，ゆっくりと元の状態に戻っていく（緩和現象）．この際，周囲に電波を放出する（エコー信号）．

存在する．MRIは水と油のイメージング法ともいえよう．

2. MRIの撮像

MRIにおいては，プロトンの数（量）のみならずプロトンの置かれた環境（緩和時間）なども画像のコントラストに影響するため，画像のコントラストは複雑である．実際のMRI検査ではかなり複雑な方法で画像収集を行っているが，後述のパルス系列を工夫することで多彩なコントラストを引き出すことが可能である．

前述のように静磁場の中に入ったプロトン（▶NOTE❷）は，全体として上向きとなる（図11）．外部から一定の大きさのRFパルスを加えるとスピンは励起され，横方向に90°倒れる．その後，ゆっくり緩和する（図12）．この戻りやすさの指標が緩和時間である．緩和はベクトル的に縦方向（T1緩和，縦緩和）と横方向（T2緩和，横緩和）に分けて考えることができる（図13）．縦緩和を強調した画像がT1強調像で，横緩和を強調した画像がT2強調像である．横方向の成分は急速に消失するが，縦方向はゆっくりと元に戻る．つまり，T2緩和は短く，T1緩和は長い．

MRIの信号強度を決めるものは，主に1）プロトンの量，2）縦緩和（T1緩和），3）横緩和（T2緩和）の3つである．その他，流れや拡散もコントラストに影響する．

3. パルス系列

MRIにおいてはプロトンの量だけでは十分なコントラストが出ないので，組織のT1あるいはT2値の差を引き出すために様々なプログラム（パルス系列）が用いられる．パルス系列は，spin echo法とgradient echo法に大別される（図14）．

spin echo法はMRIの基本で，最も多用される撮像法である．90°パルスと180°パルスでエコー信号を得る（図14）．最近では，多数の180°パルスで複数のエコーを得て撮像時間を短縮したfast spin echo法が用いられることが多い．

gradient echo法は，180°パルスの代わりに傾斜磁場を反転してエコー信号をMRIで得る方法で（図14），高速撮像が可能であり，薄いスライスを撮像する3次元の撮像も可能である．MR angiography（MRA）やダイナミックMRIなどの高速撮像に用いられる（p.26参照）．

MRIの画像を得るには，256マトリックスでは通常256回，RFパルス照射，エコー信号受

> **NOTE**
> ❷静磁場の中に入ったプロトン
> ボクセル内に多数のプロトンが存在するが，全体として1つの磁石と考えるとわかりやすい．

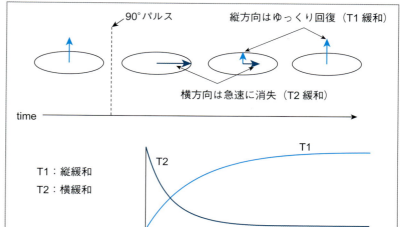

図13　90°パルスとスピンの緩和
上向きのスピンに対して90°パルスを加えるとスピンは横向きに倒れ，ゆっくりと元に戻っていく（緩和）．このプロセスは，ベクトル的に縦方向と横方向に分けることができる．横方向の成分は急速に消失するが（横緩和，T2緩和），縦方向にはゆっくりと戻っていく（縦緩和，T1緩和）．それぞれの時定数がT2，T1値である．T2値は常にT1より短い．

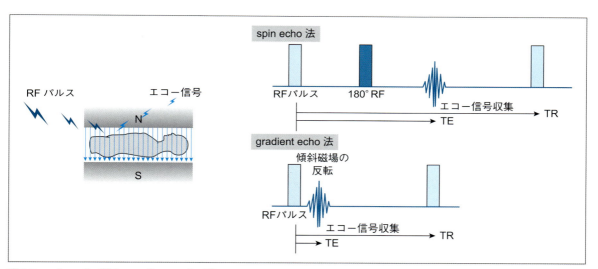

図14　spin echo法とgradient echo法
信号を得るためにRFパルス（90°パルス）の後に180°パルスを加えて，エコー信号を得る．このような撮像法をspin echo法と呼び，MRIの基本撮像法である．256マトリックスではすべての画像データを得るために通常256回，このプロセスを繰り返す必要がある．その繰り返す間隔を繰り返し時間（TR），RFパルスを付加してからエコー信号を得るまでの時間をエコー時間（TE）と呼ぶ．180°パルスの代わりに傾斜磁場を反転してもエコー信号を得ることも可能であり，gradient echo法と呼ばれる．gradient echo法では，RFパルスからエコー信号を得るまでのTEやTRを著しく短くすることが可能である．

信のプロセスを繰り返す必要がある．このRFパルス照射を繰り返す間隔を繰り返し時間（TR），RFパルスを付加してからエコー信号を得るまでの時間をエコー時間（TE）と呼ぶ．

4. MRIの画像コントラスト

　MRIでは，TRやTEなどの撮像パラメータを様々に変更してT1緩和を強調したT1強調像と，T2緩和を強調したT2強調像を撮像する（図15）．一般にTR，TEを長く設定すると横緩和が強調されたT2強調像，TR，TEを短くすると縦緩和が強調されたT1強調像となる．また，T2強調像の前に180°パルスを加えて，脂肪の信号が丁度消えるようなタイミングで撮像して脂肪を消すと，画像から脂肪が消えてコントラストが非常に高くなり，STIRと呼ばれる（図17-B参照）．一般に病変の画像のコントラストは，T1強調像＜T2強調像＜STIR像である．

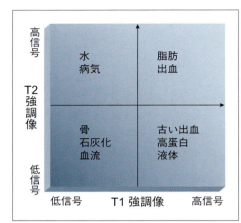

図15　MRIの画像コントラスト
MRIにおいては，基本的にT1強調像とT2強調像を撮像する．基本的に水はT1強調像で低信号（黒っぽい），T2強調像で高信号（白っぽい），脂肪はT1強調像でもT2強調像でも高信号（白っぽい）である．信号強度の組み合わせ（高信号か低信号かで4通り）によって組織が推定可能である．

　MRIを読影する場合は，T1強調像とT2強調像（およびSTIR像）を比較して組織を推定する（図15）．水は，T1強調像で低信号，T2強調像で高信号である．脂肪や出血は，T1強調像，T2強調像とも高信号である．また，多くの病変（腫瘍，炎症，梗塞など）はT1強調像で低信号，T2強調像やSTIR像で高信号に写る（図16, 17）．一方，動脈などの速い血流や骨，石灰化は無信号となる．

5. MRI用造影剤

　MRIで最も頻繁に用いられる造影剤はガドリニウム（Gd）キレート剤で（図18），Gdイオンの強力なT1短縮効果を利用したものである．脳では，血液脳関門（BBB）の破壊のある部位で造影効果を認める．一方，脳以外ではBBBのような組織は存在しないため，造影剤はCTで用いるヨード造影剤同様，血流に乗って病変に到達して細胞外液に非特異的に分布する．そのため，腫瘍性病変の評価はGdキレート剤を急速静注し，血流を評価するダイナミックMRIが行われることも多い（図18）．

6. 特別なMRIの方法

1）MR血管撮影（MR angiography；MRA）

　一般に，spin echo法ではRFパルスから信号収集までの時間が長いため，血流部分は無信号となるが（flow void），gradient echo法ではRFパルスの直後に信号を得ることが可能であり，血流が高信号として描出される［time of flight（TOF）効果：図19, 20］．

　MR angiography（MRA）は，gradient echo法によって得られた血流の高信号を3次元処理して血管像を作成したものである．

　頭頸部では造影剤を用いずに血流信号を得ることができるが，胸腹部や下肢のMRAではTOF効果が十分に発揮できないため，造影剤を併用することも多い．また血管性病変などの速い血流の病変に対しても，造影剤を急速に注入して撮像するMR-DSAが行われる（図20-C）．

2）拡散強調像（diffusion weighted image；DWI）

　液体の分子はランダムに運動しており（ブラウン運動），その程度は粘度，温度，組織構築（細胞内外水分，線維走行，細胞密度）などに影響される．拡散強調像は拡散検出磁場を付加して水の動きの大きいもの（拡散の大きな組織）の信号を低下させ，動きの小さいもの（拡散が小さな組織）を相対的に光らせることで，梗塞や腫瘍，膿瘍などから高い信号を得る方法である（図21）．頭頸部癌においても積極的に利用され，腫瘍の検出や治療効果判定に有効である（図17-D参照）．

7. MRIのアーチファクト

　MRIでは様々な原因でアーチファクトを生じ，診断能の低下につながる．口腔領域で特に問題となるのは，動きによるアーチファクトと，磁性体によるアーチファクトである．特に，磁

性体のアーチファクトは金属によって局所の磁場が大きく乱れ，周囲に大きな歪みや異常信号を発生する（図22）．歯科臨床で頻用される金属の中で，特に矯正装置などで用いられるNi-Cr合金・Co-Cr合金が問題となる．

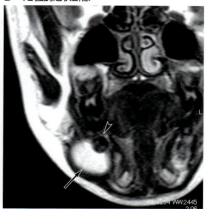

図16　T1強調像とT2強調像（8歳，女児　含歯性囊胞）
A，B：下顎骨内にT1強調像（A）で中程度の信号，T2強調像（B）で著明高信号の病変を認める（→）．埋没歯はいずれの撮像でも低信号である（▶）．

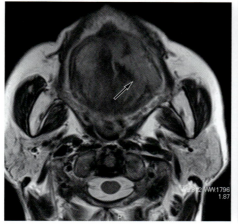
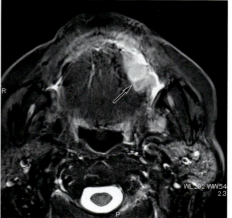
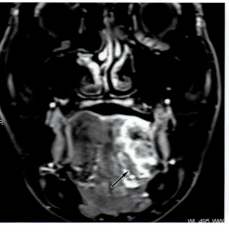
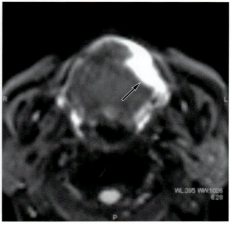

図17　舌癌例における様々な撮像法（70代，女性　左舌癌）
A〜D：舌左縁に腫瘤を認める（→）．T2強調像（A）では周囲より軽度高信号，STIR像（B）で著明な高信号を呈する．ダイナミックMRI（C）では辺縁優位に強く増強されている．拡散強調像（D）では著明な高信号を呈する．

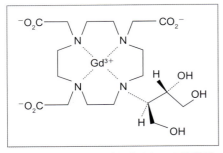

図18　ガドリニウム（Gd）キレート造影剤（ガドビスト®）
Gdイオンは常磁性体物質であり，緩和を促進し，特にT1強調像で高信号となる．Gdイオンは猛毒であるため，キレート製剤を投与する．

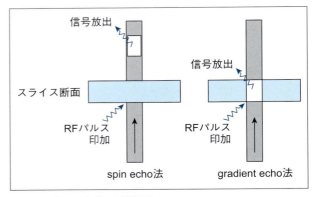

図19　パルス系列と血流信号
一般に血流はspin echo法では，RFパルスを受けてから信号を放出するまでの時間が長いので，元あった部分からは信号が出てこず，低信号となる（flow void）．一方，gradient echo法では，直ちに信号を発することが可能である．また，生きのいいスピンが流入してくるため，むしろ高信号となる（time of flight；TOF効果）．

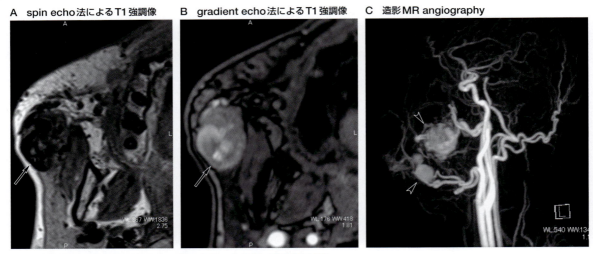

図20　血管性病変の信号強度（20代，女性　左頰部の動静脈奇形）
A〜C：右咬筋外側に接して非常に血流速度の速い動静脈奇形を認める（A, B；→）．血流部分はspin echo法（A）では低信号，gradient echo法（B）では高信号を呈する（TOF効果）．造影剤を用いたMR angiographyでは右頰動脈が拡張，動静脈奇形の流入血管やナイダスなど（C；▶）が明らかである．

▶CTとMRIの選択

　　CTとMRIはいずれもデジタル断層検査であり，体内の解剖学的構造を明らかにする．しかし，CTは組織のX線吸収値を反映した値であるのに対し，MRIはプロトン（多くは水に含まれる）に依存する信号である．また，CTとMRIは原理的に大きく異なり，部位や疾患によってCTとMRIのいずれが勝っているかは異なる．

　　石灰化や急性期の出血の描出力では，MRIはCTより劣る．また，MRIは骨が写らない（骨髄は写る）．したがって，CTでは骨によるアーチファクトのため検出力の弱かった脳幹・脊髄の病変に対し，MRIは有用である（表2）．また，MRIはCTのように横断（水平断）だけでなく，冠状断，矢状断といった自由な断面が得られる．また，放射線被ばくがないのは長所であるが，強磁場が

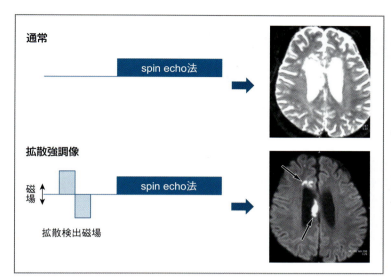
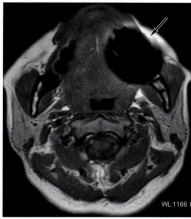

図22 磁性体によるアーチファクト
MRIにおいて，磁性体は局所の磁場を著しく乱し，その周囲は低信号となる（→）．

図21 拡散強調像
通常のspin echo法のT2強調像に対して，拡散強調像はspin echo法の直前に正反対の方向の磁場（拡散検出磁場）を加えることで，動きのある成分を抑制し，相対的に動きの悪い部分（梗塞や腫瘍，膿瘍など）が高信号として描出される（→）．

表2　CTとMRIの利点

CT	・骨の状態がよくわかる ・急性期の出血が描出されやすい ・検査時間が短い ・空間分解能が高い
MRI	・X線被ばくがない ・任意の方向での撮像が可能 ・コントラスト分解能が高い

かかるため，ペースメーカ使用者などには一般に禁忌である．しかし，近年は，MRI対応のペースメーカも発売されている．

一般に中枢神経系や脊椎，骨軟部，骨盤部ではMRIが用いられることが多く，胸部や腹部の疾患ではCTが用いられることが多い．顎・歯・口腔領域では，下顎骨や上顎骨などの骨の変化をみる場合にはCTを選択し，嚢胞や腫瘍性病変を評価する場合にMRIを用いることが一般的であろう．ただし，多くの場合，CTの方がアクセスが容易であり，急を要する場合にはCTが選択されることが多い．

参考文献

1) 山下康行：わかるヘリカルCT―撮像・読影の基本からマルチスライスCTまで．メディカル・サイエンス・インターナショナル，2000．
2) 山下康行：新版 これで完璧！MRI．臨床放射線 54（別冊），2009．

総論 顎・歯・口腔領域の画像検査法

金田 隆
原 慶宜
徳永悟士

▶歯および顎骨の画像検査法の選択(図1)

　　顎骨病変の皮質骨の破壊や吸収を検査する場合はCT検査が有用であり，骨髄の異常や嚢胞と腫瘍の鑑別，顎骨や軟組織への浸潤の検査にはMRI検査が有用である．顎骨病変と歯との関係の検査には，パノラマX線検査や口内法X線検査を追加する．また，顎骨の悪性腫瘍が疑われる時は，全身転移を検索するためにPET検査を追加する．
　　これら各種検査法の利点・欠点を十分に把握し，適切な選択をする必要がある．

▶口内法X線検査法

1. 概 要(図2)

　　口内法X線検査法は，フイルムを口腔内に挿入して患者自身に保持してもらい(図2)，口腔外よりX線を照射し歯や歯周組織の画像を得る方法である．パノラマX線検査と比較して，口腔外にフイルムを位置付ける撮影法は，歯とフイルムの距離が短いため，拡大の少ない分解能の高い歯の画像を得ることができる．このため，う蝕，根尖性歯周炎，歯周炎の診断，治療のため

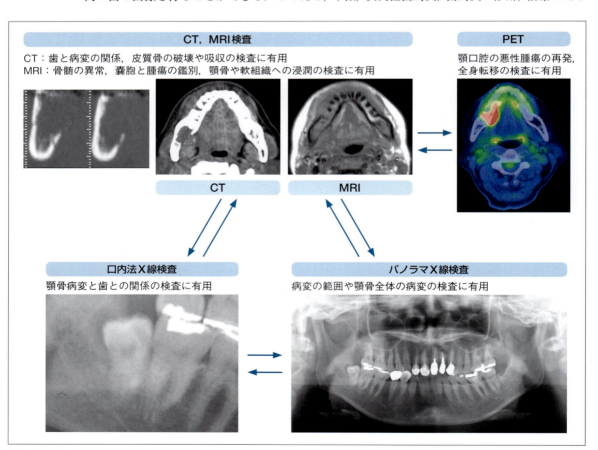

図1　歯および顎骨の画像検査法の選択

に古くから用いられてきた[1]．また，歯の周囲に発生した顎骨内病変の観察を行うことはできるが，フィルムが小さいため，大きな病変の全体像の把握には適さない．

口内法X線検査法は，撮影方法により，主に"二等分法""平行法""咬翼法""咬合法"の4つの撮影法に分類される．

2. 撮影法

1）二等分法（図3）

二等分法は，フィルムを歯の舌側および舌側歯肉に添わせて位置付けをし，X線を歯の根尖部へ向けて歯軸とフィルムのなす角の二等分線となるように照射する撮影法である．これにより撮影される歯とフィルムに投影される歯が二等辺三角形の等辺となるため，フィルムに投影される歯は歯の実長と等長になる．この特徴から主に歯髄炎や根尖性歯周炎の治療のために用いられる撮影法である．

2）平行法（図4）

平行法はフィルムを歯軸と平行になるよう位置付けし，X線を歯頸部へ向けて歯およびフィ

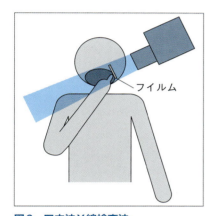

図2　口内法X線検査法
口内法はフィルムを口腔内に挿入し，患者自身に保持してもらう撮影法である．

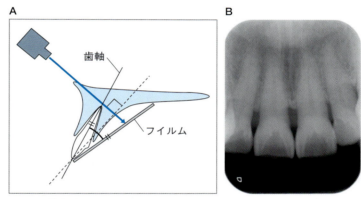

図3　二等分法
A：フィルムを口腔内に挿入し，歯軸とフィルムとのなす角の二等分線（------）に垂直になるようX線（→）を照射する．
B：二等分法で撮影された上顎前歯部の画像．

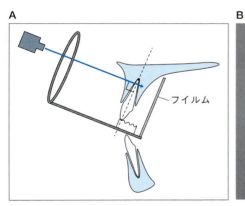
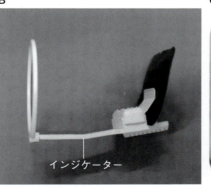
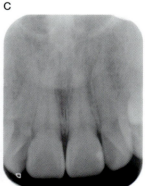

図4　平行法
A：インジケーターにフィルムを装着後口腔内に挿入し，歯軸およびフィルムに垂直となるようX線（→）を照射する．
B：インジケーターとフィルム．
C：平行法で撮影された上顎前歯部の画像．

ルムと垂直となるよう照射する撮影法である．これにより歪みの少ない歯の画像を得ることができる．また，歯頸部を中心に撮影を行うため歯槽頂や歯の隣接面の像の観察に優れており，主に辺縁性歯周炎の診断，治療のために用いられる撮影法である．

歯軸とフイルムを平行にするため，インジケーターを用いて撮影する．ただし，口腔内が小さいとフイルムが口蓋などの周囲組織と干渉してしまい，根尖部まで撮影できない場合があるという欠点がある．一般的に日本人は欧米人と比較して口腔内が小さいため，根尖まで撮影できる場合は稀である．また，口腔内が著しく狭い患者の場合には，インジケーターが挿入できず，撮影が困難な場合もある．

3）咬翼法（図5）

咬翼法は，フイルムの中央に翼状の道具を取り付け，その翼を咬合してもらい，翼に向けてフイルムに垂直にX線を照射する撮影法である．これにより上下の歯頸部から歯冠部の画像を得ることができる．主に上下の隣接面のう蝕や咬合状態の観察のために撮影される撮影法であり，また一度の撮影で多数歯の観察を行うことができ，被ばくの低減を図ることが可能なため，小児患者に用いることも多い撮影法である．

4）咬合法（図6）

咬合法は咬合面にフイルムを挿入し，鼻あるいは顎下部方向よりX線を照射する撮影法であり，前述の撮影法と異なり，歯や顎骨の頰舌的位置関係を確認するのに使用する．

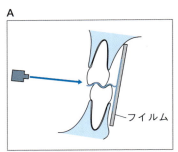
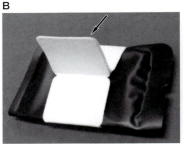
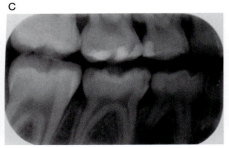

図5　咬翼法
A：翼状の道具にフイルムを装着後口腔内に挿入，翼部を咬合してもらい，フイルムに垂直となるようX線（→）を照射する．
B：翼状の道具（→）とフイルム．
C：咬翼法で撮影された上顎前歯部の画像．

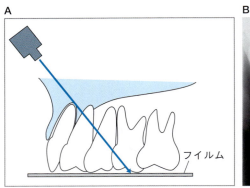
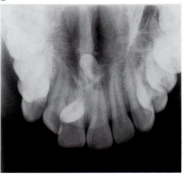

図6　咬合法
A：フイルムを咬合面に沿って口腔内に挿入，咬合してもらい，X線（→）を照射する．
B：咬合法で撮影された上顎前歯部の画像．

このため，主に智歯や正中過剰埋伏歯抜歯の際に，他の歯や骨との位置関係を確認したり，顎骨内病変による骨膨隆の有無を確認するために用いられることが多い．また，顎下部の軟組織を観察することも可能なため，特に顎下腺唾石症の観察に用いることもある．

▶パノラマX線検査

1. 概　要（図7）

パノラマX線検査は，上下顎の歯すべてを1枚の画像として撮影する，断層X線検査法のひとつである．歯や歯槽骨を中心に顎骨を全顎的に観察することが可能なため，歯周病や多数歯のう蝕など，全顎的な検査および顎骨内の腫瘍や囊胞の鑑別に広く用いられている[2]．また，歯や歯槽骨だけでなく，上顎洞や下顎頭，下顎管などの隣接する周囲組織の観察も可能であるため，顎関節症や智歯抜歯時の智歯と下顎管，上顎洞底との関係などの観察にも有用である．

2. 撮影原理（図8～11）

パノラマX線撮影装置は，X線管球と検出器（X線フイルム，CCDセンサーなど）を被写体である顎骨を中心に向かい合わせ，X線を歯列弓に沿って照射する．その際，X線管球および検出器は歯列弓のみが明瞭に撮影されるよう移動する．この，明瞭に撮影される範囲を断層域といい，断層域内にある歯や歯槽骨は明瞭に撮影されるが，断層域外の頸椎や対側の下顎角なども不明瞭ながら障害陰影として画像上に撮影されてしまうため，読影時には注意が必要である[2]．

3. 撮影法

パノラマX線撮影は，一般的には立位にて撮影を行う．この際，顔の中心を機械の中心と一致させ，また眼耳平面（フランクフルト平面）を床と水平にして撮影を行う．さらに断層域を歯列弓と一致させるが，方法は撮影機種により異なる．一般的には上顎の犬歯や，上下中切歯を基準とする場合が多い．

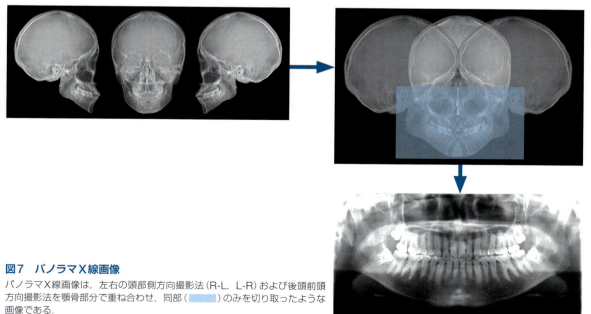

図7　パノラマX線画像
パノラマX線画像は，左右の頭部側方向撮影法（R-L，L-R）および後頭前頭方向撮影法を顎骨部分で重ね合わせ，同部（　　　）のみを切り取ったような画像である．

I．歯，顎骨

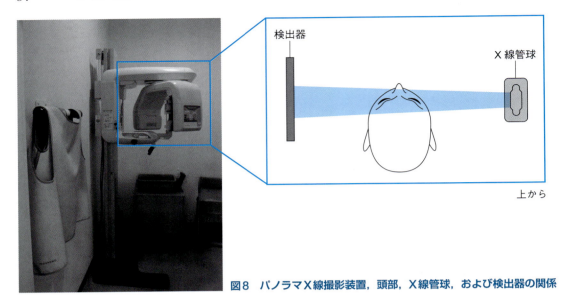

図8　パノラマX線撮影装置，頭部，X線管球，および検出器の関係

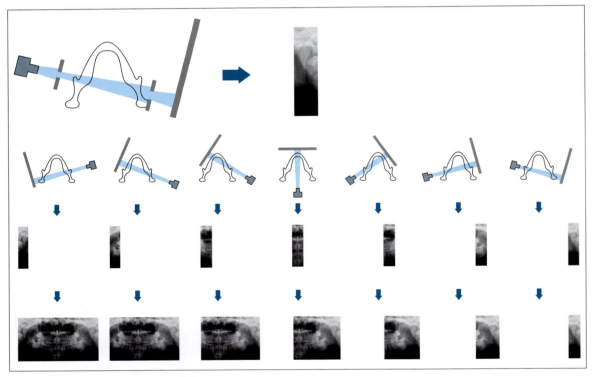

図9　パノラマX線検査の撮影原理（1）
X線管球側，フイルム側それぞれにスリットがあり，撮影範囲を限定している．
歯列弓に沿って細長い画像を多数形成し，重ねることでパノラマX線画像が完成する．

顎・歯・口腔領域の画像検査法

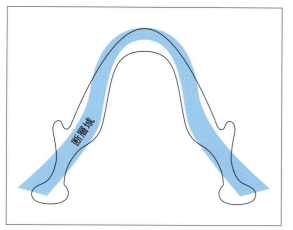

図10 パノラマX線検査の撮影原理（2）
明瞭な画像が得られる領域（＝断層域）がある．前歯部の断層域は狭く，臼歯部は広いのが特徴である．

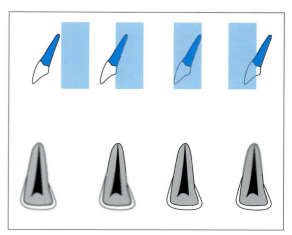

図11 パノラマX線検査の撮影上の注意
断層域が歯列弓とずれた状態で撮影を行うと，歯が不明瞭な画像が作成されるため，注意が必要である．

▶ 歯科用CT検査

1. 概 要（図12）

　歯科用CTはX線をコーンビーム状に照射し，顎骨を中心とした頭頸部の硬組織の3次元的な画像を得る検査法である．ヘリカル撮影を行う従来の医科用CT検査と比較して照射範囲が広く，頭頸部であれば360°の回転で撮影を行うことができるため，仰臥位ではなく座位や立位で撮影ができ，撮影装置がコンパクトになっている．また，歯科利用を行うに当たって高い空間分解能が求められるため，医科用CT装置と比較して高い空間分解能を有している[3]．

　一方で，被ばく低減などの観点から管電流が低く抑えられているため，コントラスト比が低く，散乱線の影響を強く受けてしまう．このため，現時点ではCT値を求めることができず，軟組織の観察には適さないという欠点がある[3]．

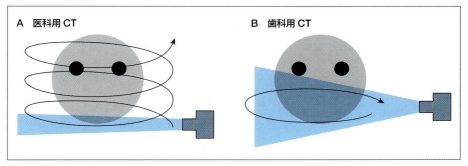

図12 歯科用CT検査
医科用CT（A）においては，X線発生器などはらせん状に体の回りを数周回転するが，歯科用CT（B）においてはX線発生器などは頭の周りを1周する．

2. 撮影装置（図13）

　歯科用CT装置は座位の装置が主流であり，被写体頭部上方にX線管球と検出器［フラットパネル・ディテクターやII（image intensifier）管］が頭を中心に向かい合わせに吊り下げられている．この吊り下げられた管球と検出器が顔の周りを360°の円運動を行いながらX線を照射し，画像を形成する．座位という動きやすい姿勢のため，一般的には頤部や額と後頭部を固定する．field of view（FOV）は機種により異なるが，顎関節が撮影できる径16cm程度が最大のものが多い．

　現在は，前述のパノラマX線撮影装置との複合型の機種も増加している．このような機種は，よりコンパクトさを求められているため，立位で撮影するものも多い．そのため，よりモーション・アーチファクトの影響を受けやすく，撮影時には注意を要する．また複合機は，専用機と比較して最大FOVが小さい場合が多い．

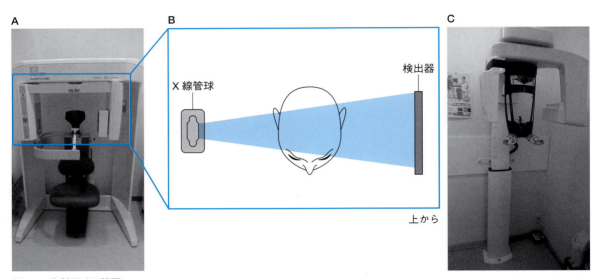

図13　歯科用CT装置
A：専用機
B：歯科用CT装置（専用機，複合機），頭部，X線管球，および検出器の関係
C：複合型

|参|考|文|献|
1) 鹿島　勇，土持　眞，金田　隆（編著）；第2章 エックス線検査．新歯科放射線学．医学情報社，p.63-91，2008．
2) 金田　隆（編）；パノラマエックス線撮影の基礎知識を再確認しよう．一歩先のパノラマ診断力．砂書房，p.11-13，2012．
3) 新井嘉則：CBCT．酒井　修，金田　隆（編）；顎・口腔のCT・MRI．メディカル・サイエンス・インターナショナル，p.9-15，2016．

総論 顎骨検査の進め方

金田 隆

▶ 顎骨疾患に対する各画像検査法のポイント（図1）

- 口内法は，顎骨病変と歯の関係や顎骨の小さな病変を観察するのに有効な単純X線検査のひとつであるが，撮影範囲が小さく（通常3×4cmのフイルム），観察範囲が限定される．
- パノラマX線検査は，1枚の写真で病変と歯の関係を顎骨の総覧像として得られる断層X線検査法のひとつである[1]．パノラマX線検査は，1) 断層撮影であり種々の障害陰影が生じること，2) 拡大像であり，拡大率も部位により一定しないこと，3) 病変の皮質骨の頰舌的な膨隆や破壊程度が不明確という欠点がある．
- 顎骨疾患は口内法，パノラマX線検査ができなければ，必ずCTの再構成像より歯との関係を精査する．

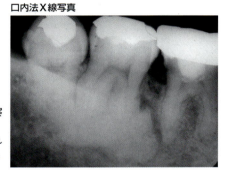

- 単純X線検査（口内法，口外法）
- パノラマX線検査
- CT
- MRI
- 核医学検査

検査のポイント：
歯に関連する疾患が多いので，歯との関係が観察できる検査選択をする．
顎骨疾患は口内法，パノラマX線検査ができなければ，必ずCTの再構成像より歯との関係を精査する．

図1 顎骨の画像検査法

▶ 顎骨のCT検査

1. CT検査のポイント（図2）

- CTは顎骨の骨吸収，骨硬化，頰舌的な膨隆，皮質骨の吸収や破壊，および病変と下顎管との関係などを精査するのに有効な検査法である．
- 顎骨病変のCT検査は，歯との関連性が鑑別診断に重要なため，高分解能で撮像し，クロスカット画像などCT再構成像より，歯との関係が観察できる画像を選択する．
- CTは軟組織表示と骨組織表示の2条件のウインドウで観察することが望ましい．また，腫瘍の鑑別診断，病変の進展範囲，頸部リンパ節転移の有無，および治療効果判定には造影CT検査が推奨される．

2. CT撮像上の注意と再構成像

- マルチスライスCT検査は，検査時に咬合面に沿って撮像し，金属修復物のアーチファクトが一番少なくなる断面方向で撮像し，3次元的な再構成像を活用する．
- 病変と根尖との関係は，骨表示による顎骨の再構成像による顎骨縦断像（cross sectional像）などを用いて観察する．

CT：顎骨の微細な骨吸収や骨硬化，皮質骨の膨隆などの検査に優れる．
　　　顎骨検査時は骨表示画像も必ず観察する（C）．

口腔内の歯の充填物による金属アーチファクト（B）を避けるには：
  1）咬合平面（A；→）に沿って撮影し，再構成画像を利用する．
  2）冠状断像は再構成画像を用いて観察する．

A
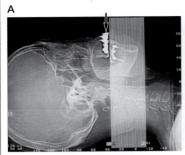

B
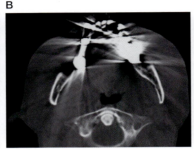

C
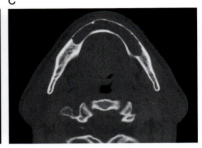
骨表示画像を必ず観察！

図2　顎骨病変のCT検査時のポイント

▶ 顎骨のMRI検査
1. MRI検査のポイント[2]（図3）

● MRI検査は，顎骨の骨髄変化や囊胞および腫瘍の鑑別診断，また悪性腫瘍の顎骨進展および治療効果判定などに優れた検査法である．

MRI検査：顎骨骨髄の異常や腫瘍と囊胞の鑑別に優れる．

いかにしたら口腔内の金属アーチファクトを避けられるか？
  1）Ni, Co, Fe（特に矯正装置）を使用した装置（A）はできるだけ外して撮像する．
  2）歯科用バーの歯肉迷入でも金属アーチファクトを発生させることがある（B）．
  3）金属アーチファクト（C；→）は磁場方向に強く出るので，磁場方向に直交する断面で観察する．
　　またgradient echo法は避ける．

A　矯正装置
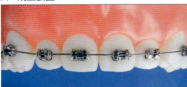

B　歯科用バー
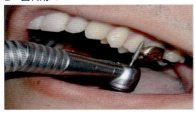

C　T1強調像
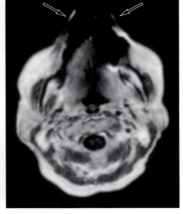

D　シェーマ
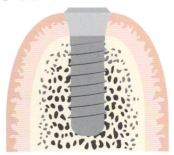

口腔インプラント（D）は外れず，発熱（1℃以内）（3.0T使用時）もほとんど出ないので，MRI検査に支障を来さない．

図3　顎骨病変のMRI検査時のポイント

- 病変の検出や鑑別診断に，脂肪抑制像や拡散強調像および造影検査が有効である．
- 囊胞と腫瘍の鑑別や腫瘍の進展範囲の診断には造影MRI検査が推奨される．
- 顎骨の石灰化物や皮質骨の描出が劣るため，同検査はX線検査を併用する．
- 検査は薄いスライスが理想であるが，S/N比の低下を招かない程度にとどめる．

2. MRI検査の口腔内の金属アーチファクトによる障害陰影

- 歯の金属アーチファクトは，すべての歯冠修復物から生じるものではない．口腔内の歯の修復物のうち，磁性体を含む金属修復物(Ni, Co, Feなど)によるものである．
- 歯科治療時の切削バーの歯肉迷入でも金属アーチファクトは生じる．
- 金属アーチファクトは磁場方向に強く出るため，撮像方向を考慮し，金属アーチファクトが大きくなる撮像法(gradient echo法など)は避ける．

▶ 顎骨のCTとMRI検査法の選択

1. CTとMRI検査のどちらを選択するか？

- 歯と病変の関係，皮質骨の破壊や吸収の精査はCTが優れているが，囊胞と腫瘍の鑑別，骨髄の異常，顎骨や軟組織への腫瘍浸潤や炎症の波及の精査はMRIが優れている(表1)．

表1　顎骨囊胞・腫瘍の画像検査：CTとMRI検査のどちらを選択するか？

1) 囊胞と腫瘍の鑑別	MR > CT
2) 歯と病変の関係	CT > MR
3) 顎骨への腫瘍浸潤	MR ≧ CT
4) 顎骨骨髄異常の検査	MR > CT
5) 皮質骨の破壊や吸収	CT > MR
6) 軟組織への進展や炎症波及	MR > CT

2. CT正常像とMRI正常像

- CT正常像：歯および皮質骨は高吸収域を呈し，顎骨内部の骨梁は網状にみられ，顎骨骨髄は成人では脂肪髄であるため，表層脂肪に近い低吸収域を呈する．
- MRI正常像：歯髄を除き歯および皮質骨はT1強調像，T2強調像ともに無信号を呈する．下顎骨の下歯槽神経はT1強調像，T2強調像ともに低信号である．下顎骨の内部には骨髄を有する．成人の骨髄は脂肪髄であるため，T1強調像，T2強調像ともに高信号を呈する．
- MRIでは，血液疾患や骨髄疾患にて下顎骨骨髄信号は変化するので，加齢変化も考慮した正常像を知っておく必要がある．

▶ 顎骨病変の効率的で系統的な鑑別診断の進め方の基本[3] (図4，5)

- X線透過性および不透過性を利用する，またはCTで低〜高吸収域を呈する病変を系統的に鑑別していく方法が有効である鑑別診断が効率的である．
- CTにて低吸収域を呈する病変(X線透過性病変)，高吸収域を呈する病変(X線不透過性病変)，低吸収域と高吸収域が混在する混合病変(X線透過性病変と不透過性病変の混合性病変)の3種類に大きく病変を分類し，さらに病変の境界の状態，単発か多発か，歯との関連を併用し，さらに発生部位や皮質骨の状態などを観察する鑑別診断が最も効率的である．

1. CTにて低吸収域を呈する顎骨病変(X線透過性病変)(図6，表2)

- X線吸収の弱い組織成分や硬組織が部分的に消失し，軟組織と置き換えられているため，囊胞，化膿性炎症および骨形成を伴わない腫瘍などである．
- 病変の境界明瞭は病変周囲が線維性結合織膜などで包まれ，膨張性に発育・増大するため，囊胞や良性腫瘍の可能性が高い．

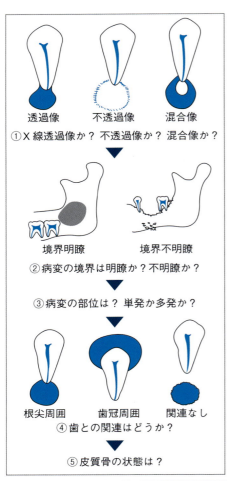

- 病変の境界が不明瞭な場合は周囲骨組織を浸潤性に破壊，吸収しているものであり，炎症や悪性腫瘍の可能性が高い．
- 顎骨病変で高頻度の疾患は，囊胞性のX線透過性病変である．
- X線写真にて局所の境界不明瞭なX線透過性病変は，悪性腫瘍や骨髄炎などの炎症性疾患であることが多い．しかしながら，囊胞などの感染は病変の境界が不明瞭となることもある．
- 顎骨の悪性腫瘍（ほとんどが扁平上皮由来）は，舌や歯肉などの周囲軟部組織から腫瘍が進展し，顎骨に浸潤するものが多い．
- 顎骨原発の悪性腫瘍は非常に稀である．
- 悪性腫瘍の顎骨への悪性腫瘍の進展経路は，①歯槽頂部や，②下顎孔やオトガイ孔への神経浸潤が高頻度である．
- 歯肉に生じた扁平上皮癌は，早期より顎骨の歯槽頂に浸潤していく．
- 顎骨浸潤の検査は横断像では困難であり，冠状断像やCT再構成のcross sectional画像を追加し，必ず多方向から確認する．

図4 顎骨病変の効率的で系統的な鑑別診断の進め方（1）

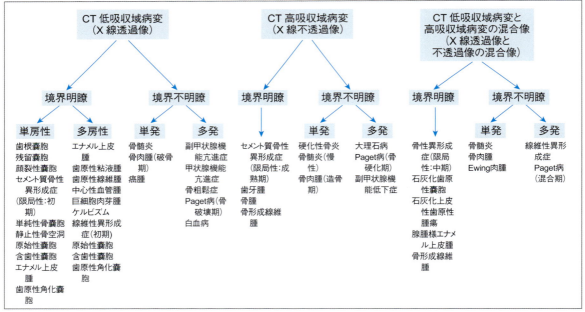

図5 顎骨病変の効率的で系統的な鑑別診断の進め方（2）

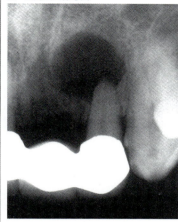
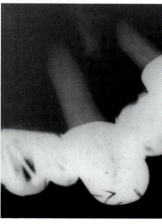

A 口内法X線写真　　B 口内法X線写真

1) 顎骨病変の圧倒的多数を占める．
2) 境界明瞭な単房性または多房性病変は囊胞や良性腫瘍が多い．
3) 境界不明瞭なX線透過性病変は，炎症や悪性腫瘍が多い．

図6　X線透過性病変（顎骨病変のCT低吸収域病変）　A：歯根囊胞，B：歯肉癌

表2　顎骨のX線透過性病変と歯との関連

		根尖周囲	歯冠周囲	歯との関連なし
囊胞	透過像としてよくみられる囊胞			
	歯根囊胞	●		
	残留囊胞			●
	含歯性囊胞	▲	●	
	原始性囊胞			●
	鼻口蓋管囊胞			●
	切歯管囊胞			●
	側方性歯周囊胞	●	▲	
	静止性骨空洞			●
	透過像として稀な囊胞			
	外傷性骨囊胞			●
	動脈瘤様骨囊胞			●
	石灰化歯原性囊胞（初期）		●	
腫瘍	透過像としてよくみられる腫瘍			
	エナメル上皮腫	▲	●	●
	良性セメント芽細胞腫（初期）	●		
	セメント質骨性異形成症（初期）	●		
	巨細胞肉芽腫	▲	●	
	悪性腫瘍（扁平上皮癌）	▲	▲	●
	歯原性角化囊胞		●	▲
	透過像として稀な腫瘍			
	エナメル上皮線維腫		●	
	石灰化上皮性歯原性腫瘍（初期）		●	
	歯原性粘液腫		▲	●
	歯原性線維腫		▲	●
	歯牙腫（初期）			●
	骨形成線維腫	●		▲
	Langerhans細胞組織球症（好酸球肉芽腫）			●
	転移性腫瘍			●
その他	骨髄炎	●	●	▲

●：一般的，▲：稀

- 歯原性の癌腫は稀であり，由来病変として以下が挙げられる．
  ① エナメル上皮腫の悪性化，
  ② 歯原性上皮の遺残からの悪性化，
  ③ 歯原性嚢胞の上皮裏装からの悪性化．
- 歯原性癌腫は画像で悪性化所見は乏しいことが多いが，局所に骨吸収が激しく，周囲を破壊的に浸潤する時は，悪性の可能性が高い．

2. CTにて高吸収域を呈する顎骨病変（X線不透過性病変）（図7，表3）

- 顎骨のX線不透過帯は骨硬化像，皮質骨の増大，石灰化物，埋伏歯，骨髄内の線維結合組織の増加などにより形成されるものである．
- X線不透過性病変は，線維性骨病変や炎症性疾患および腫瘍などである．
- 石灰化物，埋伏歯病変はMRI単独検査は避け，単純X線検査やCT検査を追加する．

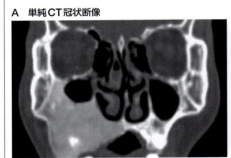 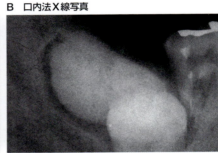

A 単純CT冠状断像　　B 口内法X線写真

1) 顎骨の不透過帯は骨硬化，石灰化物，埋伏歯，皮質骨の増加などである．
2) 線維性骨病変，慢性の炎症性疾患，歯牙腫を代表とする腫瘍が多い．

図7　X線不透過性病変（顎骨病変のCT高吸収域病変）　A：線維性異形成症，B：歯牙腫

表3　顎骨のX線不透過性病変と歯との関連

	根尖周囲	歯冠周囲	歯との関連なし
不透過像としてよくみられる疾患			
歯牙腫		●	▲
セメント質骨性異形成症（限局性：成熟期）	●		
線維性異形成症			●
硬化性骨髄炎	●		▲
骨腫			●
不透過像として稀な疾患			
Paget骨病			●
骨形成線維腫	●		▲
軟骨肉腫			●
骨芽細胞腫			●
下顎隆起あるいは口蓋隆起			●
転移性腫瘍			●
骨肉腫			●

●：一般的，▲：稀

3. CTにて低吸収域と高吸収域が混在する混合病変（X線透過性病変と不透過性病変の混合性病変）
（図8，表4）

- 骨髄炎などの炎症性疾患，線維性骨疾患の初期～中期および腫瘍などが多い．

A　口内法X線写真　　　B　単純CT

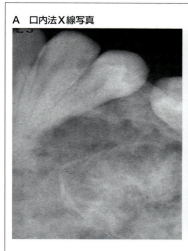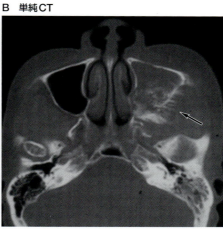

1) 線維性骨病変の初期～中期，または腫瘍などが主である．
2) 境界不明瞭なX線透過性・不透過性の混合性病変（B；→）は造骨性の悪性腫瘍か慢性炎症性疾患が多い．

図8　顎骨病変のX線透過性と不透過性の混合病変（CT低吸収域と高吸収域の混合性病変）
A：セメント質骨形成性線維腫，B：骨肉腫

表4　顎骨のX線透過性・不透過性の混合性病変と歯との関連

	根尖周囲	歯冠周囲	歯との関連なし
混合像としてよくみられる疾患			
セメント質骨性異形成症（限局性：中期）	●		
石灰化歯原性嚢胞	▲	●	
腺腫様歯原性腫瘍		●	
石灰化上皮性歯原性腫瘍		●	▲
歯牙腫（中期）	▲	●	
線維性異形成症			●
骨髄炎	●	▲	
混合像として稀な疾患			
骨形成線維腫	●		▲
セメント芽細胞腫	●		
エナメル上皮線維歯牙腫		●	▲
歯原性線維腫		▲	●
血管腫（顎骨中心性）			●
Paget骨病			●
軟骨腫，軟骨肉腫			●
Ewing肉腫			●
リンパ腫			●
転移性腫瘍			●
骨肉腫			●
Langerhans細胞組織球症（好酸球肉芽腫）			●
骨髄炎（慢性期）			●
放射線性骨壊死			●

●：一般的，▲：稀

4. 顎骨腫瘍および炎症性疾患の術後の読像ポイント

- 腫瘍浸潤しやすい皮質骨の薄い歯槽頂を観察する．
- MRIは骨髄信号の変化に注意する．また，腫瘍切除周囲に注意し，X線検査にて病変周囲骨の境界や新生骨などを注意して観察する．
- 摘出や開窓後は顎骨周囲軟組織の状態を必ず観察する．
- 骨髄炎は，比較的予後良好な症例でも，骨髄信号の異常が1年以上みられる．

5. 顎骨囊胞の術後の読影ポイント（図9）

- 開窓や摘出部の病巣境界が不明瞭になり，新生骨が観察されれば予後は良好である．
- 膨隆を伴い，境界明瞭に変化する病変は再発の可能性が高い．
- CTを含むX線検査では，病変周囲骨の境界や新生骨を観察する．
- MRI検査では，骨髄および軟組織の信号変化に注意する．

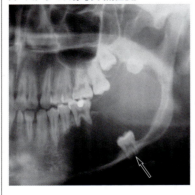
A　パノラマX線写真（術直後）

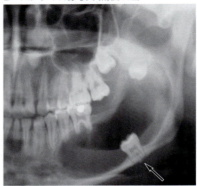
B　パノラマX線写真（術後4週）

予後良好！

1) 摘出部の境界が不明瞭になり，周囲に新生骨（A，B；→）が観察されれば予後良好．
2) 膨隆を伴い，境界明瞭に変化した病変は再発（非提示）．

図9　顎骨囊胞の術後の読影ポイント

参考文献

1) 金田　隆：一歩先を行くための効率的で系統的なパノラマ診断のポイント．一歩先のパノラマ診断力．砂書房，p.45-76, 2012.
2) Kaneda T, Minami M, Curtin HD, et al: Dental bur fragments causing metal artifacts on MR images. AJNR 19: 317-319, 1998.
3) Kaneda T, Minami M, Curtin HD: Cyst, tumors, and nontumorous lesions of the jaw. Section two: systematic approach to imaging diagnosis of jaw lesions. In Som PM, Curtin HD (eds); Head and neck imaging, 5th ed. St. Louis, CV Mosby, p.1532-1537, 2011.

総論 顎・歯・口腔領域の正常解剖

山本将仁
阿部伸一

▶口腔 (oral cavity)

　口腔は広がることのできる空所であり，主として水平方向の広がりをもっている．前方は口裂をもって外界と通じ，後方は口峡にて咽頭腔に続いている．その上壁の前方2/3を硬口蓋，後方1/3を軟口蓋という（図1, 2）．硬口蓋は上顎骨と口蓋骨による骨支持を得ている口蓋粘膜に覆われた硬い部分のことである．軟口蓋は，粘膜の作る大きなヒダで，内部に筋組織をもち，口腔と咽頭腔との間の不完全な隔壁をなしている．両側壁となる頬部は口裂の外側部にあり，可動性の組織である．

　口腔は上下の歯列弓を境にして，これより外方部を口腔前庭，内方部を固有口腔の2つの空隙に大別される（図1）．

　口腔前庭は上下の方向に伸びていて，かつ弓状にまたがった隙間である．外方は上下の口唇と左右の頬により，内方は上下両顎の歯槽突起および歯列によって境されている．この前庭に開口する腺は，耳下腺乳頭（図3）に開く耳下腺の他に，口唇腺，頬腺，臼後腺がある．

　一方，固有口腔の前方は，上下顎の歯槽突起と歯列よりなる．上方は硬・軟口蓋により，下方は舌および口腔粘膜部によって境されている．この口腔粘膜内部には各側に長く伸びた舌下腺があり，さらにその下方にはオトガイ舌骨筋と顎舌骨筋とがある．舌下腺の上方で口腔粘膜は舌の根元を囲むような形のヒダをなして突出しており，これを舌下ヒダという（図3）．その前端部が左

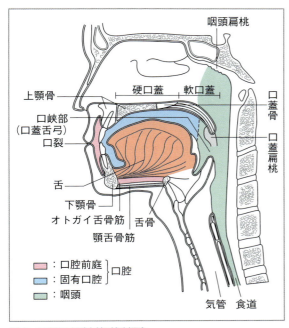

図1　口腔の解剖（矢状断面）
口腔は上下の歯列弓を境にして，これより外方部を口腔前庭，内方部を固有口腔の2つの空隙に大別される．

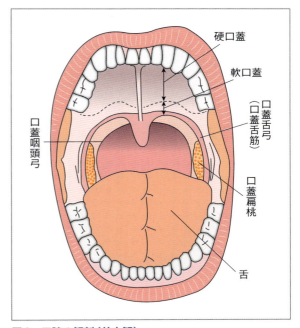

図2　口腔の解剖（前方観）
口蓋舌弓（口蓋舌筋）を境にして，口腔と咽頭は分けられている．口蓋舌弓のすぐ後方には口蓋扁桃がある．

右それぞれひとつの乳頭状の高まりをもって終わり，ここを舌下小丘という（図3）．舌下小丘は顎下腺と舌下腺の，舌下ヒダは舌下腺の開口部である．前方かつ正中に口腔底の粘膜から舌の下面に達する上下の方向に伸びた粘膜のヒダがひとつあり，舌小帯と呼ばれる．

口腔の内面はすべて一連の口腔粘膜で被われている（図4-A）．粘膜は，口腔粘膜上皮，粘膜固有層，粘膜下組織よりなり，粘膜筋板はない（図4-B）．しかし，歯肉と硬口蓋（咀嚼粘膜組織）では粘膜下組織をも欠き，粘膜固有層は直接骨に付いている（図4-C）．そのため，この部位の粘膜に移動性はない．口腔粘膜上皮は重層扁平上皮よりなり，歯肉，口蓋，糸状乳頭のみ角化している．

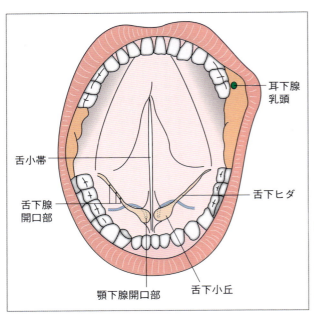

図3 唾液腺の開口部
耳下腺乳頭：耳下腺の開口部．上顎の第2大臼歯に対向する口腔粘膜部にある．
舌下小丘：顎下腺の開口部．舌小帯の後部の左右にある小隆起．
舌下ヒダ：顎下腺と舌下腺の開口部．舌下腺の上方で舌の根元を囲むような形のヒダ状の口腔粘膜．

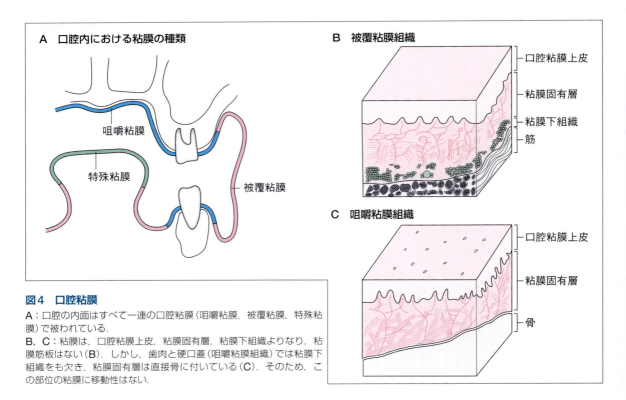

図4 口腔粘膜
A：口腔の内面はすべて一連の口腔粘膜（咀嚼粘膜，被覆粘膜，特殊粘膜）で被われている．
B，C：粘膜は，口腔粘膜上皮，粘膜固有層，粘膜下組織よりなり，粘膜筋板はない（B）．しかし，歯肉と硬口蓋（咀嚼粘膜組織）では粘膜下組織をも欠き，粘膜固有層は直接骨に付いている（C）．そのため，この部位の粘膜に移動性はない．

▶歯（tooth）

歯は消化器官のひとつであり，咀嚼を行うために非常に硬い組織からできている．上下顎骨の歯槽に植立し，馬蹄形をした歯列弓をなす．乳歯は上下顎にそれぞれ10本の計20本，永久歯は上下顎にそれぞれ16本の計32本ある（図5-A）．ヒトの歯はそれぞれが著しく異なった形態を呈しており，切歯，犬歯，小臼歯，大臼歯に分類される．

おのおのの歯の種類を容易に表現するため，一定のルールに従って表記する方法がある．永久歯は1〜8の数字を使用して表記し，乳歯はA〜Eを使用する（図5-A）．

方向用語として唇側，頬側，口蓋側，舌側，近心，遠心を用いることにより，口腔内の位置関係を明確に表現できる（図5-A, B）．また個々の歯を表す場合，その上下左右を示す手段として，正

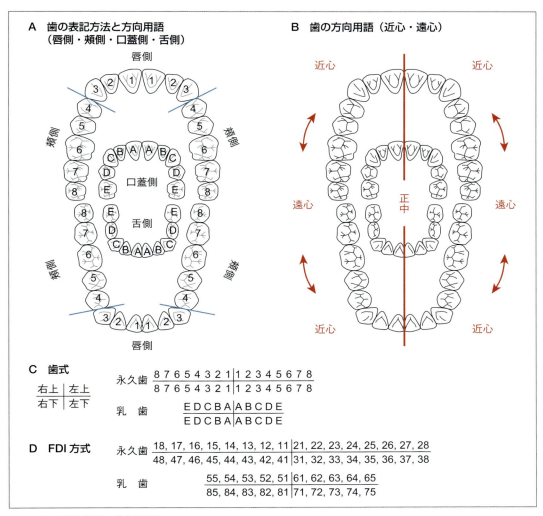

図5　歯の表記方法・方向用語
A：乳歯は上下顎にそれぞれ10本の計20本，永久歯は上下顎にそれぞれ16本の計32本ある．永久歯は1〜8の数字を使用して表記し，乳歯はA〜Eを使用する．
A, B：方向用語として唇側，頬側，口蓋側，舌側，近心，遠心を用いることにより，口腔内の位置関係を明確に表現できる．
C：患者に向かった方向で記号をもって示すものを歯式という．
D：歯の位置と歯種を2桁の番号で示す方法をFDI方式という．

中線を縦線で上下顎の区分を水平線で区切り，患者に向かった方向で記号をもって示すことがある（歯式；図5-C）．さらにコンピュータなどに用いられる表示法として，FDI方式という歯の位置と歯種を2桁の番号で示す方法が定められている（図5-D）．

歯冠は口腔内に露出している部分で，エナメル質で被われている．歯根は歯槽骨の歯槽という凹みに入り込んでいる部分で，セメント質に被われている．これらの内側は象牙質によってできている．

さらに象牙質の内側は，歯髄腔という腔所で根尖孔によって外界と交通している．この歯髄腔には，神経・血管・リンパ管などが根尖孔を通して出入りしている．

上顎の歯は上顎神経，下顎の歯は下顎神経によって支配され，歯の痛みを脳に伝えている（図6-A）．また，顎動脈の枝の下歯槽動脈は下顎の歯を，後上歯槽動脈，眼窩下動脈は上顎の歯を栄養している[1]（図6-B）．

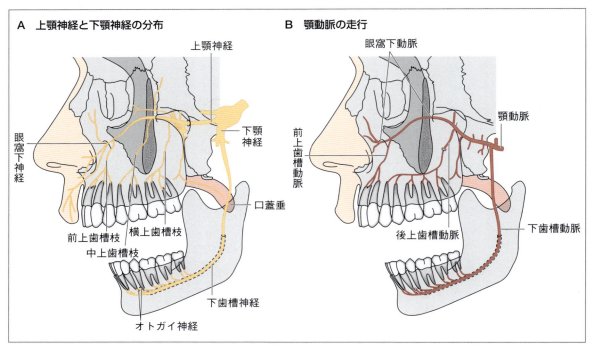

図6 歯に分布する神経と血管
A：上顎の歯は上顎神経，下顎の歯は下顎神経によって支配され，歯の痛みを脳に伝えている．
B：顎動脈の枝の下歯槽動脈は下顎の歯を，後上歯槽動脈，眼窩下動脈は上顎の歯を栄養している．

|参|考|文|献|
1) Strandring S: Section 4 Head and neck, Chapter 31. *In* Gray's anatomy: the anatomical basis of clinical practice, 39th ed. Elsevier Churchill Livingstone, New York, p.540-542, 2005.

総論 歯, 顎骨の画像解剖

金田 隆
原 慶宜
德永悟士

▶口内法X線検査, パノラマX線検査の正常解剖

　歯は硬組織であるため, X線上ではX線不透過像として描出される. 象牙質は骨と同等の不透過性を示すが, 人体の中で最も硬い組織であるエナメル質は, 骨や象牙質よりやや高い不透過性を示す. セメント質は描出されない. また, 歯槽骨上縁には皮質骨を示す歯槽硬線がみられるが, 歯周炎の状態によっては, この線に消失がみられる場合がある.

　また正常解剖ではないが, 画像撮影をする患者はどこかに歯科治療を行っている場合が多いため, コンポジットレジンや歯科用金属, ガッタパーチャポイントなどの歯科材料（図1の青字）を画像上で認めることが多い.

　口内法X線撮影（図1）は, パノラマX線撮影と比較して被写体とフィルムが近接しているため, 解像度が高く, より細かい構造物が観察可能である. 一方, パノラマX線撮影（図2）では, 口内法X線撮影と比較すると画像はやや不明瞭である. さらに, 障害陰影（図2の青字）が生じるため, 特に前歯部などの画像が不鮮明になる場合がある. 障害陰影の影響により, 誤って病変と認識してしまう場合があるため, 正常解剖だけでなく, 障害陰影を正確に認識することも重要である.

　また, これらの画像は撮影方法の都合上, 上顎第1小臼歯の頬側根, 舌側根のような頬舌方向の構造を把握することは困難である.

▶歯科用CT, 全身用CTの正常解剖

　CTは, 硬組織である歯や歯槽骨の3次元的な観察を行うことに優れており, 上顎第1小臼歯の頬側根, 舌側根のような頬舌方向の構造も把握することができる. 歯の濃度は前述のX線撮影と同様, エナメル質がやや高濃度であるが, 基本的には骨と同程度である. セメント質は描出されない. 周囲骨も3次元的な骨吸収の形態を観察することができる.

　歯科領域においては, 顎骨縦断像（cross sectional image）と呼ばれる, 歯列に垂直な方向の断面の画像を用いることがある. パノラマX線撮影と併用することで, 歯の頬舌的, 近遠心的な形態を簡便に観察することが可能となる.

　歯科用CT（コーンビームCT, 図3〜6）は, 硬組織を観察する際は医科用CT（medical CT；MDCT, 図7, 8）とほぼ同様の画像を観察することが可能であるが, 構造上の理由から軟組織を描出することは現時点では不可能である. 軟組織に及ぶ病変の観察や, 囊胞の内部正常の精査の際などには, 医科用CTを用いることが望ましい.

　また, いずれの撮影法においても, 現在の歯科治療では口腔内金属があるため, これらがアーチファクトとなり, 口腔領域の構造を把握することが困難な場合もある.

▶MRIの正常解剖

　MRI（図9, 10）は軟組織の描画が得意であるため, 歯や皮質骨の精査は困難であるが, これらは無信号として描画されているため, おおよその形態や位置を把握することは可能である. 歯髄の描出も行うことができる. このため, 炎症の原因歯をある程度推測することや, 顎骨の膨隆の有無の確認などに使用することができる. また, 海綿骨内にみられる骨髄は脂肪として描出され

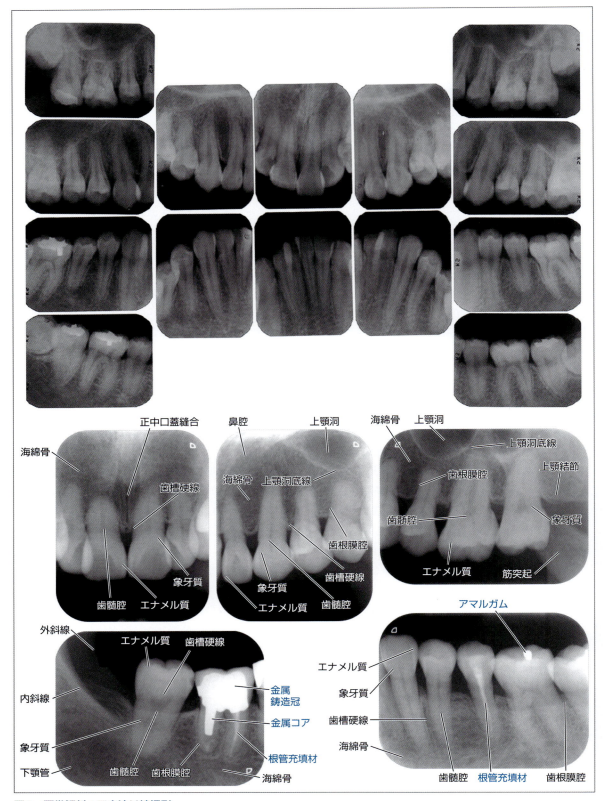

図1　正常解剖：口内法X線撮影
青字：歯科用材料

るため，同部の信号変化から骨髄炎などの病変の観察を行える．この際，T2強調像では脂肪髄と炎症との比較が困難であるため，STIR像などの脂肪抑制像が有用である．

また，顎・歯・口腔領域の軟組織の重要な構造としては舌などが考えられるが，MRIを用いることで舌筋の構造を把握することができ，外舌筋浸潤などを把握するのに有用である．

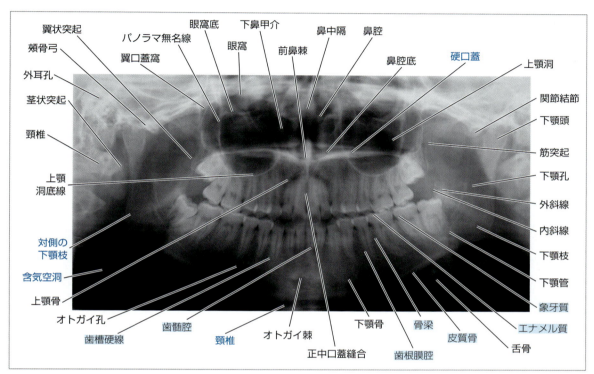

図2　正常解剖：パノラマX線撮影
青字：障害陰影，細字網掛け：歯の正常解剖

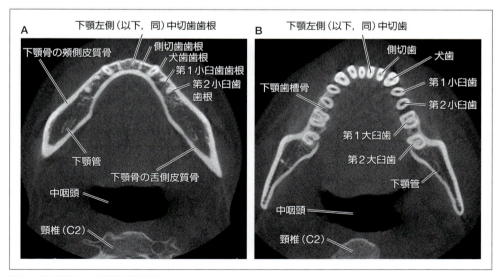

図3　正常解剖：歯科用CT(1)

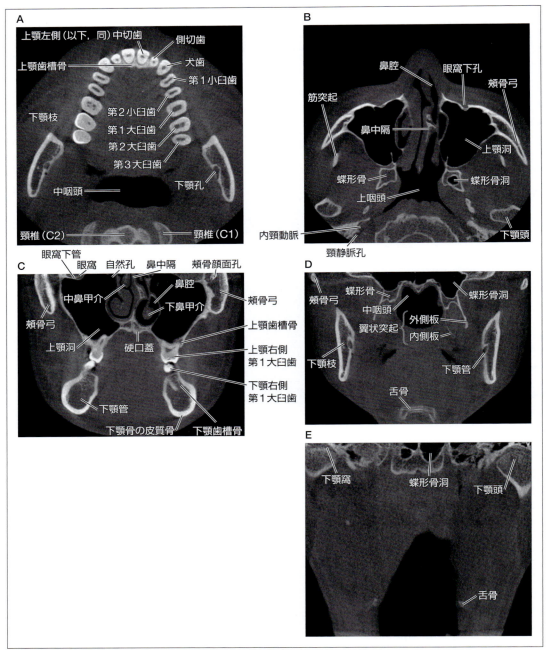

図4　正常解剖：歯科用CT（2）

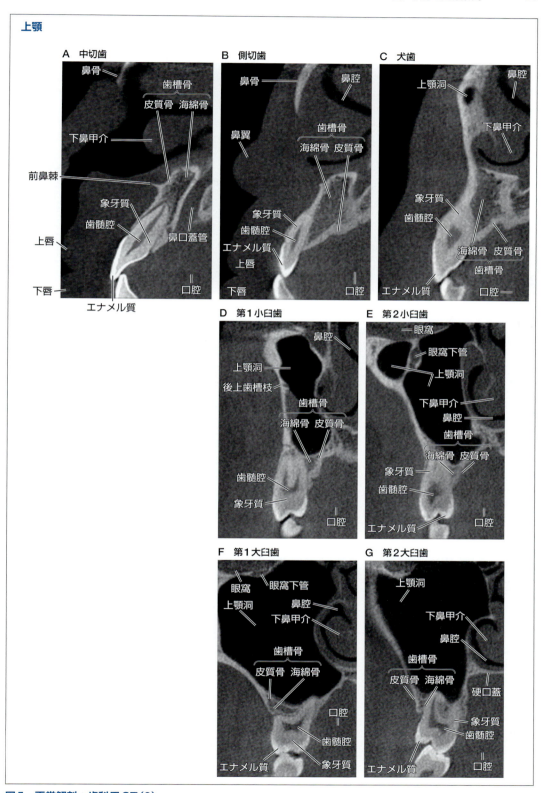

図5　正常解剖：歯科用CT（3）

下顎

A 中切歯
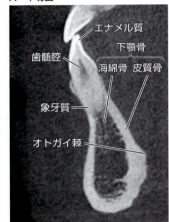

B 側切歯
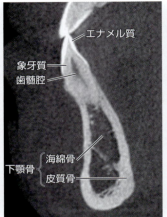

C 犬歯
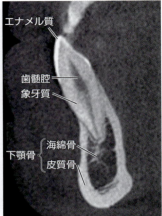

D 第1小臼歯
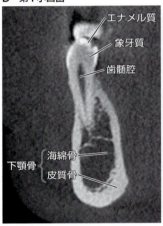

E 第2小臼歯
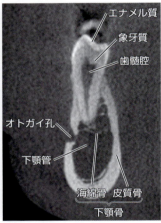

F 第1大臼歯
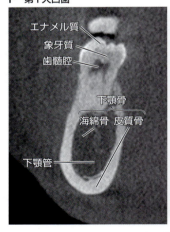

G 第2大臼歯
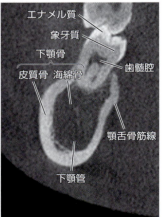

図6 正常解剖：歯科用CT（4）

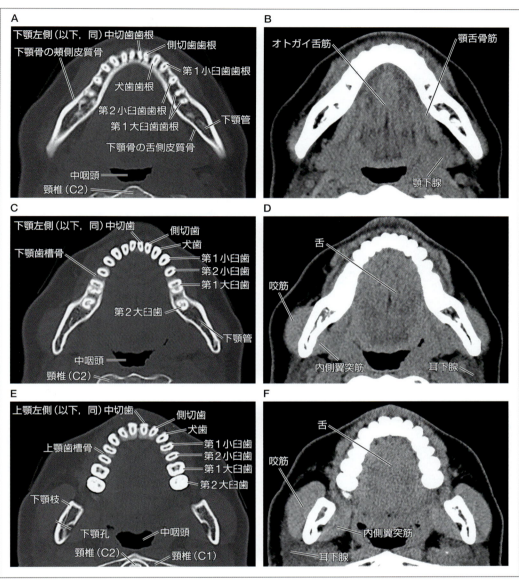

図7　正常解剖：医科用CT（1）

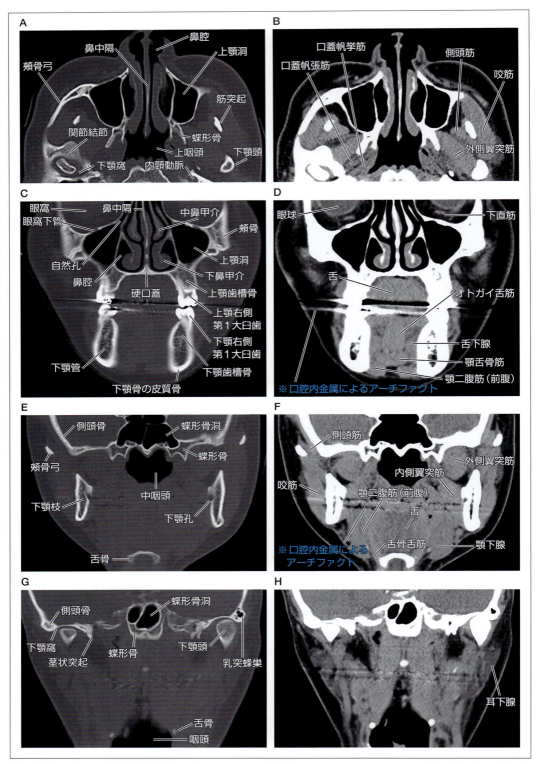

図8　正常解剖：医科用CT（2）

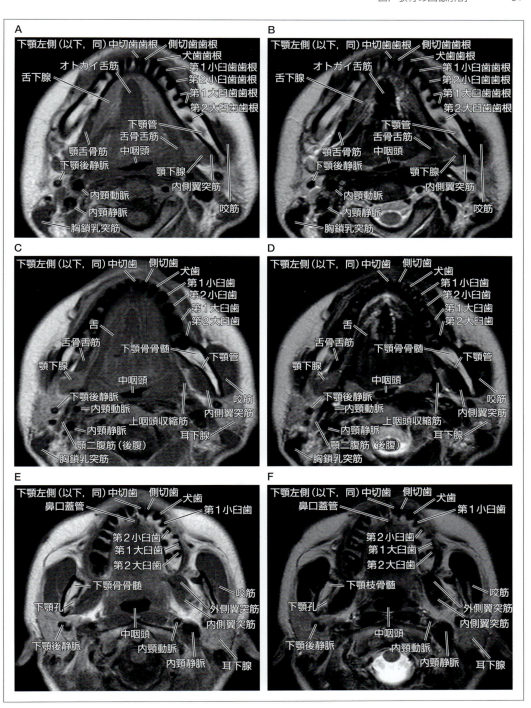

図9　正常解剖：MRI（1）

58　Ⅰ. 歯, 顎骨

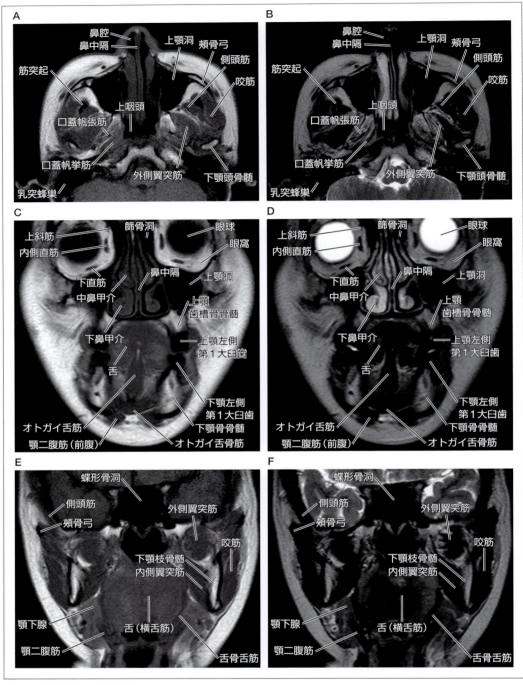

図10　正常解剖：MRI（2）

総論 顎骨の加齢変化

金田　隆
月岡庸之
川島雄介

▶下顎骨の加齢変化

- 顎骨の加齢による形態の変化は，CTにより顕著にみられる．下顎骨は歯の萌出とともに骨梁が歯の周囲に集中し，加齢に伴いさらに骨梁が太く，歯を支えるように発達するが，歯の喪失とともに骨梁は細く変化し，顎骨全体にまばらに分布するように骨梁構造が変化する（図1）．
- オトガイ孔は，成人では第2小臼歯根尖近くに遠心方向にループ状に彎曲するが，小児の下顎骨は成長過程にあるため，下顎管はループ状を呈さない．
- 下顎骨内部の骨梁間には比較的多くの骨髄が存在する．
- 出生時の下顎骨骨髄はすべて造血能を有する赤色骨髄であるが，加齢に伴い脂肪髄に置換し，25歳以降では，下顎骨の骨髄は黄色骨髄にほぼすべて置換する．この骨髄の置換はMRIやCTにも影響するので，画像診断時に下顎骨骨髄の加齢変化は注意が必要である[1]（図2）．

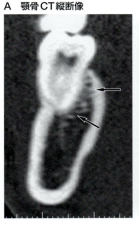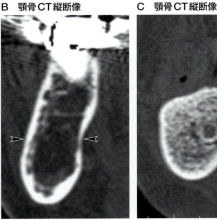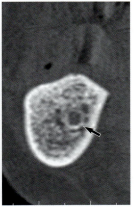

A　顎骨CT縦断像　　B　顎骨CT縦断像　　C　顎骨CT縦断像

図1　顎骨の加齢変化および骨粗鬆症の顎骨CT
A：20代，正常下顎骨
B：50代，女性　骨粗鬆症
C：70代，女性　無歯顎

歯の周囲に集中していた骨梁（A；→）は，加齢や骨粗鬆症により減少し，皮質骨も菲薄化する（B；▶）．無歯顎になると歯槽骨が消失し，骨梁は全般的にまばらに分布する．その結果，下顎管が観察しやすくなる（C；→）．

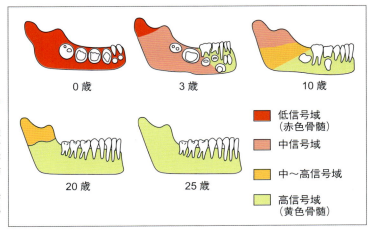

図2　加齢に伴う下顎骨骨髄の赤色骨髄から脂肪髄への加齢変化

出生時の下顎骨骨髄はすべて赤色骨髄のためT1強調像で低信号を呈しているが，加齢とともに前歯部から臼歯部，下顎枝方向に黄色骨髄（脂肪髄）が増えていき，25歳以降ではすべて黄色骨髄（脂肪髄）に置換する．よって成人の下顎骨骨髄はT1強調像，T2強調像ともに高信号を呈する．画像診断時に下顎骨の骨髄信号は加齢変化を考慮する必要がある．

参考文献

1) Kaneda T, Minami M, Ozawa K, et al: Magnetic resonance appearance of bone marrow in the mandible at different ages. Oral Surg Oral Med Oral Pathol Oral Radiol Endod 82: 229-233, 1996.

歯の病変 う蝕（C1，C2，C3，C4）
dental caries

金田 隆，川島雄介

症例1 40代，男性．下顎右側大臼歯部に食べ物がはさまる．

図1 口内法X線写真

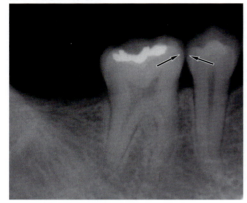

症例2 20代，女性．下顎左側第2大臼歯の冷水痛．

図2-A 単純CT 矢状断像（骨表示）　図2-B パノラマX線写真

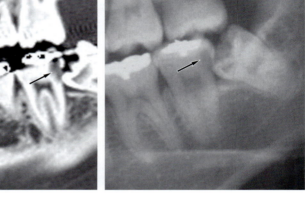

症例3 40代，男性．下顎左側第1大臼歯の自発痛．

図3-A 単純CT 矢状断像（骨表示）　図3-B パノラマX線写真

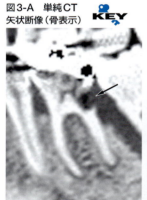 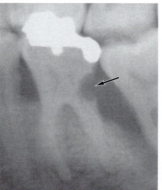

症例4 60代，女性．下顎右側第1大臼歯が欠けた．

図4-A 単純CT矢状断像（骨表示）　図4-B パノラマX線写真

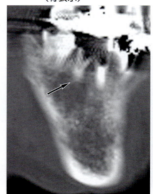 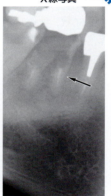

画像の読影

【症例1：う蝕（C1）】 口内法X線写真で，下顎右側第1大臼歯と第2小臼歯の隣接面のエナメル質に，う蝕によるX線透過像を認める（図1；→）．う蝕により歯質の一部が塑像になっている．

【症例2：う蝕（C2）】 単純CT矢状断像で，下顎右側第2大臼歯歯冠部遠心に象牙質にまで達する，う蝕による低吸収域（図2-A；→）を認める．パノラマX線写真でも同様に，象牙質にまで達するX線透過像（図2-B；→）を認める．

【症例3：う蝕（C3）】 単純CT矢状断像で，下顎右側第1大臼歯歯冠部に歯髄腔にまで達する，う蝕による低吸収域を認める（図3-A；→）．パノラマX線写真でも同様に，う蝕によるX線透過像を認める（図3-B；→）．

【症例4：う蝕（C4）】 単純CT矢状断像で，下顎右側第2大臼歯は歯根のみ（図4-A；→）を認める．パノラマX線写真でも，下顎右側第2大臼歯の歯冠はう蝕により崩壊しており，歯根のみ（図4-B；→）を認める．

う蝕の一般的知識と画像所見

う蝕は，主に*Streptococcus mutans*菌などが産生する酸によって，歯の硬組織が崩壊していく疾患である[1]．う蝕は自然治癒することなく進行性であるため，う蝕を除去して適切な処置を施し，その進行を制止しなければならない．再石灰化層の下層には表層下脱灰層が存在する[1]．しかし，脱灰と再石灰化のバランスが崩れると，う蝕は深部へと進行して，う窩を形成するに至る[1]．

エナメル質に限局した初期う蝕では，唾液中あるいは脱灰したミネラルの再沈着で表層に再石化下層が存在し，長期間そのままの状態で推移することがある．う蝕はエナメル質から初発し，病巣が拡大進行して深部の象牙質に達し，さらに放置すると多くは激しい痛みを伴う歯髄炎へと移行する．う蝕は進行度により，以下のとおりC1，C2，C3，C4に分類される（図5）．

- C1：エナメル質に限局したう蝕．
- C2：象牙質にまで達したう蝕．
- C3：歯髄腔にまで達したう蝕．
- C4：歯冠の崩壊が著しく歯根のみのもの．

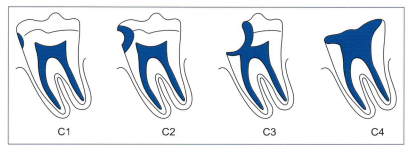

図5 う蝕（C1，C2，C3，C4）

参考文献

1) 森本泰宏, 田中達朗, 鬼頭慎司：2章 歯および歯周組織．酒井 修, 金田 隆（編）；顎・口腔のCT・MRI．メディカル・サイエンス・インターナショナル, p.39-40, 2016.

歯の病変 発育異常：歯数異常（過剰歯，歯数不足）
developmental anomaly: supernumerary tooth, hypodontia

吉田遼司，中山秀樹

症例1 10代前半，男児．う蝕治療目的で受診した近隣歯科医院で，過剰歯を指摘された．

図1-A　パノラマX線写真

図1-B　単純CT冠状断像

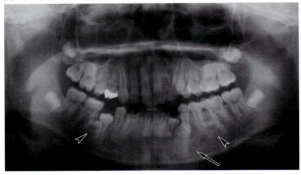
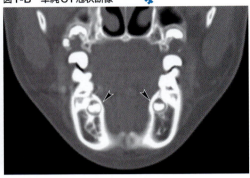

症例2 7歳，男児．かかりつけ歯科医院で，上顎正中部に過剰歯を指摘された．

図2-A　パノラマX線写真

図2-B　単純CT冠状断像

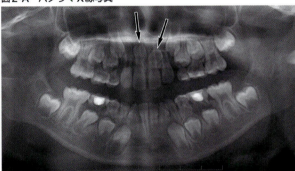
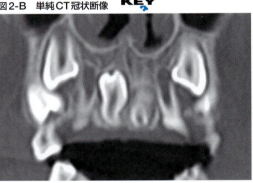

症例3 6歳，男児．かかりつけ歯科医院で，下顎中切歯の萌出遅延と歯数異常を指摘された．

図3　パノラマX線写真

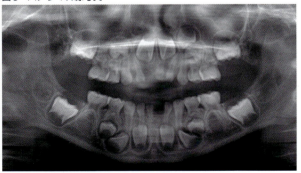

> **NOTE　外科処置における3D画像の有用性**
> 　上顎正中過剰埋伏歯の場合，永久歯との位置関係は3D再構成像を構築するとわかりやすい．抜歯時のオリエンテーションもつきやすくなるため，特に複数の過剰歯がある際には有用である．

画像の読影

【症例1】 パノラマX線写真で，両側の下顎第2小臼歯と第1大臼歯間および下顎左側側切歯と下顎左側犬歯間に過剰歯の歯冠を認める（図1-A；▶）．下顎左側犬歯は対側の犬歯と比べて萌出が遅延している（図1-A；→）．単純CTでは，過剰歯が下顎第2小臼歯の舌側に位置しているのが確認できる（図1-B；▶）．

【症例2】 パノラマX線写真で，上顎中切歯部に過剰歯を認める（図2-A；→）．しかし，隣在する中切歯や障害陰影の影響で歯冠形態などは不明瞭である．単純CT（図2-B）では過剰歯が逆生であり，歯根も彎曲しているのが確認できる．

【症例3】 パノラマX線写真（図3）で，上顎は両側中切歯，両側第1・第2小臼歯の先天欠如を，下顎は両側中切歯，両側第2小臼歯の欠如を認める．なお，上顎においては第2大臼歯の歯胚形成も認められない．

歯数異常の一般的知識と画像所見

歯数の異常には過剰と欠如がある．

過剰歯は歯胚の形成過程で過形成や分裂が生じ，結果的に歯数が増加した状態を指す．発生頻度は永久歯で1.2〜1.8％，乳歯では0.1％前後と稀である．家族性であることも多く，家族歴の聴取も重要となる[1]．歯の総数は乳歯20本，永久歯32本であるが，歯の総数が合っていても過剰と欠損が混在し必要な歯種がそろっていない場合もあり，注意が必要である．発生部位としては上顎正中部が圧倒的に多く，上顎大臼歯部や下顎小臼歯部にもみられる[2]．小臼歯部の過剰歯は，永久歯の舌側に出現することが多い．一方，犬歯部での出現はきわめて稀である．

発見契機の多くは，歯の萌出不全や位置異常のために行われた画像検査である．画像上，過剰歯の形態は隣在歯と類似するが，わずかに大きさや形態が異なることがある．

診断は正常の歯がそろっており過剰な歯様の構造物があれば可能であり，比較的容易である．隣在歯や周囲の正常構造物との空間的位置関係把握にはCTが有用であり，外科処置を行う際にきわめて有用である．過剰歯の原因として遺伝的要因，環境要因などがあるとされるが，臨床的には過剰歯は先天的な系統疾患と関連を示すものが多い．Gardner症候群，鎖骨頭蓋異骨症およびHallermann-Streiff症候群などで多数の過剰歯を認めることがある[2]．

歯の欠如は，何らかの原因で歯胚形成が生じなかった結果として，1歯もしくは数歯に欠損が生じた状態を指す．永久歯における欠如の頻度は1.6〜9.6％に及ぶとされるが，大部分は智歯以外の欠如が6歯に満たないhypodontiaであり，6歯以上のoligodontiaの頻度は0.084〜0.3％ときわめて低い[3]．また，乳歯の欠如は頻度が低い．好発部位は上下顎小臼歯および上顎側切歯である．本来の萌出時期であるにもかかわらず歯の萌出を認めない場合には，画像検査で歯の欠如を確認すべきである．この際，パノラマX線検査は上下顎を総覧的に描出できることから有用性が高い．また，欠如が1歯のみでなく複数歯に生じることもあり，常に全顎的評価を念頭に置く必要がある．原因としては遺伝の要因と環境要因があり，前者としては外胚葉異形成症や軟骨外胚葉性異形成症などの先天性疾患が代表的である．環境的要因として栄養欠乏や感染などがあるが，幼児期あるいは小児期の抗癌化学療法に伴うものもある[4]．

参考文献

1) Koga K, Yoshida R, Nakamura T, et al: A rare case of metachronous multiple supernumerary teeth in the bilateral premolar region of the mandible. J Oral Maxillofac Surg Med Pathol 29: 132-135, 2016.
2) Ata-Ali F, Ata-Ali J, Peñarrocha-Oltra D, et al: Prevalence, etiology, diagnosis, treatment and complications of supernumerary teeth. J Clin Exp Dent 6: e414-e418, 2014.
3) Graber LW: Congenital absence of teeth: a review with emphasis of inheritance patterns. J Am Dent Assoc 96: 266-275, 1978.
4) Tanaka H, Kurita H, Aizawa H, et al: Agenesis of a large number of permanent teeth after treatment of neonatal leukemia. J Oral Maxillofac Surg Med Pathol 27: 558-561, 2015.

I. 歯, 顎骨

歯の病変　萌出異常：特に埋伏歯
anomaly in tooth eruption: especially impacted tooth

吉田遼司, 中山秀樹

症例1 50代, 女性. 下顎右側智歯部の腫脹・疼痛を繰り返し, 埋伏智歯を指摘された.

図1-A　パノラマX線写真

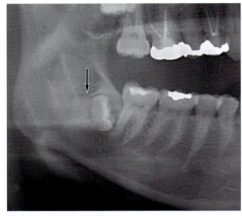

図1-B　単純CT矢状断像

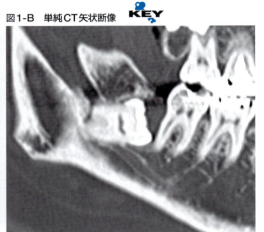

図1-C　単純CT冠状断像

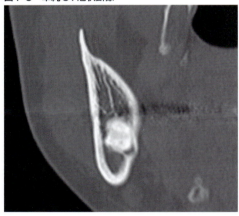

症例2 20代, 女性. かかりつけ歯科医院で, 上顎右側臼歯部に埋伏智歯を指摘された.

図2-A　パノラマX線写真

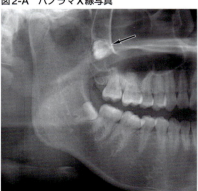

図2-B　単純CT冠状断像

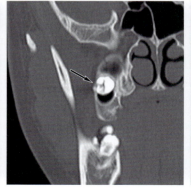

図2-C　単純CT

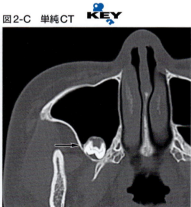

画像の読影

【症例1】 パノラマX線写真で，下顎右側第3大臼歯の水平埋伏を認める（図1-A；→）．下顎管と歯根部が重なっており，歯槽硬線が不明瞭であることから，歯根の下顎管への近接が疑われる．単純CT（図1-B, C）では，下顎第3大臼歯歯根が下顎管に交通する像が認められ，下歯槽管の圧排像も認められる．

【症例2】 パノラマX線写真で，上顎右側第3大臼歯の埋伏を認める（図2-A；→）．埋伏位置は非常に高位であり，右上顎洞内に重複がみられる．パノラマX線写真では上顎洞との位置関係の評価は困難である．単純CTでは，背側方向に歯冠を向けた状態で上顎洞内に存在する第3大臼歯が明瞭に描出される（図2-B, C；→）．

萌出異常の一般的知識と画像所見

埋伏とは，歯が萌出しない，あるいはできない状態をいう．最も頻繁に生じるのは下顎第3大臼歯（智歯）であり，次いで上顎犬歯，下顎第2小臼歯，上顎中切歯の順である．原因には全身的要因と局所的要因がある．全身的要因として，骨に異常を伴う先天異常の随伴症状として認められることが多く，鎖骨頭蓋異骨症などでみられる．局所的要因として，元々の歯胚の位置が深かったり，萌出するスペースがない場合には埋伏を来しやすい．また，炎症のため歯自体が周辺骨組織と癒着したり，乳歯が晩期残存したりすると埋伏の原因となる．抜歯処置をはじめとした外科処置を行う際には，隣在歯や周囲の正常構造物との3次元的な位置関係の把握が重要となり，CT検査がきわめて有用である[1]．

発生頻度が高い第3大臼歯の埋伏について，上顎の場合には上顎洞底との位置関係が重要となる．パノラマX線写真で洞底線との位置関係を参考にするが，困難な場合はCT検査が，上顎第3大臼歯抜歯において注意すべき合併症である抜歯後の上顎洞穿孔のリスク回避に有用である．

一方，下顎の場合は抜歯後の下歯槽神経麻痺のリスク判定が重要である．下歯槽管との位置関係，特に第3大臼歯歯根と下歯槽管の位置関係が重要となる．パノラマX線検査の診断が主体となるが，歯根と下歯槽管が重複している場合には，歯根が下歯槽管内に交通する場合，あるいは歯根が下歯槽管の高さで頬舌側にずれて存在している場合がある．

歯槽硬線が明瞭に確認できれば，歯根が下歯槽管に対して頬舌的にずれた位置に存在していることが示唆される．逆に歯槽硬線が追えない場合には，下歯槽管内への交通が予想され，CTによる精査が必要となる．

また，第3大臼歯歯根による下歯槽管の圧排，蛇行，および智歯の肥厚，歯根彎曲，癒着のチェックが必要であり，術前のCTによる精査を要する[1]．

参考文献
1) 中村典史：第14章 歯・歯槽および周辺組織の外科．白砂兼光，古郷幹彦（編著）；口腔外科学，第3版．医歯薬出版，p.505-526, 2010.

歯周組織の病変 根尖性歯周炎
apical periodontitis

金田 隆, 月岡庸之, 川島雄介

症例 60代, 男性. 咬合痛.

図1-A　パノラマX線写真

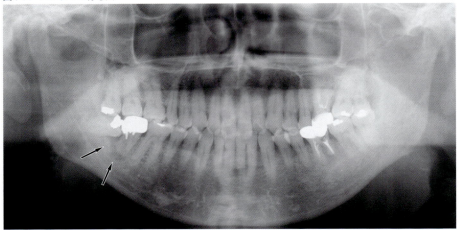

図1-B　単純CT

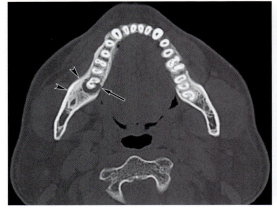

図1-C　単純CT, MPR矢状断像

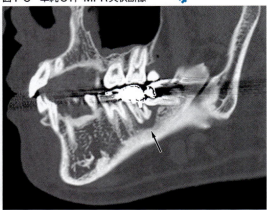

画像の読影

パノラマX線写真では，下顎右側第2大臼歯根尖と連続した境界明瞭なX線透過像を認める（図1-A；→）．病変周囲に骨硬化像を認める．同部の病変は下顎右側第3大臼歯歯冠にまで達している．

単純CTでは，下顎右側第2大臼歯根尖と連続した境界明瞭な低吸収域を認める（図1-B，C；→）．また，病変周囲の骨に骨硬化像を認める（図1-B；▶）．同部の病変は下顎右側第3大臼歯歯冠にまで達している．

根尖性歯周炎の一般的知識と画像所見

根尖性歯周炎は，歯髄の果房性炎症や歯髄除去後の感染に起因する[1)2)]．

画像上は，歯質内に歯髄にまで近接するう蝕や，大きな充填物が存在することが条件となる．感染の歯外への波及を示す歯根膜腔の拡大が認められる．急性根尖性歯周炎は，ほとんどX線所見に乏しい．慢性根尖性歯周炎は，根尖部の歯根膜腔の拡大，歯槽白線の消失，根尖周囲のびまん性骨吸収を認める[1)2)]．

臨床上，顕著な歯痛と歯が浮いたような感じを訴える．次第に慢性化してくると，歯根膜腔の拡大に連続する骨消失領域が認められる[2)]．そのため，CT上で低吸収域として認められる（図1-C）．病変周囲には骨硬化性変化を示すことが多い．

鑑別診断のポイント

鑑別診断としては，初期の骨性異形成症が挙げられる．骨性異形成症では，病変が成熟化すると，内部に石灰化物を認めるため判断可能となる．鑑別には，存在する歯の歯髄が感染していないことと，病変の多発性，病変と歯根膜腔との連続性を認めないことがポイントとなる．

表　根尖性歯周炎の診断ポイント

- 画像上は，歯質内に歯髄まで近接するう蝕や歯髄腔内の充填物がみられる．
- 画像上，初期は歯根膜腔の拡大を認め，病変が進行すると歯槽白線の消失を認める．
- 急性根尖性歯周炎は，ほとんどX線所見に乏しい．
- 慢性根尖性歯周炎は，根尖部の歯根膜腔の拡大，歯槽白線の消失，根尖周囲のびまん性骨吸収を認めるのが特徴である．

参考文献

1) 金田　隆：VI 顎骨病変．多田信平（監），尾尻博也，酒井　修（編）；頭頸部のCT・MRI，第2版．メディカル・サイエンス・インターナショナル，p.325-326, 2012.
2) 森本泰宏，田中達朗，鬼頭慎司・他：2章 歯および歯周組織．酒井　修，金田　隆（編）；顎・口腔のCT・MRI．メディカル・サイエンス・インターナショナル，p.43-44, 2016.

68　I．歯，顎骨

歯周組織の病変　辺縁性歯周炎
marginal periodontitis

金田　隆，月岡庸之，川島雄介

症例1　50代，男性．下顎右側第1大臼歯の動揺．

図1-A　パノラマX線写真

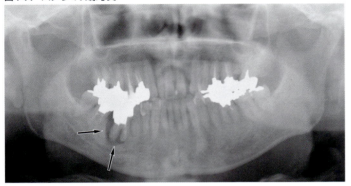

図1-B　単純CT冠状断像

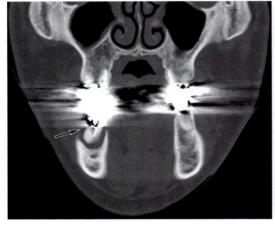

図1-C　単純CT矢状断像

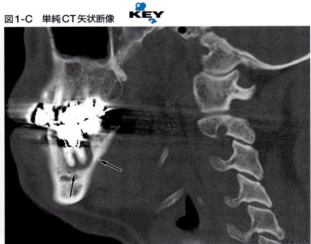

症例2　70代，男性．咀嚼障害．

図2　パノラマX線写真

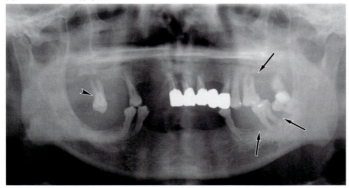

画像の読影

【症例1】 パノラマX線写真では，下顎右側第1大臼歯歯根を取り囲むX線透過像を認める（図1-A；→）．単純CTでは，下顎右側第1大臼歯歯根を取り囲む低吸収域を認める（図1-B，C；→）．

【症例2】 パノラマX線写真では，歯周炎による下顎前歯，小臼歯や大臼歯の欠損を認める．全顎的に歯根根尖にまで達する骨吸収像を認める（図2；→）．上顎右側第1大臼歯は浮遊歯を呈している（図2；▶）．

辺縁性歯周炎の一般的知識と画像所見

　辺縁性歯周炎は，歯と歯肉の隙より口腔内細菌（主に*Porphyromonas gingivalis*）が歯根膜や歯槽骨に感染していくことが原因で発症する．成人の60%以上が罹患している．歯の周囲の歯槽骨の吸収がみられる代表的な口腔領域の疾患である．糖尿病や肥満と並んで厚生労働省が対策を指定する国民病のひとつである[1)2)]．

　画像上は，歯質および歯髄の感染とは無関係に，主に歯根膜腔の拡大や辺縁歯槽骨骨頂の消失が生じる．その際，根尖性歯周炎との画像上の差異は，歯質に明らかな異常を示さないことである．同時に，歯槽骨の消失は骨内からではなく歯槽頂部から生じる[1)2)]．

　辺縁性歯周炎は，一般的に上下顎骨全体に広がっていくことが多い．それぞれの歯周囲の歯槽頂部から深部にかけて全体的に消失する．

　辺縁性歯周炎の典型像は歯槽骨に吸収像を認め，周囲に骨硬化像を呈する．

鑑別診断のポイント

　骨硬化像がみられない時には，顎骨悪性腫瘍も鑑別に入れる．

表　辺縁性歯周炎の診断のポイント

- 歯質および歯髄の感染とは無関係に，主に歯根膜腔の拡大や辺縁歯槽骨を中心に骨頂の消失が生じる．
- 病変は上下顎骨全体に広がっていくことが多い．それぞれの歯周囲の歯槽頂部から深部にかけて全体的に消失する．
- 辺縁性歯周炎の典型像は歯槽骨に吸収像を認め，周囲に骨硬化像を呈する．
- 骨硬化像がみられない時には，顎骨悪性腫瘍も鑑別に入れる．

参考文献

1) 金田　隆：Ⅵ 顎骨病変．多田信平（監），尾尻博也，酒井　修（編）；頭頸部のCT・MRI，第2版．メディカル・サイエンス・インターナショナル，p.314, 2012.
2) 森本泰宏，田中達朗，鬼頭慎司・他：2章 歯および歯周組織．酒井　修，金田　隆（編）；顎・口腔のCT・MRI．メディカル・サイエンス・インターナショナル，p.45-48, 2016.

歯周組織の病変 抜歯後の治癒不全
nonhealing after tooth extraction

廣末晃之, 中山秀樹

症例 40代, 男性. 下顎右側智歯抜歯後の右側頬部腫脹にて来院.

図1-A　パノラマX線写真（抜歯前）

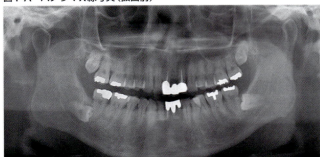

図1-B　単純CT（骨表示, 抜歯前）

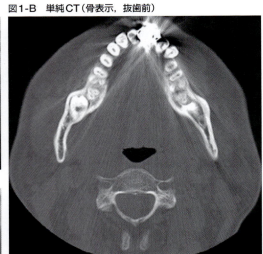

図1-C　パノラマX線写真（抜歯後3か月）

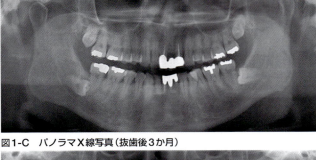

図1-D　単純CT矢状断像（抜歯後3か月）

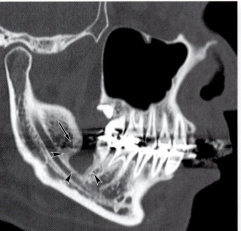

図1-E　単純CT（抜歯後3か月）

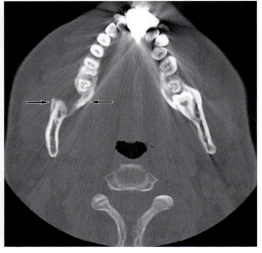

画像の読影

抜歯前の画像（図1-A, B）に比べ，抜歯後3か月のパノラマX線写真（図1-C）では，下顎右側智歯の歯冠相当部の透過像を認め，単純CTでは歯根部には骨造成を認めているものの，抜去時の歯冠部の骨欠損が残存している（図1-D, E；→）．その周囲には，著明な反応性の骨硬化像による層状の高吸収域を認める（図1-D；▶）．

抜歯後の治癒不全の一般的知識と画像所見

抜歯創の治癒経過は一般的に，抜歯後，抜歯窩が血餅で満たされ，約1週間でこれが幼弱な肉芽組織に置換される．続いて，約3～4週間で線維性結合組織に器質化され，化骨が形成される．その後，6～12か月間で骨造成がなされ，成熟した骨組織となる．

抜歯後の偶発症として，ドライソケットや抜歯後感染は，抜歯後治癒不全を引き起こす．

ドライソケットは，抜歯後数日を経過しても抜歯窩が血餅で満たされない状態で，強い痛みを引き起こす，抜歯後早期に生じる偶発症である．

一方，抜歯後感染は，抜歯部位の炎症の再燃や抜歯窩への二次感染が生じた状態であり，抜歯後数か月を経過してから生じる場合もある[1]．

画像所見 抜歯後の治癒不全の画像診断の特徴は，抜歯した部位の骨欠損の残存であり，抜歯後早期であれば，単純X線写真で抜歯部の透過像の残存を認めるが，長期経過した症例では透過像の残存はみられないものの，CT上で骨欠損が残存している場合もあるため，診断にはCTが有用である．

鑑別診断のポイント

抜歯後の治癒不全を呈する症例の中には，薬剤関連性顎骨壊死や悪性腫瘍の症例が含まれている．悪性腫瘍は，①周囲に骨硬化を伴わないことが鑑別のポイントになる．また，②抜歯窩内に食い残しのような骨が遊離した像を呈することが多い．高度な歯周炎による骨吸収との鑑別ポイントである．画像診断だけでの鑑別は困難なこともあり，十分な病歴聴取が重要である．

> **NOTE**
> **抜歯後の治癒不全より発見される悪性腫瘍**
> 上下顎歯肉および上下顎顎骨に発生する悪性腫瘍に伴う骨吸収像は，辺縁性歯周炎との鑑別が困難であることも多く，抜歯後の治癒不全から発見される場合もある．画像にて，悪性腫瘍は周囲に骨硬化を伴わず，骨が遊離した像を呈することが多い．経過に応じて生検術を考慮することも重要である．

参考文献

1) 森山雅文, 竹之下康治, 大山順子・他：下顎智歯抜歯後に発症した二次感染についての検討. 日口腔科会誌 57: 239-244, 2008.

口腔インプラントの画像診断

金田　隆
月岡庸之

▶ 口腔インプラント治療の基礎知識

- Brånemarkにより良好なインプラント予後が実証され，同教授の提唱したチタンと骨が結合する"osseointegration"の概念は，現在の骨内インプラントの基本デザインとなっている[1)2)]．
- 現代の口腔インプラント治療は，顎顔面の審美や咬合改善のため，最終補綴物主導型の治療となるため，CT検査の導入が始まった．
- CTデータによるインプラント術前検査のシミュレーションや，ガイドサージェリーによる最終補綴物装着に対し，CAD/CAM（computer-aided design/computer-aided manufacturing；コンピュータ支援設計/製造）への応用が増加している．CTデータを用いたシミュレーションにより正確に術前評価し，予知性の高いインプラント治療の実践が可能となっている（図1-A, B）．
- インプラント治療の10年残存率は93％といわれており，義歯の10年残存率は50％，ブリッジは90％であり，インプラント治療は他の欠損補綴治療と比較しても高い予知性を示すことが示されている[3)]．

- 現代のインプラント治療は，
  ① Top down treatment（骨造成術などを含む）の実践，
  ② 治療期間の短縮化，患者負担の軽減，
  ③ リスクファクターの明確化，
  ④ 審美性の追求，
  ⑤ 医療安全，

を満たすことが求められ，これらの実践には，CTによる正確な画像診断が必要とされている．

A　インプラント治療前

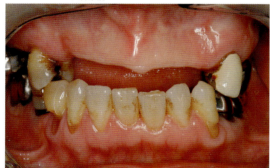

B　CTデータによるシミュレーション

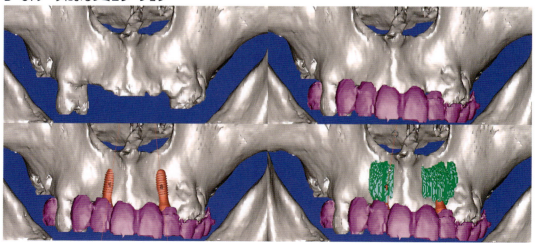

図1　現代の口腔インプラント治療
CTデータを用いて，最終上部構造物から想定し，インプラントの本数や埋入方向を決定し，治療を行う．

▶ インプラントの埋入手順

- 一次手術にて顎骨の適正な位置にインプラントを埋入すると，顎骨内でいわゆるチタンと骨が結合するosseointegrationが得られる．次に，二次手術にて上部構造物を装着し，最終補綴物装着（図1-C〜F），その後，インプラント維持のためのメンテナンスを行う．
- インプラント埋入は，抜歯後の即時埋入，早期埋入，通常埋入と抜歯後の埋入時期により分類されるが，顎骨が抜歯窩が治癒した後に埋入する方法が最も一般的である[4)〜6)]．

▶ インプラント埋入計画の基本的事項

- 一般的な口腔インプラントの太さおよび長さは，太さ4mm前後，長さ10mm前後であり，これが，使用頻度の高い平均的インプラントの大きさである（図2）．
- インプラントが，下顎管や上顎洞および鼻腔と適切な位置関係を保ちながら顎骨に埋入される．
- インプラント周囲は，頬舌的にチタン周囲に最低1mmは顎骨を確保する必要がある．例えばチタンインプラント径4.1mmを使用するのであれば，最低6.1mm以上の歯槽骨の頬舌的ボリュームが必要である．
- 近遠心のチタンインプラント体間の間隔はショルダーで最低3mm，チタンインプラント体と天然歯は最低2mm離した設計とする．これらの基準は，インプラント長期安定のために必要な口腔インプラントの基本設計である（図3）．
- 口腔インプラントも，天然歯のような生物学的幅径が存在する．しかし，天然歯は歯肉溝（歯周ポケット）を介し，歯の周囲に接合上皮と結合組織をもつため，細菌の侵入を防いでいるが，口腔インプラントはその線維走向が異なるため，インプラント粘膜炎やインプラント周囲炎に罹患すると，直接顎骨に細菌が侵入し，炎症が顎骨内に波及する．

▶ 顎骨の骨造成術

- わが国のインプラント希望患者の上顎臼歯の平均残存歯槽骨は，高径が7mm前後である．そのた

C 術前口腔内写真

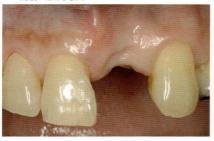

D 一次手術でのインプラント埋入

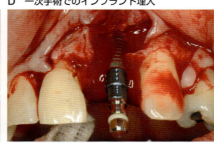

E ガイドによるインプラント位置の確認

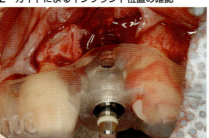

F 最終補綴物装着

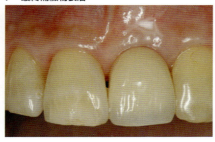

図1 続き

め，長さ10mmのインプラント埋入には，上顎洞底部までの歯槽骨高径が不足する症例が圧倒的に多い[6]．インプラント埋入に不足する高径を上顎で確保するために，代表的な上顎洞底挙上術であるサイナスリフト（図4）や，ソケットリフト（図5）などの上顎洞底部の骨造成術がある．

- サイナスリフトはインプラント体を埋入するために行う術式であり，上顎洞底のSchneider膜を破らずに挙上し，同部に骨を補填し，インプラント維持のための骨高径を確保する方法である．
- 画像診断時には，サイナスリフトやソケットリフトを困難とさせる上顎洞隔壁の有無や位置，上顎洞炎の有無の検査が重要である[7]．

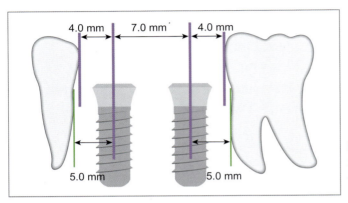

図2　一般的なインプラントの太さ・長さとインプラントスペースの基本設計
一般的な口腔インプラントは，太さ4mm前後，長さ10mm前後が平均的な大きさである．

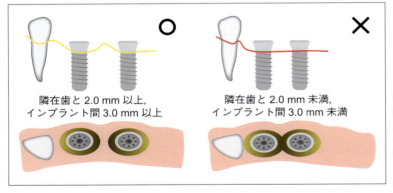

図3　歯とインプラントの間隔の基本設計
近遠心のチタンインプラント体間の間隔は最低3mm，チタンインプラント体と天然歯は最低2mm離した設計とする．これらの基準は，インプラント長期安定のために必要な口腔インプラントの基本設計である．

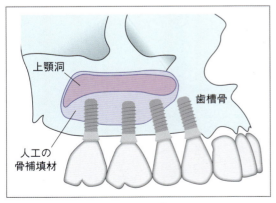

図4　サイナスリフトのイメージ
インプラント体を埋入するために行う，側方開窓術による洞底部の骨造成．

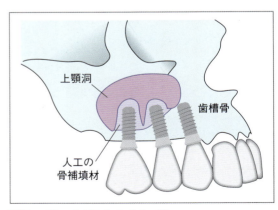

図5　ソケットリフトのイメージ
インプラント体を埋入するために行う，歯槽頂アプローチによる上顎洞底部の骨造成．

▶ CTを用いたインプラント治療の流れ（図6）

- 最終補綴物をイメージした診断用テンプレートを用いたCT検査を行う．
- CT検査後，DICOM（digital imaging and communications in medicine）データからコンピュータ上でシミュレーションし，CAD/CAMによるガイドサージェリー計画を施行する方法もある．

▶ インプラントCT検査

1. 診断用テンプレートを用いたインプラントCT検査

- 最終補綴物をイメージした診断用テンプレートを装着したままCT検査を行う．
- CT検査時はテンプレート装着位置を間違えない，また，咬合時に歪まない診断用テンプレートであることも重要である．
- DICOMデータからシミュレーションソフトを用いて治療計画を立案する．顎骨への埋入手術時の外科用テンプレートに移行し，インプラント埋入外科処置，チタンと骨が結合するosseointegrationを経て，最終補綴物装着となる．
- 術前の治療計画の具現化，手術時の事故回避や患者説明用のため，CTデータから光造型モデルを作製して術前診断する方法も行われている．

2. インプラントCT検査上のポイント

- 金属アーチファクトを避けるため，CT検査時のX線の入射方向は咬合平面に沿ってCT撮

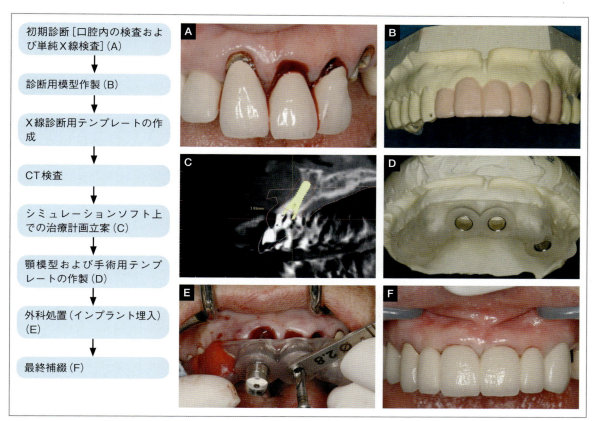

図6 CTシミュレーションソフトを用いたインプラント治療の流れ

- 像し，金属の入る範囲をできるだけ小さくする．また，できるだけ薄いスライスで撮像，再構成画像を用いて画像診断を行う．
- 骨表示画像を中心に3次元方向から必ず評価，読影し，骨表示画像を用いて計測およびシミュレーションを行う．
- 顎骨の曲線に合わせたクロスカット画像（顎骨の縦断像）が，顎骨への埋入時に最も必要とする画像である．

3．インプラント画像診断の目的
① 顎骨の骨量，骨質の検査，
② インプラント治療の障害となる疾患のサーベイ，
③ インプラント治療についての患者に対するインフォームド・コンセント．

4．インプラント画像診断による骨質評価：欠損部顎堤の骨質
- インプラント治療に良好な骨質検査は，いまだ明確な解答が乏しい．
- 骨質検査は主観を伴う方法だが，LeckholmとZarbの分類が有名であり，20年以上経過した今でも引用されている（図7）[8]．この分類は単純X線検査を用いて，骨質を4つに分類する方法である．通常，クラスIIやクラスIIIがインプラント治療に適するとされている．皮質骨のようなクラスIでは埋入時に熱を発生させるため，最適な骨とはいいがたいが，インプラント表面構造によっては埋入後6〜8週後の二次手術が可能とされている．クラスIVは皮質骨も薄く，骨量も疎な状態であり，埋入後12週以後の二次手術が推奨されている．また，下顎骨下縁皮質骨の状態が予後判定に有効とされている報告もある[9]．
- CT値による骨質分類は骨密度をほぼ反映しているとの報告もあるが，現時点でインプラン

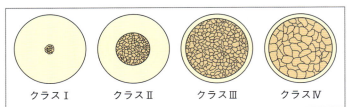

図7　LeckholmとZarbによる骨質の分類
通常，クラスIIやクラスIIIがインプラント治療に適するとされている．皮質骨のようなクラスIでは埋入時に熱を発生させるため，最適な骨とはいいがたいが，インプラント表面構造によっては埋入後6〜8週後の二次手術が可能とされている．クラスIVは皮質骨も薄く，骨量も疎な状態であり，埋入後12週以後の二次手術が推奨されている．
（文献8）を元に作成）

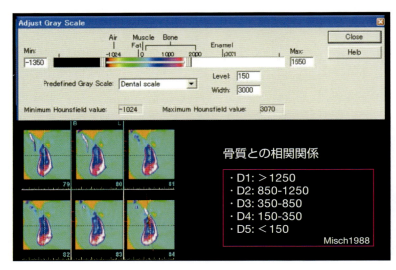

図8　CT値による骨質評価の例[13]
CT値による骨質分類は骨密度をほぼ反映しているとの報告もあるが，現時点でインプラント治療における骨質をCTですべて表現することは困難とされている．

ト治療における骨質をCTですべて表現することは困難とされている[10)〜13)]（図8）．
- 今後の長期にわたる経過症例も含め，骨質評価はさらなる研究が待たれるところである．

5. CT検査時の読影ポイント

歯槽頂部の吸収の程度，歯槽骨の高径および骨幅の検査を行う．

1) 欠損部顎堤の形態

- 十分な頬舌的な幅がある場合は，インプラント周囲に最低1〜1.5mmの骨幅をもつ．
- 下顎管，上顎洞，鼻腔などと余裕をもった位置関係にする．特に，下顎については下歯槽神経の損傷について十分注意する必要がある．
- インプラントが顎骨の舌側に絶対に穿孔しないように術前診断し，埋入時の舌およびオトガイ動静脈の損傷に気をつける．

2) 皮質骨の厚さ

- 上顎前歯は，審美面での配慮が必要である．そのため，前歯の審美面に重要となる唇側皮質骨の有無がインプラント維持のために重要である．
- インプラント埋入部位の歯槽頂の皮質骨が存在するほど，インプラント埋入時にインプラント初期固定が容易になる．
- インプラントは，下顎管から最低2mm離す（図9）．オトガイ孔から近心方向は，最低5mm離して埋入する（図9；ループ状の折り返しを考慮）．
- 埋入時に下顎管やオトガイ孔の神経，脈管を損傷しないように十分注意する必要がある．
- 下顎は，下歯槽管本体の損傷および下歯槽神経の分枝となる臼後管，切歯管および副オトガイ孔の位置に注意する．下顎管と変わらない太さの臼後管，切歯管損傷は止血困難となるので，十分配慮するように画像診断時に注意する．
- 上顎は顎動脈の分枝である後上歯槽動脈の走行に注意し，損傷に十分注意する．後上歯槽動脈は小児では軟組織に分布し，成人は上顎歯槽骨の下方1/3を走行し，無歯顎は歯槽骨の吸収を伴うため，上顎骨の下方1/3よりもさらに下方を走行することがある．
- CTにてこれら血管の走行に十分注意し，サイナスリフトなどの骨造成は後上歯槽動脈の下方で処理し，損傷に十分留意する．

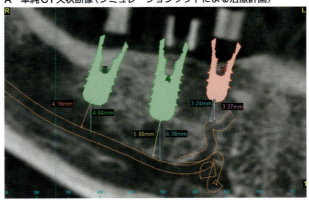

A　単純CT矢状断像（シミュレーションソフトによる治療計画）

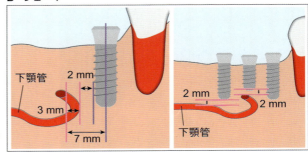

B　シェーマ

図9　インプラント体と下顎管およびオトガイ間の距離
インプラントは，下顎管から最低2mm離す．オトガイ孔から近心方向は，ループ状の折り返しを考慮して最低5mm離す（Bの左図）．

▶ 骨の緻密度の低い,または高い骨へのインプラント治療の注意点

- 骨の緻密度の低い骨は,インプラントの初期固定が低い.
- 骨粗鬆症は骨を作る能力が通常より低いため,二次手術への時間的配慮の必要がある.
- 骨粗鬆症で内科的に投薬処置(ビスフォスフォネート製剤の服用)を受けている患者は,インプラント治療時に骨壊死などの障害を発生することが高いため,投与期間や製剤の種類などの術前の問診は注意を要する.
- 骨の緻密度の高すぎる骨は,骨削時に発熱の可能性が高く血液供給が困難で,逆にosseo-integrationが得られにくく,予後不良になることがある.

▶ インプラント臨床に必要な鑑別診断とリスクファクターとなる疾患

- 放射線治療後の顎骨は,放射線性骨髄炎を発症する可能性があるので十分注意する.頭頸部癌治療で直接放射線照射された可能性のある顎骨は,インプラント治療を施行しないことが推奨される[3].
- 骨粗鬆症では,古くはインプラント治療は禁忌とされていたが,近年では積極的なリスクファクターにはなっていない.ただし,骨粗鬆症は,初期固定を得るまでの時間をやや長めにとるなどの配慮が必要である.
- 上顎洞炎(図10)や骨髄炎などの炎症性疾患は,これら炎症性疾患の治療を優先し,その後にインプラント治療を行うことが推奨される.

▶ CTシミュレーションのポイントとCTデータの取扱い

- 撮像されたCTデータはDICOM処理され,インプラントシミュレーションソフトなどにて画像処理される[4].
- インプラントCT検査にて頻用される画像は,MPR(multiplanar reconstruction)と3次元立体画像の主に2つである.特に,MPRはクロスカット画像(顎骨の縦断像)とも呼ばれ,インプラント臨床で最も用いられる顎骨のCT画像のひとつである.
- MPRは,顎骨のボリュームデータをある平面で切り出した画像である.MPRは任意断面での切り出しが可能であり,特殊な機能として切離面を変えながら,その短軸に沿って次々と断面を作成された画像および分析を,cross sectional画像やcross sectional analysisという[10](図11).
- CPR(curved planar reconstruction)は,ボリュームデータを局面で切り出した画像であり,CTシミュレーションでの再構成によるパノラマ画像である(図12).
- インプラントシミュレーションソフトを使用することにより,1回のCT検査からCTデータを繰り返し使用し,インプラント埋入時の失敗のリスクをできるだけ低くするCTデータ利用が今後も推奨される[12)13].

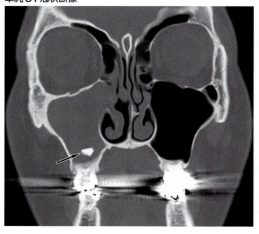

単純CT冠状断像

図10 右側上顎洞真菌症の一例
インプラント埋入前のCT検査にて,右側上顎洞内に粘膜肥厚像を認め,内部に石灰化物を認める(→).
上顎洞真菌症と診断された.インプラント埋入前に真菌症の治療を優先し,その後インプラント治療を行った.

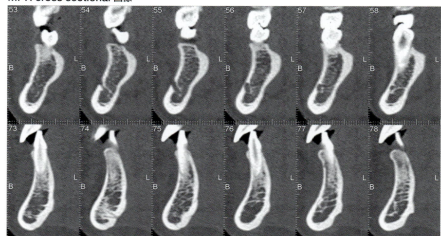

図11 下顎のMPR画像
連続した歯列に沿った顎骨の縦断像より，オトガイ孔や顎骨の骨幅がよくわかる．

A CPR画像

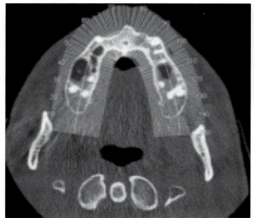

B CTによるパノラマ再構成画像

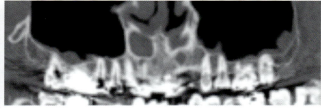

図12 上顎のCPR画像
A：歯列に沿った顎骨の縦断像の位置決めを行う．

参考文献

1) Ring ME: A thousand years of dental implants: a definitive history–part 1. Compend Contin Educ Dent 16: 1060-1069, 1995.
2) Ring ME: A thousand years of dental implants: a definitive history–part 2. Compend Contin Educ Dent 16: 1132-1142, 1995.
3) 金田 隆：インプラント治療におけるCT検査のポイント．金田 隆（編）；基本から学ぶインプラントの画像診断．砂書房, p.70-107, 2008.
4) 金田 隆：インプラントCTシミュレーションの基本的事項．金田 隆（編）；インプラントCTシミュレーションのすべて．砂書房, p.8-23, 2012.
5) 金田 隆：インプラントの画像診断．日本口腔インプラント学会（編）；口腔インプラントの治療指針2016. 医歯薬出版, p.21-25, 2016.
6) 金田 隆：口腔インプラント治療時に知っておくべきCT正常像．金田 隆（編）；画像診断に学ぶ難易度別口腔インプラント治療．永末書店, p.11-49, 2014.
7) 金田 隆：CT画像解剖．金田 隆（編）；顎口腔領域 画像解剖アトラス．砂書房, p.10-27, 2008.
8) Leckholm U, Zarb GA: Patient selection and preparation. Tissue-integrated prostheses: osseointegration in clinical dentistry. Quintessence Publishing, Chicago, p.199-209, 1985.
9) Tsukioka T, Sasaki Y, Kaneda T, et al: Assessment of relationships between implant insertion torque and cortical shape of the mandible using panoramic radiography: Preliminary study. Int J Oral Maxillofac Implants 29: 622-626: 2014.
10) Shapurian T, Damoulis PD, Reiser GM, et al: Quantitative evaluation of bone density using the Hounsfield index. Int J Oral Maxillofac Implants 21: 290-297, 2006.
11) Homolka P, Beer A, Birkfellner W, et al: Bone mineral density measurement with dental quantitative CT prior to dental implant placement in cadaver mandibles: pilot study. Radiology 224: 247-252, 2002.
12) Abrahams JJ, Poon CS, Hayt MW: Dental implants and related pathology. In Som PM, Curtin HD (eds); Head and neck Imaging, 5th ed. CV Mosby, St. Louis, p.1443-1468, 2011.
13) Resnik RR, Kircos LT, Misch CE: Diagnostic imaging and techniques. In Misch CE (ed); Contemporary implant dentistry, 3rd ed. Mosby, St. Louis, p.38-67, 2008.

口腔インプラント
インプラント周囲炎, インプラント矯正
periimplantitis, orthodontic implant

金田 隆, 月岡庸之, 川島雄介

症例1 60代, 男性. 右下奥のインプラントがグラグラする. インプラント周囲炎.

図1-A　パノラマX線写真

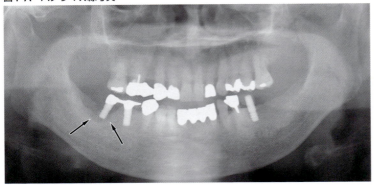

図1-B　口内法X線写真

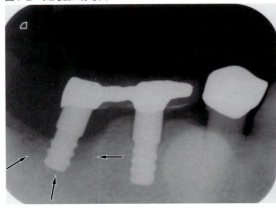

図1-C　単純CT矢状断像

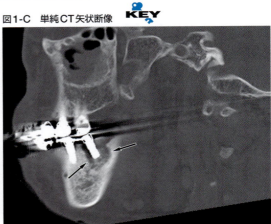

症例2 60代, 女性. インプラント矯正.

図2-A　パノラマX線写真

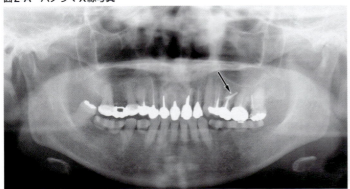

図2-B　単純CT

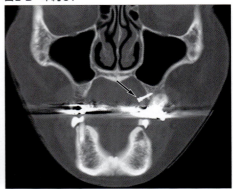

画像の読影

【症例1：インプラント周囲炎】 パノラマX線写真，口内法X線写真では，下顎右側臼歯部にインプラント体によるX線不透過像，インプラント体周囲に骨吸収によるX線透過像を認める（図1-A，B；→）．

単純CTでは，下顎右側臼歯部にインプラント体による高吸収域を認め，インプラント体周囲に骨吸収による低吸収域を認める（図1-C；→）．

【症例2：インプラント矯正】 パノラマX線写真では，上顎左側第1大臼歯歯根付近にインプラント体によるX線不透過像を認める（図2-A；→）．上顎左側第1大臼歯の圧下に用いるために，インプラント体を埋入した．

単純CTでは，上顎左側臼歯部口蓋側から歯槽骨内にかけて，インプラント体による高吸収域を認める（図2-B；→）．

インプラント周囲炎，インプラント矯正の一般的知識と画像所見

1）インプラント周囲炎

インプラント周囲炎の主な原因としては，毎日の口腔清掃が不十分であったり，歯科医院による定期的なメインテナンスを受けていないことが続き，歯垢（プラーク）が口腔インプラント周囲に停滞したことによって歯周病原細菌が増殖したことが挙げられる[1]．

口腔インプラントは，通常の天然歯のような生物学的幅径が存在する．しかし，天然歯は歯肉溝を介して歯の周囲に接合上皮と結合組織をもつため，細菌の侵入を防いでいるが，口腔インプラントは，インプラント周囲炎に罹患すると直接顎骨へ細菌が侵入し，炎症が顎骨内に直接波及する．

2）インプラント矯正

顎骨にインプラントを埋入し，それを固定源として歯を移動させる歯科矯正に用いる[2]．矯正治療による固定源の喪失の心配がない．

利点は，顎外固定装置の使用を患者に依存しなくてよいため，歯の移動や固定を得るための力学的な制御をしやすい．

欠点は，インプラント植立と撤去の際に観血的な処置が必要となること，また，歯科矯正治療中に装置の周囲が感染源にならないように管理が必要となることである．

参考文献

1) 金田 隆，月岡康之：8章 インプラントの画像診断．酒井 修，金田 隆（編）；顎・口腔のCT・MRI．メディカル・サイエンス・インターナショナル，p.227，2016．
2) 飯田順一郎：14章 矯正歯科治療における固定．相馬邦道，飯田順一郎，山本照子・他（編著）；歯科矯正学，第5版．医歯薬出版，p.188，2008．

82　I．歯，顎骨

顎骨とその周囲の炎症　急性骨髄炎
acute osteomyelitis

金田　隆，村松輝晃，能田茉莉江

症例　70代，女性．下顎右側大臼歯部の腫脹と疼痛を主訴に来院．現在，右下唇に麻痺感がある．

図1-A　パノラマX線写真

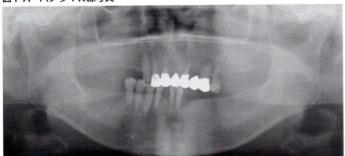

図1-B　単純CT（骨表示）

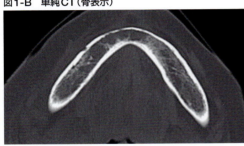

図1-C　単純CT（軟組織表示）

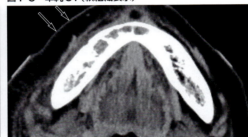

図1-D　STIR像　KEY

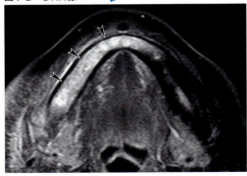

図1-E　T1強調像　KEY

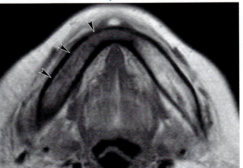

図1-F　T2強調像

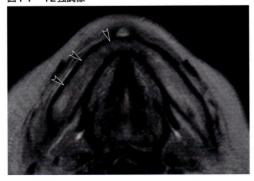

画像の読影

パノラマX線写真（図1-A）では，下顎右側第1大臼歯および第2大臼歯は欠損している．その他，異常所見はみられない．

単純CT骨表示（図1-B）にて，下顎骨に明らかな骨吸収像や骨硬化像はみられない．軟組織表示にて，下顎右側大臼歯相当部の表層脂肪は，反対側表層脂肪に比べ，CT値の上昇が認められる（図1-C；→）．

MRIでは，下顎右側小臼歯部〜右側下顎枝部にかけて，下顎骨骨髄はSTIR像にて高信号（図1-D；▶），T1強調像にて低信号（図1-E；▶），T2強調像にて内部不均一な高信号（図1-F；▶）を呈している．同部頰側軟組織は，STIR像（図1-D）にてびまん性の高信号を呈している．

急性骨髄炎の一般的知識と画像所見

顎骨骨髄炎は，骨体部に生じた顎骨骨炎が広範囲の骨髄に拡大した炎症をいう．大部分が歯性感染症に関連した顎骨歯槽骨炎から続発して生じるといわれている．また，上顎骨に比べ，緻密骨の厚い長管骨構造を呈する下顎骨に好発しやすい[1]．

初期には原因歯の自発痛や打診痛，歯肉腫脹などがみられるが，次第に隣在歯にも打診痛，弛緩動揺が現れる（弓倉症状）．さらに，炎症が下顎管周囲に波及すると，オトガイ神経支配領域の皮膚粘膜に知覚鈍麻が発現する（Vincent症状）[2]．

本例は，抜歯後感染による急性骨髄炎と考えられる．急性骨髄炎における顎骨の変化は，X線CTでも検出困難なことが多い．

[診断のポイント][3)4)]

1) 急性期の骨髄炎は，X線所見で検出できないことがある．
2) MRIでは，骨髄の浮腫による信号異常および軟組織への炎症の波及がみられる．

鑑別診断のポイント

骨髄炎は病期により急性と慢性に分類される．化膿性骨髄炎の初期には境界不明瞭な骨吸収によるX線透過性病変を呈し，顎骨に沿った，いわゆるたまねぎの皮状の骨膜反応（onion-peel appearance）を伴うことがある．X線検査による検出が困難な場合も多々みられる．一方で，MRIは骨髄の炎症変化の検出能に優れ，初期の骨髄炎の検出にも有用である[5]．

また，前述のようにX線検査による検出が困難な場合は，弓倉症状やVincent症状などの臨床症状も鑑別のポイントとなる．

参考文献

1) 内山健志：3章 炎症．顎骨骨髄炎．内山健志，大関 悟，近藤壽郎・他（編）；サクシンクト口腔外科学，第2版．学建書院，p.106-109, 2009.
2) 鹿島 勇，土持 眞，金田 隆（編著）；III. 画像診断，第2章 画像診断各論，8. 顎骨の炎症．新歯科放射線学．医学情報社，p.321-324, 2008.
3) Kaneda T, Minami M, Curtin HD, et al: Systematic approach to imaging diagnosis of jaw lesion. In Som PM, Curtin HD (eds); Head and neck imaging, 5th ed. CV Mosby, St. Louis, p.1532-1537, 2011.
4) Tsuchiya S, Sugimoto K, Omori M, et al: Mandibular osteomyelitis implicated in infliximab and periapical periodontitis: A case report. J Oral Maxillofac Surg 28: 410-415, 2016.
5) 金田 隆：VI. 顎骨病変，顎骨骨髄炎．多田信平（監），尾尻博也，酒井 修（編）；頭頸部のCT・MRI，第2版．メディカル・サイエンス・インターナショナル，p.335, 2012.

84　Ⅰ．歯，顎骨

顎骨とその周囲の炎症　慢性骨髄炎
chronic osteomyelitis

金田　隆，村松輝晃，能田茉莉江

症例　70代，女性．下顎左側大臼歯部の腫脹と疼痛を主訴に来院．現在，左下唇に麻痺感がある．

図1-A　パノラマX線写真

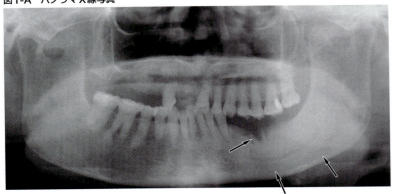

図1-B　単純CT（骨表示）

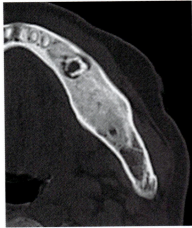

図1-C　単純CT（軟組織表示）

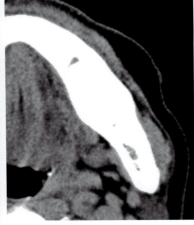

図1-D　STIR像

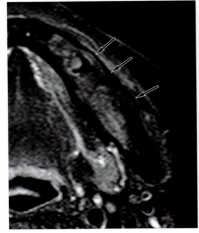

図1-E　T1強調像

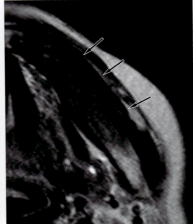

図1-F　T2強調像

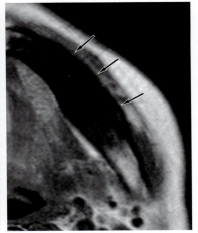

画像の読影

パノラマX線写真では，下顎左側第1大臼歯部に抜歯窩がみられ，周囲に著明な骨硬化像（図1-A；→）と下顎管の拡大がみられる．

単純CT骨表示（図1-B）にて左側オトガイ孔から下顎孔にかけて骨髄部に著しい硬化がみられる．軟組織表示（図1-C）にて，下顎骨周囲軟組織に明らかな濃度上昇はみられない．

MRIでは，下顎左側小臼歯部から左側下顎角部にかけて，下顎骨骨髄はSTIR像にて高信号（図1-D；→），T1強調像にて低信号（図1-E；→），T2強調像にて内部不均一な高信号（図1-F；→）を呈している．

慢性骨髄炎の一般的知識と画像所見

顎骨骨髄炎は，骨体部に生じた顎骨骨炎が広範囲の骨髄に拡大した炎症をいう．大部分が歯性感染症に関連した顎骨歯槽骨炎から続発して生じるといわれている．また，上顎骨に比べ，緻密骨の厚い長管骨構造を呈する下顎骨に好発しやすい[1]．

急性炎症症状が徐々に鎮静化し，各症状も緩和してくると，高度の炎症に曝された骨組織は壊死し，腐骨が形成される．その後，腐骨周囲に炎症性肉芽組織が形成され，X線写真では腐骨周囲に1層の透過像がみられるようになる（骨柩）[2]．

本例は，腐骨を伴う境界不明瞭なX線透過像および不透過像の混合像を呈し，下顎管も狭窄していることから，線維性異形成症，化骨性線維腫，Paget病は否定できる．

[診断のポイント][3)4)]

1）境界不明瞭なX線透過像またはX線透過像と不透過像の混合像．
2）骨硬化を伴うことがある．
3）骨膜反応や皮質骨の破壊．
4）MRIでは，骨髄の浮腫による骨髄信号異常や軟組織への炎症の波及がみられる．

鑑別診断のポイント

骨髄炎は病期により急性と慢性に分類される．慢性化すると，骨吸収に加え，腐骨や骨硬化を伴うX線不透過帯がみられ，X線CTによる診断が有用となる．MRIでは骨髄浮腫による信号上昇がみられ，内部の腐骨や骨硬化部は無信号で描出される．近年，骨粗鬆症治療薬（BP製剤）服用患者の顎骨壊死（bisphosphonate related osteonecrosis of the jaw；BRONJ）も多々報告されており，既往歴や治療歴，服薬歴の問診も重要となる[5]．

参考文献

1) 内山健志：3章 炎症．顎骨骨髄炎．内山健志，大関 悟，近藤壽郎・他（編）；サクシンクト口腔外科学，第2版．学建書院，p.106-109, 2009.
2) 鹿島 勇，土持 眞，金田 隆（編著）；Ⅲ. 画像診断，第2章 画像診断各論，8. 顎骨の炎症．新歯科放射線学．医学情報社，p.321-324, 2008.
3) Kaneda T, Minami M, Curtin HD, et al: Systematic approach to imaging diagnosis of jaw lesion. In Som PM, Curtin HD (eds); Head and neck imaging, 5th ed. CV Mosby, St. Louis, p.1532-1537, 2011.
4) Tsuchiya S, Sugimoto K, Omori M, et al: Mandibular osteomyelitis implicated in infliximab and periapical periodontitis: A case report. J Oral Maxillofac Surg 28: 410-415, 2016.
5) 金田 隆：Ⅵ. 顎骨病変，顎骨骨髄炎．多田信平（監）；尾尻博也，酒井 修（編）；頭頸部のCT・MRI，第2版．メディカル・サイエンス・インターナショナル，p.335, 2012.

顎骨とその周囲の炎症

慢性硬化性骨髄炎（SAPHO症候群を含む）

diffuse sclerotic osteomyelitis（SAPHO syndrome）

金田　隆，村松輝晃，能田茉莉江

症例　50代，女性．左側頬部の腫脹と疼痛を主訴に来院．10年前より掌蹠膿疱症を患っている．

図1-A　パノラマX線写真

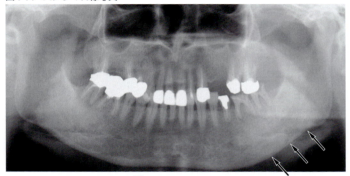

図1-B　単純CT（骨表示）

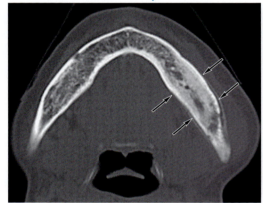

図1-C　単純CT（軟組織表示）

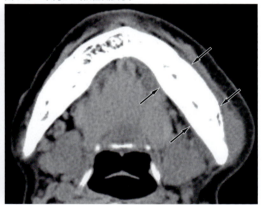

図1-D　T1強調像

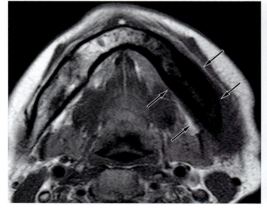

図1-E　T2強調像

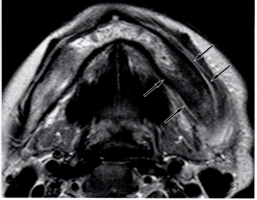

図1-F　STIR像

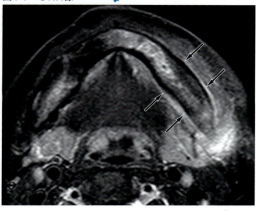

画像の読影

パノラマX線写真では，下顎左側臼歯部は右側と比べ，骨硬化によるX線不透過性の亢進がみられる（図1-A；→）．また，骨硬化は境界が不明瞭で，左側の下顎管は形態が不明瞭にみられる．

単純CTでは，下顎左側小臼歯部から大臼歯部にかけて，骨硬化による境界不明瞭なCT値上昇がみられる（図1-B, C；→）．

MRIでは，下顎左側小臼歯部から右側下顎枝部にかけて，下顎骨骨髄はT1強調像にて低信号（図1-D；→），T2強調像にて内部不均一な低～高信号（図1-E；→），STIR像にて中～高信号（図1-F；→）を呈している．同部頬側軟組織は，STIR像（図1-F）にてびまん性の高信号を呈している．

慢性硬化性骨髄炎の一般的知識と画像所見

慢性硬化性骨髄炎は，非化膿性で多量の骨質が骨髄内部に形成され，硬化性変化を生じる難治性の骨髄炎である．初期には無症状であるが，徐々に疼痛がみられるようになる．

原因は不明とされているが，弱毒菌の感染，遺伝性，免疫反応，骨の反応性過形成などが考えられている．上顎よりも皮質骨の厚い下顎骨に好発し，骨変形を伴う．掌蹠膿疱症や胸肋鎖骨関節炎を伴う場合には，SAPHO（synovitis, acne, pustulosis, hyperostosis, osteitis）症候群を考慮する[1)2)]．

[診断のポイント]
1) 初期は周囲軟組織に炎症を伴い，顎骨の膨隆を呈することがある．
2) 後期には骨硬化が著しく，顎骨の縮小を招くことがある．
3) 初期は単純X線検査やパノラマX線検査およびCTにて，辺縁不整なX線透過像を伴う反応性骨硬化が広範囲にみられ，骨膜反応が観察されることもある．
4) 後期は骨硬化が著しく，顎骨の縮小や変形を来すようになる．
5) MRIにおいて，顎骨骨髄信号はT1強調像にて低信号，T2強調像および脂肪抑制像にて不均一な中～高信号を呈し，ガドリニウム製剤による造影効果もみられる．

鑑別診断のポイント

慢性硬化性骨髄炎は比較的稀な疾患で，骨髄部に多量の骨質が形成され，硬化性変化を来す難治性の骨髄炎である．ほとんどが下顎骨に発生し，骨の変形を伴うことが多いことも鑑別のポイントとなる．初期にはびまん性の骨吸収がみられる[3)]．皮膚症状（掌蹠膿疱症）や関節症状（関節炎）を伴う場合は，SAPHO症候群を鑑別に加える必要がある．

参考文献

1) Yoneda T, Hagino H, Sugimoto T, et al: Bisphosphonate-related osteonecrosis of the jaw: position paper from the Allied Task Force Committee of Japanese Society for Bone and Mineral Research, Japan Osteoporosis Society, Japanese Society of Periodontology, Japanese Society for Oral and Maxillofacial Radiology and Japanese Society of Oral and Maxillofacial Surgeons. J Bone Miner Metab 28: 365-383, 2016.
2) 浅間宏之, 岩舘治代, 浅野智之・他：FDG-PET/CTがSAPHO症候群の早期診断に有用であった1例. 日内会誌 102: 1217-1219, 2013.
3) 金田 隆：VI. 顎骨病変, 顎骨骨髄炎. 多田信平（監）, 尾尻博也, 酒井 修（編）；頭頸部のCT・MRI, 第2版. メディカル・サイエンス・インターナショナル, p.335, 2012.

I. 歯, 顎骨

顎骨とその周囲の炎症　ビスフォスフォネート製剤関連骨髄炎/薬剤関連顎骨壊死

bisphosphonate-related osteonecrosis of the jaw (BRONJ) /
medication-related osteonecrosis of the jaw (MRONJ)

金田　隆, 村松輝晃, 能田茉莉江

症例 70代, 女性. 下顎右側大臼歯部の疼痛を主訴に来院. 3か月前より, 近隣歯科医院で処置を受けていたが, 症状が悪化. 5年前から, 骨粗鬆症の治療のためBP製剤を服用している.

図1-A　パノラマX線写真

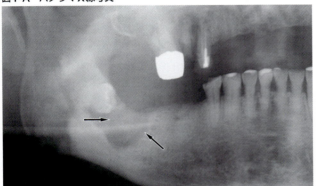

図1-B　単純CT（骨表示）　図1-C　単純CT（軟組織表示）

図1-D　STIR像　図1-E　T1強調像　図1-F　T2強調像

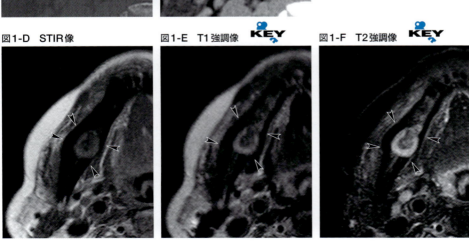

画像の読影

パノラマX線写真では，右側臼歯部に周囲をX線透過像で囲まれた腐骨を認める（図1-A；→）．腐骨周囲の下顎骨は骨硬化が著しい．

単純CTでは，右側臼歯部に周囲を低吸収域で囲まれた高吸収域を呈する腐骨を認める（図1-B, C；→）．舌側皮質骨は菲薄化し，一部消失している．また，頬側皮質骨外側には層状の骨膜反応がみられる．周囲軟組織に明らかなCT値異常はみられない．

MRIでは，右側下顎骨骨髄は，STIR像にて高信号（図1-D；▶），T1強調像にて低信号（図1-E；▶），T2強調像にて低～中信号（図1-F；▶）を呈している．内部には腐骨による無信号域もみられる．

ビスフォスフォネート製剤関連骨髄炎／薬剤関連顎骨壊死の一般的知識と画像所見

ビスフォスフォネート（bisphosphonate；BP）製剤は骨粗鬆症治療の第一選択薬であり，その他にも，癌患者や骨量が減少する疾患に対して有効な治療法として使用されている．一方で，BP製剤投与患者が，抜歯などの侵襲的歯科治療を受けた後に顎骨壊死が発生する事例が相次ぎ，わが国においても，bisphosphonate-related osteonecrosis of the jaw（BRONJ）として多くの報告がなされている．近年，BP製剤と異なる骨吸収抑制薬や血管新生阻害薬投与患者においても，類似した顎骨壊死が報告され始めたことから，medication-related osteonecrosis of the jaw（MRONJ）として名称が変更された[1)～3)]．

[診断のポイント]
1) 現在あるいは過去に，骨吸収抑制薬や血管新生阻害薬による治療歴がある．
2) 口腔・顎・顔面領域に，骨露出や骨壊死が8週間以上持続している．
3) 顎骨への放射線照射歴がない．

鑑別診断のポイント

BRONJの鑑別すべき疾患として顎骨骨髄炎が挙げられるが，臨床症状や画像所見からの鑑別は困難である．現在のポジションペーパーから上記の3項目の診断基準および骨髄炎の画像所見を満たした場合に，BRONJと診断する．

参考文献

1) Yoneda T, Hagino H, Sugimoto T, et al: Bisphosphonate-related osteonecrosis of the jaw: position paper from the Allied Task Force Committee of Japanese Society for Bone and Mineral Research, Japan Osteoporosis Society, Japanese Society of Periodontology, Japanese Society for Oral and Maxillofacial Radiology and Japanese Society of Oral and Maxillofacial Surgeons. J Bone Miner Metab 28: 365-383, 2016.
2) Ruggiero SL, Dodson TB, Fantasia J, et al: American Association of Oral and Maxillofacial Surgeons position paper on medication-related osteonecrosis of the jaw--2014 update. J Oral Maxillofac Surg 72: 1938-1956, 2014.
3) 米田俊之，荻野 浩，杉本利嗣・他：ビスフォスフォネート関連顎骨壊死に対するポジションペーパー，改訂追補2012年版．日本代謝学会，日本骨粗鬆症学会，日本歯科放射線学会・他，p.2-4, 2012.

顎骨とその周囲の炎症　放射線性骨髄炎（骨壊死）
radiation osteomyelitis (osteoradionecrosis)

島本博彰，村上秀明

症例 70代，男性．中咽頭癌にて放射線化学療法（70Gy）後．初診時，開口障害，両側顎下部外歯瘻からの排膿，下顎左側の病的骨折，および口唇左側の感覚異常を認めた．

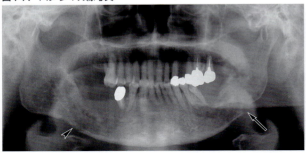

図1-A　パノラマX線写真

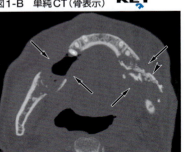

図1-B　単純CT（骨表示）

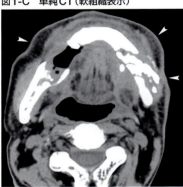

図1-C　単純CT（軟組織表示）

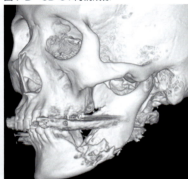

図1-D　3D CT再構成像

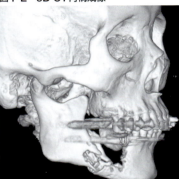

図1-E　3D CT再構成像

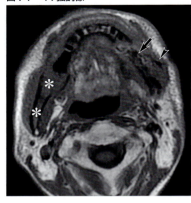

図1-F　T1強調像

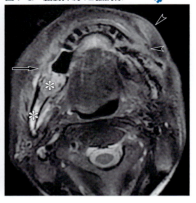

図1-G　脂肪抑制T2強調像

NOTE
放射線性骨髄炎の治療
　治療は抗菌薬投与による消炎や掻爬・腐骨除去，高酸素療法などの保存療法が行われるが，奏功しない場合や進行例では，再建術を含む手術（下顎骨辺縁切除や区域切除）が選択される．

参考文献
1) Marx RE: A new concept in the treatment of osteoradionecrosis. J Oral Maxillofac Surg 41: 351-357, 1983.
2) Chrcanovic BR, Reher P, Sousa AA, et al: Osteoradionecrosis of the jaws-a current overview-part 1: physiopathology and risk and predisposing factors. Oral Maxillofac Surg 14: 3-16, 2010.
3) O'Dell K, Sinha U: Osteoradionecrosis. Oral Maxillofac Surg Clin North Am 23: 455-464, 2011.
4) Chrcanovic BR, Reher P, Sousa AA, et al: Osteoradionecrosis of the jaws-a current overview-part 2: dental management and therapeutic options for treatment. Oral Maxillofac Surg 14: 81-95, 2010.

画像の読影

　パノラマＸ線写真では，下顎右側は犬歯部〜臼後結節まで，左側は犬歯部〜下顎枝に及ぶ虫食い状の骨破壊像を認め，左側は下顎下縁の皮質骨の断裂（図1-A；→）を認める．右側は下顎下縁の骨梁構造の一部残存（図1-A；▻）を認めるが，左側では病的骨折の状態である．

　単純CT骨表示にて右側は犬歯部〜臼後結節まで，左側は犬歯部〜下顎枝に及ぶ虫食い状の骨破壊像ならびに皮質骨の断裂像（図1-B；→），腐骨形成像（図1-B；▻）を認めるが，骨膜反応や骨硬化像は認めない．軟組織表示では，周囲皮下脂肪層のびまん性のＸ線吸収値の上昇（図1-C；▹）を認める．3D CT再構成像（図1-D，E）では，パノラマＸ線写真で認めた下顎左側に加えて，右側の病的骨折も疑われる．

　MRIでは，T1強調像にて右側犬歯部から下顎角部の骨髄信号が低下（図1-F；＊）しており，CTで認めた骨破壊像よりも遠心に炎症が波及していることがわかる．左側では犬歯部〜下顎枝にかけて骨髄信号が低下（図1-F；→）しており，頬側に腐骨と考えられる無信号域（図1-F；▻）を認める．T2強調像では，右側大臼歯部〜下顎角部の骨髄信号が不均一に上昇（図1-G；＊），周囲軟組織に高信号域（図1-G；→）を認める．左側では皮質骨の断裂部周囲軟組織に高信号域（図1-G；▻）を認め，骨外への炎症の波及を疑う．

　下顎骨掻爬術，プレート再建術が施行され，摘出物は慢性炎症を伴う肉芽組織と，細菌塊を伴い骨細胞の封入を認めない骨組織からなり，病理組織学的に腐骨と診断された．

放射線性骨髄炎（骨壊死）の一般的知識と画像所見

　放射線性骨髄炎（骨壊死）の定義は，"照射範囲内に1cm以上の骨露出があり，少なくとも6か月間治癒傾向を示さない領域"とされる[1]．下顎骨と大腿骨頸部に好発する．顎骨に60Gy以上の照射を受けていると生じやすい[2]．文献によって様々であるが，発症率は2.6〜15％である[3]．放射線照射による顎骨の骨細胞の障害および循環障害に，外傷，歯周炎，抜歯，その他の観血的処置による細菌感染が加わることで生じる．放射線治療終了後3か月以降に生じ，照射後半年〜1年が最も好発するが，数年後のこともある[2]．上顎骨よりも下顎骨，特に照射野に入りやすい下顎臼歯部に好発する．下顎骨はもともと血流に乏しいこと，皮質骨が厚いことが下顎に好発する理由とされる．リスクファクターは，う蝕や歯周病が多い，口腔衛生状態が悪い，不適合な義歯による刺激などである[2]．そのため，保存困難な歯は照射前2〜3週間前までに抜歯しておくことが望ましい[4]．照射後の抜歯などの観血的処置で容易に感染し，腐骨を形成し治癒不全となるため，照射後の抜歯は極力避ける．

　臨床症状は疼痛，発熱で，進行例では開口障害，瘻孔，病的骨折が生じる．

画像所見　初期のＸ線所見は，歯根膜腔の拡大と，骨の粗鬆化によるびまん性のＸ線透過像であるが，パノラマＸ線写真では明らかな骨変化を認めないことがあるので，CTが有用である．病期が進行すると虫食い様の骨破壊所見を呈する．通常の慢性骨髄炎と類似した画像所見を示すが，通常の骨髄炎と異なり骨破壊所見が主で，骨膜反応に乏しい．MRIでは，T1強調像で骨髄信号低下，T2強調像およびSTIR像で骨髄信号上昇，造影T1強調像で不均一に造影される．腐骨はT1強調像，T2強調像，STIR像すべてで無信号〜低信号となる．

鑑別診断のポイント

　慢性骨髄炎との鑑別は，照射歴からそれほど難しくないが，放射線性骨髄炎の存在下での再発癌による骨破壊との鑑別は困難である．

顎骨とその周囲の炎症 蜂窩織炎
cellulitis

金田 隆，村松輝晃，能田茉莉江

症例 70代，女性．下顎右側大臼歯部の腫脹と疼痛を主訴に来院．現在，右下唇に麻痺感がある．

図1-A パノラマX線写真

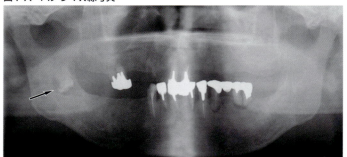

図1-B 単純CT（骨表示）

図1-C 単純CT（軟組織表示）

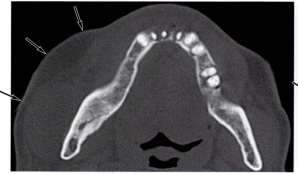
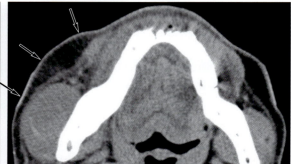

図1-D 単純CT冠状断像（骨表示）

図1-E 単純CT冠状断像（軟組織表示）

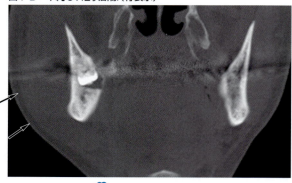
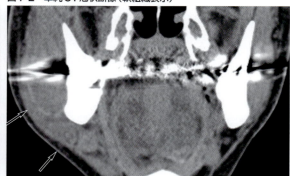

図1-F STIR像

図1-G T1強調像

図1-H T2強調像

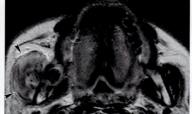
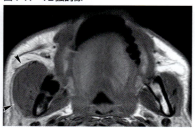

画像の読影

パノラマX線写真では，下顎右側第3大臼歯の歯冠周囲に，境界明瞭なX線透過像を認める（図1-A；→）．

単純CTでは，下顎角部を中心に軟組織の腫大を認め（図1-B〜E；→），下顎管の拡大および硬化を認める．表層脂肪はCT値の上昇がみられる．

MRIでは，右側下顎枝において下顎骨骨髄は，STIR像にて高信号（図1-F；▶），T1強調像にて低信号（図1-G；▶），T2強調像にて内部不均一な高信号（図1-H；▶）を呈している．同部頬側軟組織は，STIR像（図1-F）にて，びまん性の高信号を呈している．炎症は咬筋にまで波及している．

蜂窩織炎の一般的知識と画像所見

顎骨周囲には，比較的結合の緩い疎性結合組織で構成される組織間隙が存在する．したがって，顎骨からの炎症の拡大は組織間隙に向かって波及し，膿瘍あるいは蜂窩織炎（化膿性炎が組織隙内に早くびまん性に広がった状態であり，症状が強く重篤である）を引き起こす．

CTでは，筋肉の腫大や脂肪組織のCT値の上昇と，それに伴う筋肉間などの脂肪層の偏位や消失が特徴的である[1)2)]．

本例では，CTにて表層脂肪のCT値上昇および咬筋の腫大がみられることより，顎骨からの炎症の波及が考えられる．

[診断のポイント][3)]

1）原因歯のX線所見の異常は乏しいことが多い．
2）X線CTにて，病巣周囲のCT値の上昇と脂肪層の消失がみられる．
3）MRIにて，病巣周囲の浮腫と脂肪層の消失がみられる．
4）顎骨の破壊はみられないことが多い．

鑑別診断のポイント

画像にて筋肉の腫大，脂肪組織のCT値上昇，筋肉間の脂肪層の偏位や消失がみられる[3)]．MRIでは骨髄の炎症を伴うことが多い．また，顎・歯・口腔領域における炎症拡大は，組織間隙に向かって波及する．口腔周辺の組織隙には，舌下隙，顎下隙，オトガイ下隙，翼突下顎隙，傍咽頭隙があり，これらが互いに連絡し容易に炎症が拡大する[3)]．軟組織腫脹による気道の閉塞を診断することも重要である[4)]．

参考文献

1) 内山健志：3章 炎症．顎骨発髄炎．内山健志，大関 悟，近藤壽郎・他（編）；サクシンクト口腔外科学，第2版．学建書院，p.112-119, 2009.
2) 金田 隆，倉林 亨，佐野 司（編著）；I章 顎骨・口腔の疾患 (4) 炎症／蜂窩織炎．歯科放射線診断 teaching file，第2版．砂書房，p.182-185, 2011.
3) 有地榮一郎，有地淑子：第5章 画像診断／顎骨とその周囲の炎症．岡野友宏，小林 馨，有地榮一郎（編）；歯科放射線学，第5版．医歯薬出版，p.249, 2013.
4) 金田 隆：VI. 顎骨病変，顎骨骨髄炎．多田信平（監），尾尻博也，酒井 修（編）；頭頸部のCT・MRI，第2版．メディカル・サイエンス・インターナショナル，p.335, 2012.

顎骨の先天異常・発育異常　唇顎口蓋裂
cleft lip and palate

島本博彰，村上秀明

症例 10代後半，女性．左側唇顎口蓋裂．

図1-A パノラマX線写真

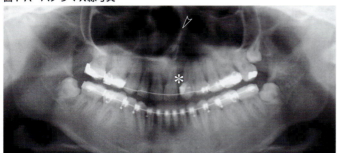

図1-B 単純CT（骨表示）

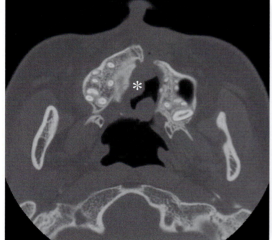

図1-C 単純CT冠状断再構成像（骨表示）

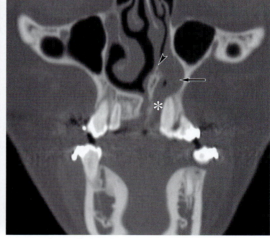

図1-D 3D CT再構成正面像

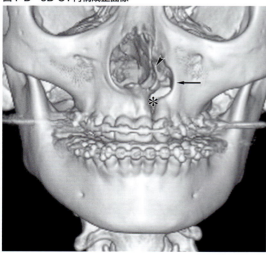

図1-E 3D CT再構成側面像

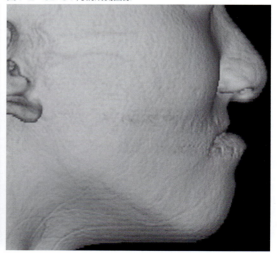

画像の読影

パノラマX線写真にて，上顎左側中切歯遠心に顎裂（図1-A；＊）を認める．上顎左側側切歯は先天欠如している．鼻中隔の左側（患側）への彎曲（図1-A；►）を認める．

単純CTでは，水平断像にて歯槽突起〜硬口蓋に至る口蓋裂（図1-B；＊）を認める．冠状断再構成像では歯槽突起〜鼻腔に至る顎裂（図1-C；＊）を認め，鼻中隔は左側（患側）へ彎曲し（図1-C；►），下鼻道粘膜は肥厚（図1-C；→）している．

3D CT再構成正面像では，顎裂（図1-D；＊），鼻中隔の左側（患側）への彎曲（図1-D；►），梨状口の形態異常（図1-D；→）がよくわかる．また，側面像（図1-E）では上顎の劣成長がみられる．

唇顎口蓋裂の一般的知識と画像所見

唇裂と口蓋裂のいずれか，または両方が合併した状態で出生する先天異常である．唇裂，口蓋裂はほとんどの場合，顎裂が合併している．発生頻度は人種により異なり，アメリカン・インディアンや日本人に多く，黒人は少ない[1]．日本人では0.2%の発生頻度であり，唇裂20%，口蓋裂20%，唇顎口蓋裂45%である[2]．唇顎口蓋裂は男児，口蓋裂は女児に多い[2]．遺伝的要因と環境的要因が相互に影響し合うことによって発生するとされる．

治療法は口唇形成術（生後3〜6か月），口蓋形成術（生後12〜18か月），顎裂部への骨移植（8〜10歳），歯列矯正（4歳〜），言語訓練療法（生後3か月〜）など長期にわたって行われる[2]．口蓋裂では歯槽骨や硬口蓋の骨欠損だけでなく，鼻腔側壁の欠損も伴っていることが多く，患側や反対側の慢性上顎洞炎が高頻度にみられる．また，口蓋形成術を行っても咽頭腔閉鎖機能不全により会話が不明瞭となり，開鼻声を認めたり，軟口蓋の運動不全とともに耳管開口部の開閉運動が障害されるため，滲出性中耳炎を生じることも多い[2]．

画像所見 口内法X線検査，パノラマX線検査の他，CTによる術前術後の診断評価が行われる．パノラマX線写真では，萌出歯や埋伏歯の状態，先天欠如歯，奇形歯，偏位歯，過剰歯の有無，梨状口の形態や鼻中隔の患側への彎曲（片側の場合），顎裂部の上下的高さについて評価する．CTでは，パノラマX線写真ではわからない詳細な骨欠損部の情報が得られる．また，3D CT再構成像により中顔面の形成程度の評価も行える．その他，歯列矯正のために頭部X線規格写真，構音障害を客観的に評価するために構音時頭部X線規格写真，X線造影検査，内視鏡検査が用いられる．

参考文献

1) Larheim TA, Westesson PL: Facial growth disturbances. *In* Maxillofacial imaging. Springer-Verlag, Berlin, p.227-265, 2006.
2) 和田 健：顔面・口腔の異常．松矢篤三，白砂兼光（編），宮崎 正（監）；口腔外科学，第2版．医歯薬出版，p.43-62, 2000.

顎変形症

顎骨の先天異常・発育異常

jaw deformity

堀之内康文，佐々木匡理

症例 20代，男性．顔貌の非対称，不正咬合の改善を希望して受診した．

図1-A　初診時正貌写真
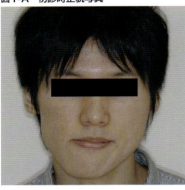

図1-B　術前側貌写真
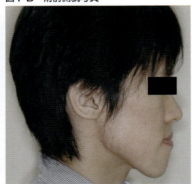

図1-C　術前口腔内写真
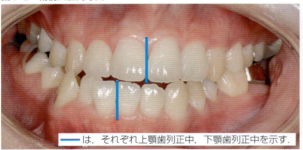

　— は，それぞれ上顎歯列正中，下顎歯列正中を示す．

図1-D　パノラマX線写真（術前）
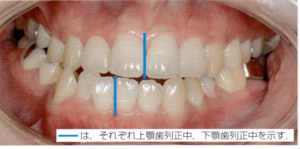

図1-G　3D CT再構成像（術前）
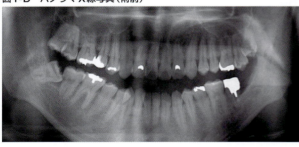

図1-E　頭部X線規格写真（正面撮影）
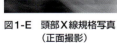
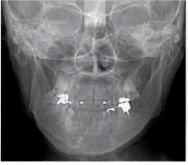

図1-F　頭部X線規格写真（側方撮影）
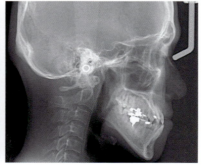

図1-H 術後正貌写真　　図1-I 術後側貌写真

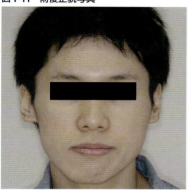
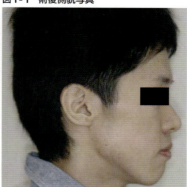

図1-J 術後口腔内写真

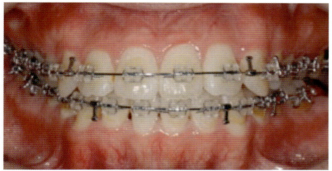

図1-K パノラマX線写真（術後）

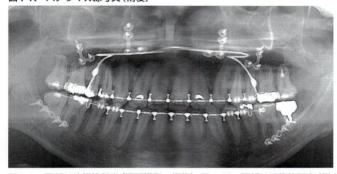

図1-L 頭部X線規格写真（正面撮影，術後）　　図1-M 頭部X線規格写真（側方撮影，術後）

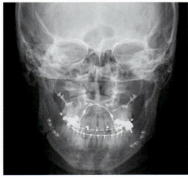
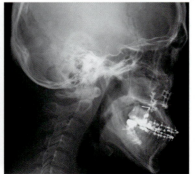

画像の読影

初診時正貌（図1-A）でオトガイが右側に偏位して顔面は左右非対称であり，側貌（図1-B）で下唇がやや前方に位置して下顎前突を呈していた．咬合は下顎前歯が上顎前歯よりもわずかに前方に位置し（＝反対咬合），上顎の歯列正中と下顎の歯列正中は一致しておらず，下顎正中が右側へ7mm偏位していた（図1-C）．パノラマX線写真（図1-D）で，上顎咬合平面の左下がりの傾斜，下顎枝および下顎体部の形態と大きさの左右差，オトガイの右側偏位が認められた．頭部X線規格写真（セファログラム）の正面撮影（図1-E）と側方撮影（図1-F），セファロ分析（▶NOTE）を行い，骨格性偏位性下顎前突症と診断した．また，手術時の参考にする目的でCTを撮影し，併せて3D CT再構成像（図1-G）を作製して，変形の部位，程度を視覚的に把握した．

約1年半の術前矯正治療の後，外科的矯正手術を行った．上顎骨をLe Fort I骨切りして咬合平面を水平化し，下顎は両側下顎枝矢状分割術により移動させ，正中が一致し，全歯が緊密に咬合する位置でチタンプレート固定した（図1-H～M）．

顎変形症の一般的知識と画像所見

顎変形症とは，先天的あるいは後天的原因によって顎顔面骨の大きさ，形態，位置関係の不調和を生じ，顔面の形態異常と不正咬合を生じているものをいう．顔面の審美的問題や咀嚼，

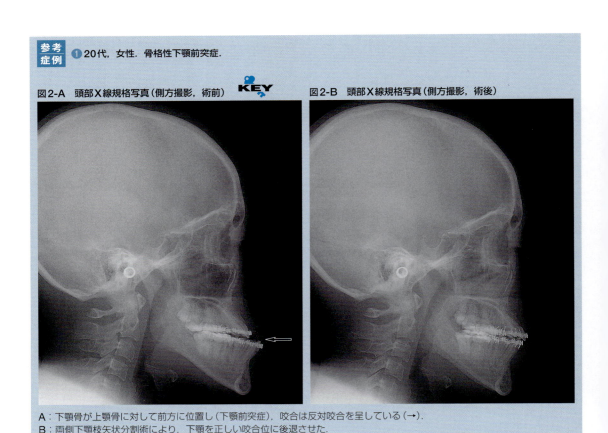

参考症例 ❶ 20代，女性．骨格性下顎前突症．

図2-A 頭部X線規格写真（側方撮影，術前）　　図2-B 頭部X線規格写真（側方撮影，術後）

A：下顎骨が上顎骨に対して前方に位置し（下顎前突症），咬合は反対咬合を呈している（→）．
B：両側下顎枝矢状分割術により，下顎を正しい咬合位に後退させた．

発音などの機能的問題を伴うことが多い．骨格的な不調和であることから，歯を移動させる矯正治療単独での改善は難しく，手術により顎骨を離断し，移動させて改善を図る．通常，矯正歯科医が術前，術後の歯科矯正治療を担当し，口腔外科医が顎骨の手術を担当する．

1) 顎変形症の診断，治療計画立案に必要な放射線学検査

① 頭部X線規格撮影（セファログラム）：後述の▶NOTE参照．
② 手根骨X線写真：生理的年齢である骨年齢を評価し，下顎骨の思春期成長発育時期の予測や治療開始時期の判定などに用いる．
③ 口内法X線検査：歯根の状態，歯根膜腔の拡大の有無，歯槽骨吸収の有無，後継永久歯の形成と萌出状況，う蝕の有無などを観察する．
④ パノラマX線検査：最も基本的な画像で，顎骨，歯，顎関節の状態，下顎管の走行，オトガイ孔の位置などを全体的に観察する．
⑤ 顎関節の単純X線検査（Schüller法）：必ずしも全例で必要であるわけではない．術前に顎関節症状のある患者では関節頭の位置，形態，関節腔の広さなどを検査し，術後と比較する．
⑥ MRI：術前，術後に関節円板の転位が疑われる場合に検査し，顎関節の評価をする．
⑦ 単純CTおよび3D CT再構成像：手術部位の骨の形態，厚さ，解剖学的構造物の位置などを確認し，正確で安全な手術を行う資料とする．3D画像作製により，変形の部位，程度を視覚的に把握できる．

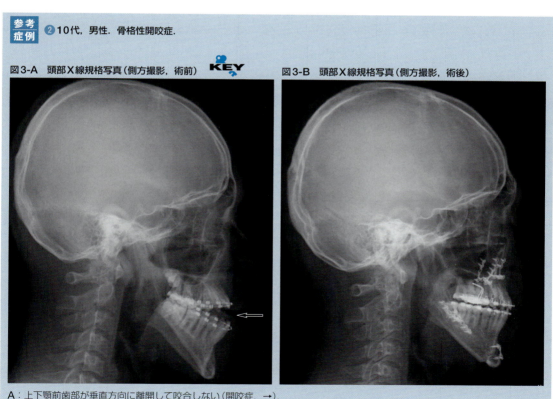

参考症例 ❷ 10代，男性．骨格性開咬症．

図3-A　頭部X線規格写真（側方撮影，術前）
図3-B　頭部X線規格写真（側方撮影，術後）

A：上下顎前歯部が垂直方向に離開して咬合しない（開咬症，→）．
B：上顎骨に対してLe-Fort I骨切り術を，下顎に対して両側下顎枝矢状分割術を行い，前歯部を咬合させた．

NOTE

頭部X線規格写真（セファログラム，セファロ分析）

顔面頭蓋部を一定の規格に基づき撮影した単純X線写真であり，顔面頭蓋の成長発育や形態異常の把握，変形の種類（骨格性か歯性か）や変形の程度の診断，評価などに広く用いられている．通常1.1倍の拡大像である．
セファロ分析とはセファログラムをトレースし，定められた計測点（図4[1)]計測点）をプロットして結び，それらの平面（図5[2)]側方撮影の基準平面，図6[2)]正面撮影の基準線．実際には線であるが基準平面と呼ぶ）がなす角度を計測するものである．その結果をポリゴン表と呼ばれるグラフに表し，平均値と比較する．各計測項目が統計学的に±1 S.D.を超える場合を異常として，顔面の変形，咬合の異常の主体がどこにあるか，どの程度の異常であるかを診断する．セファログラム，セファロ分析は，顎変形症の診断と治療に当たり必須である．

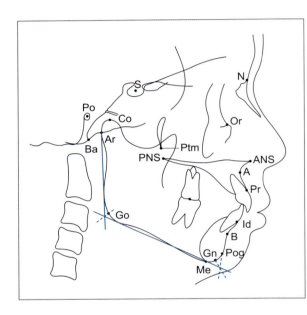

図4　側方セファログラム上の主な計測点
①N (nasion)：前頭鼻骨縫合部の最前点
②S (sella turcica)：トルコ鞍の壺状陰影中心点
③Or (orbitale)：眼窩骨縁の最下点
④Po (porion)：骨性外耳道の最上縁点
⑤ANS (anterior nasal spine)：前鼻棘の尖端
⑥PNS (posterior nasal spine)：後鼻棘の尖端
⑦A (point A)：上顎中切歯間歯槽突起最先端点とANSとの間の正中矢状面における最深点
⑧B (point B)：下顎中切歯間歯槽突起最先端点とPogとの間の正中矢状面における最深点
⑨Pog (pogonion)：オトガイ隆起の最前方点
⑩Gn (gnathion)：N-Pogを結んだ線（顔面平面）とMeを通る下顎下縁の切線（下顎下縁平面）とのなす角の二等分線とオトガイ隆起骨縁と交わる点
⑪Me (menton)：オトガイの正中断層像の最下点
⑫Ar (articulare)：下顎枝後縁と頭蓋底の正中断層像との交点
⑬Go (gonion)：Arを通る下顎枝後縁の接線（下顎枝後縁平面）とMeを通る下顎下縁の接線（下顎下縁平面）とのなす角の二等分線と下顎骨縁と交わる点
⑭Ptm (pterygomaxillary fissure)：翼口蓋窩の透過像の最下点
⑮Ba (basion)：大後頭孔の前下縁点
⑯Cd (Condylion)：顆頭の最上縁点
⑰Pr (Prosthion)：上顎歯槽突起の最前方点
⑱Id (Infradentale)：下顎歯槽突起の最上前方点
（文献1）より改変して転載）

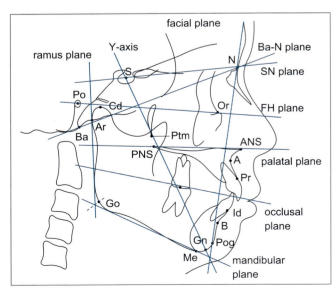

図5　側方セファログラム上の基準平面
①FH plane（フランクフルト平面）：OrとPoを結んだ線
②SN plane（SN平面）：SとNを結んだ線
③facial plane（顔面平面）：NとPogを結んだ線
④mandibular plane（下顎下縁平面）：Meを通る下顎下縁の接線
⑤occlusal plane（咬合平面）：上下顎中切歯切縁の中点と上下第1大臼歯の咬頭嵌合の中央点を結んだ線
⑥ramus plane（下顎枝後縁平面）：Arを通る下顎枝後縁の接線
⑦palatal plane（口蓋平面）：ANSとPNSを結んだ線
⑧Ba-N plane（basion-nasion平面）：BとNを結んだ線
⑨Y-axis（Y軸）：SとGnを結んだ線
（文献1）より改変して転載）

2）顎変形症の診断

顎変形症の診断は顔貌と口腔内の視診により下すことが可能であるが，正確には頭部X線規格写真（セファログラム）の分析（セファロ分析）により行う（▶NOTE）．正面セファログラム（図1-E参照）で顔面骨格と軟組織正貌の左右対称性や咬合平面の傾斜の有無などを，また側面セファログラム（図1-F参照）で前後的，垂直的な異常を診断する．

代表的な診断名には，上顎前突症，上顎後退症，下顎前突症（図2），下顎後退症，下顎偏位症，開咬症（図3）などがある．

3）顎変形症の手術

顎変形症治療の主な術式には，
① 上顎骨の手術：Le-Fort I 骨切り術，上顎前歯部歯槽骨切り術など，
② 下顎骨の手術：下顎枝矢状分割術，下顎枝垂直骨切り術，下顎前歯部歯槽骨切り術など，
がある．

変形の部位，程度に応じて，上顎骨単独手術，下顎骨単独手術，上下顎骨同時手術を行う．

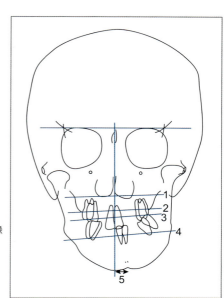

図6　正面セファログラム上の基準線
1：左右の頬隆起上の点で，上顎骨の粗面と頬骨突起の交点を結ぶ直線
2：左右の上顎第1大臼歯外側歯頸部の外形線とその歯の歯槽突起歯槽縁とが接する点を結ぶ直線
3：左右の最外側部にある上下顎大臼歯の交点の外側部を結ぶ直線
4：左右のantegonionを結ぶ直線
5：オトガイの最下点と垂直基準線との距離
（文献2）より転載）

参考文献

1) 小豆嶋正典：第5章 15.画像診断 歯と顎の成長とその障害．3)頭部X線規格撮影法による計測．岡野友宏，小林　馨，有地榮一郎（編）；歯科放射線学，第5版．医歯薬出版，p.373-376, 2013.
2) 森田修一，花田晃治：第3章 顎顔面・菅井の形態分析．1.頭部X線規格写真分析．高橋庄二郎，黒田敬之，飯塚忠彦（編）；顎変形症治療アトラス．医歯薬出版，p.35-39, 2001.

顎骨の嚢胞および偽嚢胞　歯根嚢胞，歯根膿瘍，歯根肉芽腫
radicular cyst, root abscess, periapical granuloma

金田　隆，伊東浩太郎，飯塚紀仁

症例1　40代，男性．某歯科医院でのパノラマX線検査にて下顎左側臼歯部のX線透過像を指摘され来院．歯根嚢胞．

図1-A　パノラマX線写真

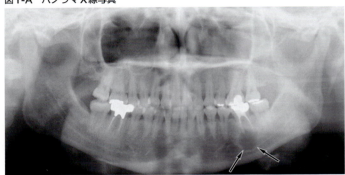

図1-B　口内法X線写真

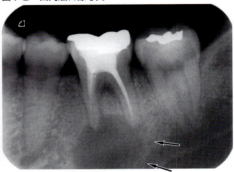

図1-C　単純CT（骨表示）

図1-D　単純CT矢状断像（骨表示）

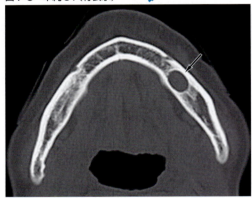

図1-E　T2強調像

図1-F　T1強調像

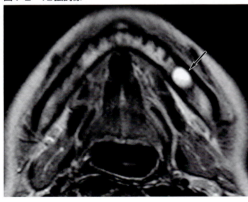
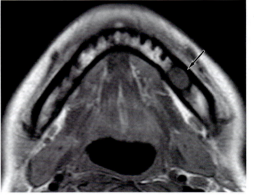

画像の読影

【症例1：歯根嚢胞】　パノラマX線写真（図1-A），口内法X線写真（図1-B）では，下顎左側第1大臼歯の歯髄の失活がみられ，同歯根尖と連続する境界明瞭，類円形のX線透過像がみられ

症例2 50代，男性．上顎前歯部の咬合痛を主訴に来院．歯根肉芽腫．

図2-A　パノラマX線写真
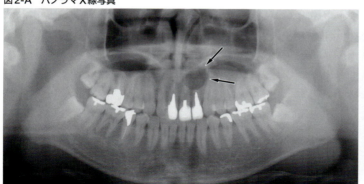

図2-B　口内法X線写真
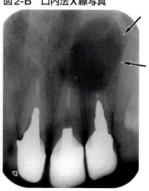

図2-C　単純CT（骨表示）
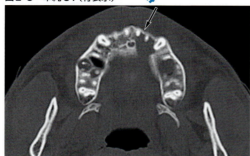

図2-D　単純CT（軟組織表示）
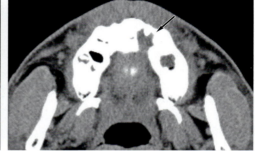

図2-E　単純CT冠状断像（骨表示）
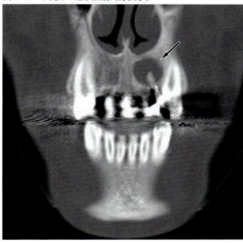

図2-F　単純CT冠状断像（軟組織表示）
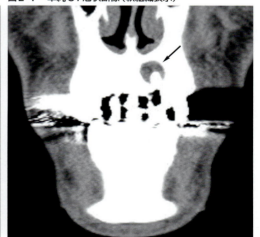

る（図1-B；→）．単純CT（図1-C，D）においても，歯根と連続した境界明瞭な類円形の低吸収域がみられる．顎骨の膨隆はみられない．MRI，T1強調像にて低〜中信号（図1-F；→），T2強調像にて高信号域（図1-E；→）がみられる．

【症例2：歯根肉芽種】　パノラマX線写真，口内法X線写真にて，歯根と連続する類円形のやや境界不明瞭なX線透過像がみられる（図2-A，B；→）．単純CTにおいても，歯根と連続する類円形のやや境界不明瞭な低吸収域がみられる（図2-C〜F；→）．

歯根嚢胞，歯根膿瘍，歯根肉芽腫の一般的知識と画像所見

　歯根膿瘍，歯根肉芽種，歯根嚢胞は根尖性歯周炎の慢性変化であり，これらはまとめて慢性根尖性歯周炎と呼ばれることもある．

　歯根嚢胞は，歯根膜に存在するMalassezの上皮遺残から発生する嚢胞であり，顎骨内に発生する嚢胞の中で最も発生頻度の高い嚢胞である[1]（図3）．

　根尖性歯周炎は，歯髄の化膿性炎症や歯髄除去後の感染に起因し，歯根膜腔の拡大がみられる．歯根膜腔の厚みが0.5mm以上で拡大と判断する．骨吸収領域の形態が類円形で，長径が8mm以内なら歯根肉芽種，8mm以上なら歯根嚢胞を疑う．また，歯根肉芽種の場合は歯根嚢胞と比較し，やや境界不明瞭である．骨の消失領域がはっきりしない場合は歯根膿瘍を考える．

　これらの病態では，病変周囲に骨硬化性変化を示すことが多い．骨硬化性変化は，口内法X線写真にて病変周囲のX線不透過性変化，CTにて高吸収域としてみられる．

鑑別診断のポイント

　鑑別に注意する疾患として，初期のセメント質骨性異形成症が挙げられる．

[セメント質骨性異形成症]　本症は，中期以降になると内部に石灰化物がみられるため鑑別が可能になるが，初期の段階では歯根膜腔に近接した類円形の骨消失領域としてみられるため，歯根嚢胞との鑑別が困難である．

　鑑別のポイントとして，女性に多いことや歯髄感染がなくても病変が発生すること，病変の多発（開花型セメント質骨性異形成症）がみられることなどが挙げられる．

表　歯根嚢胞の特徴

- 炎症性嚢胞に分類され，歯髄死後に続発する歯根膜の上皮遺残から発生する嚢胞
- 最も発生頻度の高い顎骨嚢胞
- 嚢胞内部にコレステリン結晶を含む
- 好発部位：上顎前歯部，下顎大臼歯部
- 好発年齢：30～40代
- 症状：一般的に無症状
- 大きさ：5～15mm程度
- 処置：歯根端切除術を併用した嚢胞摘出術
- 口内法，パノラマX線所見：根尖と連続する境界明瞭，類円形のX線透過像
- CT所見：根尖と連続する境界明瞭，類円形の低吸収域
- MR所見：根尖と連続する境界明瞭なT1強調像にて低信号，T2強調像にて高信号域
- 鑑別：根尖性歯周炎，骨性異形成症

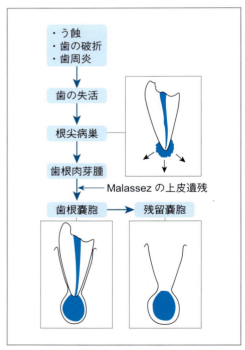

図3　歯根嚢胞・残留嚢胞の成立

参考文献

1) Ludlow JB, Mol A: Radiographic interpretation/cyst and cystlike lesions of the jaws. *In* White SC, Pharoah MJ (eds); Oral radiology: principles and interpretation, 6th ed. Elsevier, St. Louis, p.343-346, 2014.

顎骨の嚢胞および偽嚢胞　残留嚢胞
residual cyst

金田 隆，川島雄介

症例 50代，男性．某歯科医院でのパノラマX線検査にて，下顎右側小臼部のX線透過像を指摘され来院．

図1-A　パノラマX線写真

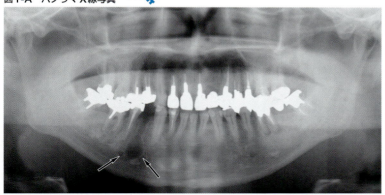

図1-B　単純CT

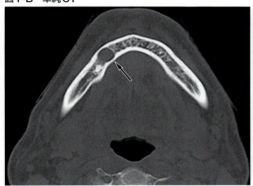

図1-C　単純CT矢状断像

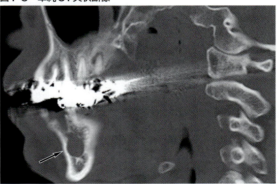

画像の読影

パノラマX線写真では，下顎右側第1小臼歯は欠損し，抜歯窩を認める．同部に連続して境界明瞭な単房性のX線透過像を認める（図1-A；→）．病変周囲に骨硬化像を認める．

単純CTでは，境界明瞭な直径1cm程度の低吸収域を認める（図1-B；→）．矢状断像では，抜歯窩と連続する境界明瞭な低吸収域を認める（図1-C；→）．

残留嚢胞の一般的知識と画像所見

残留嚢胞は炎症性嚢胞に分類される[1)2)]．歯髄死（歯の失活）に続発して，歯根膜の上皮遺残（Malassezの上皮遺残）から歯根嚢胞が発生する．残留嚢胞は，これと同じ嚢胞に分類される．抜歯時に歯だけを抜歯し，根尖の嚢胞を残存させ，その後に嚢胞が増大したものを残留嚢胞という[1)2)]（前項「歯根嚢胞，歯根膿瘍，歯根肉芽腫」p.104，図3参照）．

皮質骨の吸収を伴うこともあるが，膨隆は稀である．治療法は嚢胞摘出である．

参考文献
1) 金田　隆：4章 下顎骨．酒井　修，金田　隆（編）；顎・口腔のCT・MRI．メディカル・サイエンス・インターナショナル，p.116, 2016.
2) 奥村泰彦，小澤智宜：第1章 顎骨・口腔の疾患．金田　隆，久山佳代（編著）；Case Based Review 画像診断に強くなる 顎口腔領域の疾患 読影ポイントから病理診断，治療方針まで．永末書店，p.44-45, 2017.

I. 歯，顎骨

顎骨の嚢胞および偽嚢胞　含歯性嚢胞
dentigerous cyst

金田　隆, 伊東浩太郎, 飯塚紀仁

症例 30代，男性．右側頰部の違和感を主訴に来院した．

図1-A　パノラマX線写真

図1-B　口内法X線写真

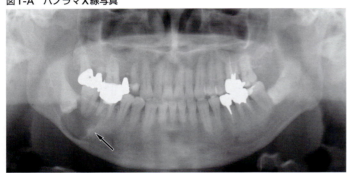
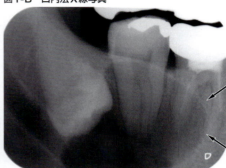

図1-C　単純CT

図1-D　単純CT冠状断像

図1-E　単純CT矢状断像

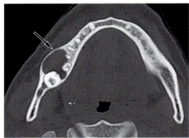
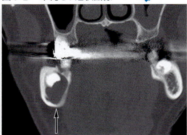
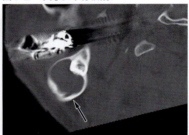

図1-F　T1強調像

図1-G　T2強調像

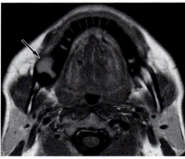
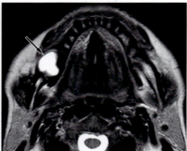

図1-H　T1強調冠状断像

図1-I　T2強調冠状断像

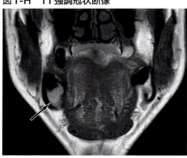
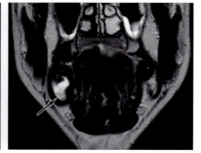

画像の読影

　パノラマX線写真および口内法X線写真で，下顎右側水平埋伏智歯の歯冠を含む境界明瞭な単房性のX線透過像がみられる（図1-A, B；→）．下顎右側第1・第2大臼歯歯根の吸収はみられない．また，病変は下顎管を下方へ圧排している．

　単純CTにて，埋伏歯歯冠を含む境界明瞭，類円形の単房性の内部均一な低吸収域がみられる（図1-C～E；→）．頰側皮質骨のやや膨隆もみられる．

　MRIのT1強調像にて低～中信号域（図1-F, H；→），T2強調像にて高信号域（図1-G, I；→）がみられる．

含歯性囊胞の一般的知識と画像所見

　含歯性囊胞は，歯冠の形成終了後，歯冠部に存在するエナメル器の退縮エナメル上皮に囊胞化が生じて発生する病変である．未萌出歯あるいは埋伏歯の歯頸部に付着連続し，歯冠部を取り囲むように形成される．囊胞腔は上皮裏装を有し，成因は発育性の歯原性囊胞である．

　下顎埋伏智歯が好発部位であり，成人男性に多いとされる．一般的に無症状で経過し，X線検査によって発見されることが多い[1]．

　画像所見　X線写真では，埋伏歯の歯冠を取り囲む，単房性の境界明瞭な類円形のX線透過像としてみられる．頰舌的な皮質骨の膨隆は，ほとんどみられない．しかしながら，経過が長く，顎骨内を広範囲に吸収している場合は，膨隆がみられる．

　また，下顎管と近接することが多いが，下顎管を圧排しても下歯槽神経を侵襲することはなく，知覚低下や麻痺などの症状が出ることはない．CTにて内部均一な低吸収域としてみられ，MRIのT1強調像にて低信号，T2強調像にて高信号域を呈する．

鑑別診断のポイント

　好発部位から，歯原性角化囊胞とエナメル上皮腫が鑑別に挙げられることが多い．

［歯原性角化囊胞］　CTやMRIにて内部不均一な部分がみられることが，内部均一な含歯性囊胞との鑑別ポイントとなる．

［エナメル上皮腫］　顎骨の著明な膨隆がみられることが多く，MRIにて腫瘍実質部がみられることが鑑別のポイントとなる．

表　含歯性囊胞の特徴

- 歯冠の形成終了後，歯冠部に存在する歯原性上皮に囊胞化が生じて発生する
- エナメル器の退縮エナメル上皮に由来
- 好発部位：下顎智歯
- 好発年齢：10～30代
- 大きさ：歯冠腔の3mm以上の拡大
- 処置：摘出，開窓
- 口内法，パノラマX線所見：埋伏歯歯冠と連続する単房性のX線透過像
- CT所見：埋伏歯歯冠と連続する境界明瞭，類円形の低吸収域
- MR所見：埋伏歯歯冠と連続する境界明瞭なT1強調像にて低信号，T2強調像にて高信号域
- 鑑別：歯原性角化囊胞，エナメル上皮腫

参考文献

1) Koenig LJ: Cysts, odontogenic/mandible and maxilla. *In* Koenig LJ (eds); Diagnostic imaging: oral and maxillofacial, 1st ed. Amirsys, Salt Lake City, p.50-53, 2012.

顎骨の囊胞および偽囊胞　歯原性角化囊胞

odontogenic keratocyst（旧 角化囊胞性歯原性腫瘍）

箕輪和行，竹内明子

症例 10代後半，男性．下顎右側大臼歯部歯肉の疼痛を自覚し，受診．パノラマX線写真にて，下顎右側大臼歯部から下顎枝にかけて透過性病変を認めた．

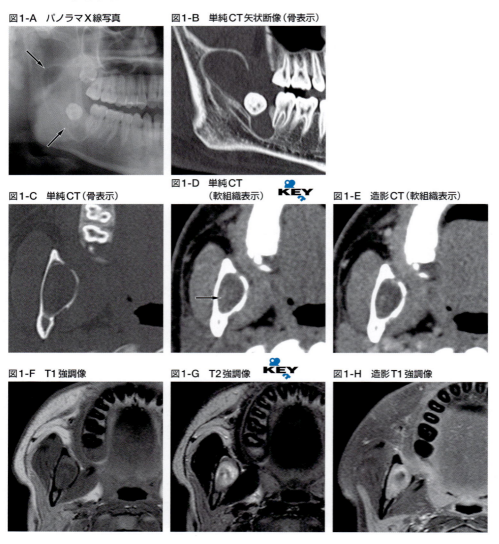

図1-A　パノラマX線写真
図1-B　単純CT矢状断像（骨表示）
図1-C　単純CT（骨表示）
図1-D　単純CT（軟組織表示）
図1-E　造影CT（軟組織表示）
図1-F　T1強調像
図1-G　T2強調像
図1-H　造影T1強調像

参考文献

1) 柴原孝彦，森田章介，杉原一正・他：2005年新WHO国際分類による歯原性腫瘍の発生状況に関する疫学的研究．日口腔腫瘍会誌 20: 245-254, 2008.
2) Barnes L, Eveson J, Reichart P, et al (eds); World Health Organization classification of tumors: Pathology and genetics of head and neck tumours. IARC Press, Lyon, 2005. (https://www.iarc.fr/en/publications/pdfs-online/pat-gen/bb9/BB9.pdf)
3) Wright JM, Vered M: Update from the 4th Edition of the World Health Organization Classification of Head and Neck Tumours: Odontogenic and Maxillofacial Bone Tumors. Head and Neck Pathol 11: 68-77, 2017.
4) 武田泰典，高田　隆：WHOによる歯原性腫瘍の新たな組織分類とそれに関連する上皮性囊胞について．日口腔外会誌 52: 54-61, 2006.
5) 野池淳一，柴田哲伸，植松美由紀・他：角化囊胞性歯原性腫瘍の臨床的検討．日口腔腫瘍会誌 24: 147-154, 2012.
6) 友松伸允，鵜澤成一，道　泰之・他：角化囊胞性歯原性腫瘍の臨床的検討．日口腔外会誌 54: 323-333, 2008.
7) Chapter 15 Odontogenic cysts and tumors. In Neville BW, Damm DD, Allen CM, et al: Oral and maxillofacial pathology, 4th ed. Elsevier, St. Louis, p.636-639, 2015.
8) Macdonald-Jankowski DS, Li TK: Keratocystic odontogenic tumour in a Hong Kong community: the clinical and radiological features. Dentomaxillofac Radiol 39: 167-175, 2010.

画像の読影

　パノラマX線写真にて，下顎右側第2大臼歯遠心〜下顎枝部にかけて境界明瞭なX線透過像が認められる（図1-A；→）．病変内に埋伏した下顎右側第3大臼歯も認める．
　CT（図1-B〜E）では，下顎右側第3大臼歯部〜下顎枝部にかけて骨膨隆性変化を伴う低吸収病変が認められ，軟組織表示では病変内部に点状の高吸収域が散在している（図1-D；→）．造影CT（図1-E）では病変周囲にやや厚い線状の造影効果を認めるが，内部に結節状の造影効果はみられない．
　MRIでは，T1強調像（図1-F）で病変周囲がやや高信号，内部が低信号，T2強調像（図1-G）では周囲が低信号で内部が不均一な軽度高信号を示す．T1強調像で高信号，T2強調像で低信号を示した病変周囲が造影T1強調像（図1-H）では厚く，均一に造影されている．

歯原性角化嚢胞の一般的知識と画像所見

　歯原性上皮に由来する単房性または多房性の歯原性嚢胞で，わが国ではエナメル上皮腫に次いで高い頻度で発生する[1]．以前は，他の嚢胞ではみられない増殖能，周囲組織への侵襲性や再発傾向を示すことから，2005年のWHO組織分類において角化嚢胞性歯原性腫瘍の名称で，良性腫瘍へと変更された[2]．しかしながら最新の2017年WHO分類では，再び嚢胞に分類された[3]．多発する場合には，基底細胞母斑症候群との関連を考慮する必要がある．臨床的には無痛性に増大する．腫瘍の増大により顎骨の膨隆を呈する．組織学的には，錯角化した扁平上皮に裏装された嚢胞状である．新分類においても正角化を示す嚢胞性腫瘍は以前から同様に腫瘍には分類されない[2〜4]．嚢胞腔内には"おから状"の角化物を含む粘稠な内容液を有する．嚢胞壁に副腔である娘嚢胞がみられることがあり，娘嚢胞が存在する場合は再発傾向が強い[5]．治療方法にもよるが，治療後数年経過して再発することもあり[5,6]，少なくとも5年以上の経過観察が必要である[5]．様々な年代でみられるが，約60％が10〜40代である[7]．好発部位は下顎臼歯部，下顎枝部であり，約50％を占める[7]．

画像所見 単房性のX線透過像を呈するものや，エナメル上皮腫に類似した多房性のX線透過像を呈するもの，内部の角化が強いものから弱いものまで様々である．典型像では，境界明瞭なX線透過像の周囲に骨硬化縁がみられ，多房性の形態を呈する．病変の辺縁は平滑で，病変の増大とともに病変と接する歯の離開を伴い，歯根吸収が認められる．わが国では，根吸収の頻度は12.7％との報告がある[5]が，歯間離開や歯根吸収は中高年で多くみられるとの報告もある[8]．MRIでは病変内部の角化物の存在量により，T1強調像で低〜高信号，T2強調像で等〜高信号の多様な信号強度を示し，内部の信号強度は不均一になることが多く，造影後，病変周囲のみが均一に造影される．病変内部に角化物が少ない場合は，T1強調像で低信号，T2強調像で著明かつ均一な高信号となり，造影後，周囲のみが薄く増強されるため，他の嚢胞との鑑別が困難となる．

鑑別診断のポイント

　類似する病変の中で高頻度にみられるものは歯根嚢胞や含歯性嚢胞であり，単純X線写真では鑑別が困難な場合が多い．病変内部の角化が強い場合は，CTにて高吸収域を示す角化物の存在がみられ，歯根嚢胞や含歯性嚢胞との鑑別が可能である．MRIでは角化物により内容液の信号強度が不均一になり，鑑別可能となる．しかしながら，感染の影響がある場合は，MRIによる内容液での鑑別は困難となる．
　エナメル上皮腫との鑑別については，別項（「エナメル上皮腫」p.124-125）も参照されたい．

顎骨の囊胞および偽囊胞　側方性歯周囊胞
lateral periodontal cyst

金田　隆，伊東浩太郎，飯塚紀仁

症例　30代，男性．近隣歯科医院にて偶然発見，指摘され，紹介来院．

図1-A　パノラマX線写真

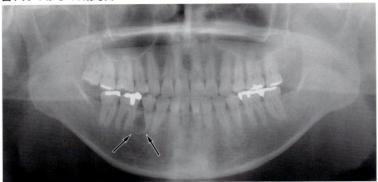

図1-B　単純CT

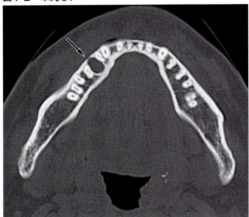

図1-C　単純CT冠状断像

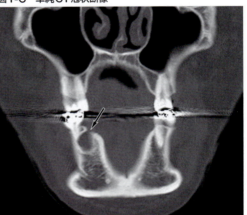

図1-D　単純CT矢状断像

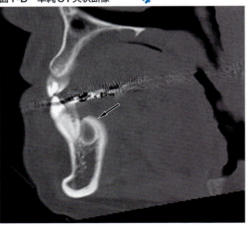

画像の読影

パノラマX線写真にて，下顎右側第2小臼歯歯根遠心側面に接した境界明瞭な単房性のX線透過像がみられる（図1-A；→）．

単純CTにて，遠心歯根側面に接した境界明瞭な類円形の低吸収域がみられる（図1-B〜D；→）．顎骨の膨隆はみられない．

側方性歯周嚢胞の一般的知識と画像所見

歯周嚢胞には，辺縁性歯周炎や歯冠周囲炎に伴い生じる炎症性の歯周嚢胞や，萌出した生活歯の歯根側面に発生し，歯根膜中の歯原性上皮の遺残に由来する，発育性の側方性歯周嚢胞がある．側方性歯周嚢胞は比較的稀であり，隣接歯の歯軸傾斜を来すこともある．

好発部位は下顎小臼歯，下顎犬歯，下顎智歯である[1]．智歯遠心側にできた側方性歯周嚢胞をHofrath（ホフラート）嚢胞という．病理組織像は歯根嚢胞と近似しており，非角化重層扁平上皮層，肉芽組織層，線維性結合組織層の3層構造となっている．

画像所見 歯根側面や歯周ポケットに接した境界明瞭な単房性，類円形のX線透過像としてみられる．

鑑別診断のポイント

歯根嚢胞や含歯性嚢胞が鑑別に挙がる．歯周ポケットと連続しているかどうかが鑑別のポイントとなる．また，生活歯にできるのも，歯根嚢胞との鑑別のポイントである．

表　側方性歯周嚢胞の特徴

- 炎症性あるいは発育性の歯原性嚢胞
- 炎症性：辺縁性歯周炎や歯冠周囲炎に伴い生じるもの
- 発育性：側方性歯周嚢胞
- 好発部位：下顎小臼歯，下顎犬歯，下顎智歯
- 好発年齢：30〜40代
- 処置：摘出
- 口内法，パノラマX線所見：歯根側面や歯周ポケットに接した境界明瞭な単房性，類円形のX線透過像
- CT所見：歯周ポケットに接した境界明瞭，類円形の低吸収域
- MR所見：歯周ポケットに接した境界明瞭なT1強調像にて低信号，T2強調像にて高信号域
- 鑑別：歯根嚢胞，含歯性嚢胞

参考文献

1) Koenig LJ: Cysts, odontogenic/mandible and maxilla. *In* Koenig LJ (eds); Diagnostic imaging: oral and maxillofacial, 1st ed. Amirsys, Salt Lake City, p.54-55, 2012.

顎骨の嚢胞および偽嚢胞　石灰化歯原性嚢胞
calcifying odontogenic cyst（旧 石灰化嚢胞性歯原性腫瘍）

箕輪和行，竹内明子

症例 60代，男性．下咽頭癌の精査のため耳鼻科にて行ったCTおよびMRI検査にて，右下顎骨内に病変を認め，歯科受診となった．

図1-A　パノラマX線写真

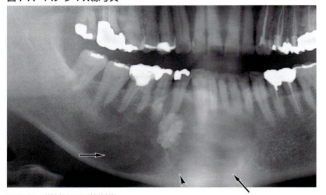

図1-B　単純CT冠状断像（骨表示）

図1-C　単純CT（骨表示）

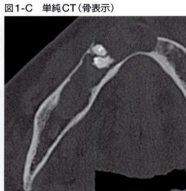

図1-D　単純CT（軟組織表示）

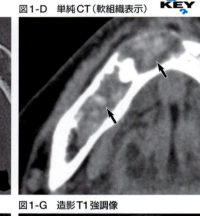

図1-E　T1強調像

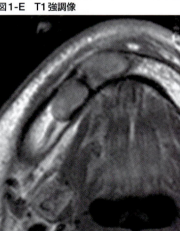

図1-F　T2強調像

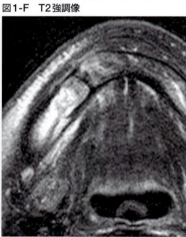

図1-G　造影T1強調像

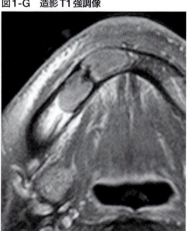

画像の読影

パノラマX線写真にて，下顎左側前歯部〜下顎右側大臼歯部にかけて境界明瞭な多房性の透過像を認める（図1-A；→）．病変内部の下顎右側第1小臼歯根尖部に，塊状の石灰化物が認められる（図1-A；▸）．下顎右側犬歯と第1小臼歯間に歯根離開がみられる．

単純CT骨表示（図1-B，C）で下顎右側に多房性の低吸収病変がみられ，頰舌的な骨膨隆性変化を伴う．骨膨隆は前歯部唇側において著明で，一部骨欠損を認める．病変内部に歯牙様の高吸収域が伴って認められる．軟組織表示では，病変内部に不均一な高吸収域（図1-D；→）がみられる．

MRIでは，病変はT1強調像（図1-E）で等信号，T2強調像（図1-F）で不均一な低〜高信号を示し，造影T1強調像（図1-G）では辺縁のみが軽度造影され，内部に結節状の造影効果はみられない．

石灰化歯原性囊胞の一般的知識と画像所見

囊胞壁の一部が角化，石灰化する稀な疾患で，1992年のWHO分類では石灰化歯原性囊胞（calcifying odontogenic cyst）と呼ばれていたが，2005年のWHO組織分類で歯原性腫瘍に分類され，2017年の改訂により再び「石灰化歯原性囊胞」として囊胞に分類された．

臨床的には，無痛性で緩慢に発育する．組織学的には，厚い囊胞壁の上皮細胞の中に核が消失した異常角化細胞（幻影細胞；ghost cell）がみられ，幻影細胞の石灰化が認められるのが特徴である．約65％が上下顎の前歯部に発生する[1]．発症年齢のピークは，10代および50代の2峰性を示す．若年者では囊胞の性質が強く，中年以降では腫瘍の性質が強い[1]．性差はほとんどない．また，歯牙腫などの歯原性腫瘍と併発することが，比較的多くみられる[2,3]．

画像所見 境界明瞭な単房性または多房性のX線透過像を呈し，辺縁部に石灰化がみられることが多い．石灰化物は不規則な形態で，大きさも様々である．約33％で病変と接する歯牙に根吸収がみられるという報告もある[4]．CT，MRIで囊胞様の造影効果を呈し，病変内部に造影効果を有する軟組織を伴うことはない．

鑑別診断のポイント

腺腫様歯原性腫瘍や石灰化上皮性歯原性腫瘍など，内部に石灰化物がみられる疾患との鑑別が必要である．これらの病変とは，内部の石灰化では鑑別困難である．腺腫様歯原性腫瘍や石灰化上皮性歯原性腫瘍は，造影CT，造影MRIで造影される軟組織を有することが，石灰化歯原性囊胞と大きく違う点であり，鑑別ポイントとなる．

参考文献

1) Chapter 15 Odontogenic cysts and tumors. *In* Neville BW, Damm DD, Allen CM, et al: Oral and maxillofacial pathology, 4th ed. Elsevier, St. Louis, p.647-649, 2015.
2) Neuman AN, Montague L, Cohen D, et al: Report of two cases of combined odontogenic tumors: ameloblastoma with odontogenic keratocyst and ameloblastic fibroma with calcifying odontogenic cyst. Head Neck Pathol 9: 417-420, 2015.
3) Chindasombatjaroen J, Poomsawat S, Klongnoi B: Calcifying cystic odontogenic tumor associated with other lesions: case report with cone-beam computed tomography findings. Oral Surg Oral Med Oral Pathol Oral Radiol Endod 113: 414-420, 2012.
4) Chindasombatjaroen J, Poomsawat S, Kakimoto N, et al: Calcifying cystic odontogenic tumor and adenomatoid odontogenic tumor: radiographic evaluation. Oral Surg Oral Med Oral Pathol Oral Radiol Endod 114: 796-803, 2012.

顎骨の囊胞および偽囊胞　鼻口蓋管囊胞
nasopalatine duct cyst

金田　隆，伊東浩太郎，飯塚紀仁

症例 50代，男性．口蓋部の腫脹を主訴に来院．

図1-A　パノラマX線写真

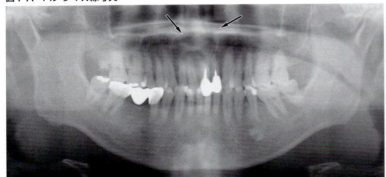

図1-B　口内法X線写真

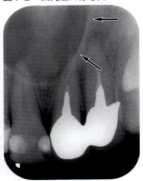

図1-C　単純CT（骨表示）

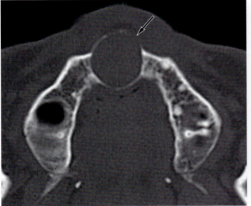

図1-D　単純CT冠状断像（骨表示）

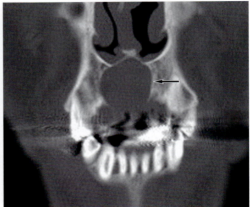

図1-E　T1強調像

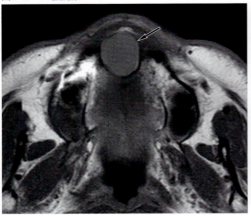

図1-F　T2強調像

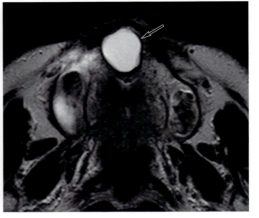

画像の読影

　パノラマX線写真，口内法X線写真で，上顎正中部に境界明瞭な類円形のX線透過像がみられる（図1-A, B；→）．

　単純CTで，上顎骨正中部において鼻口蓋管と連続する境界明瞭，類円形の内部均一な低吸収域がみられる（図1-C, D；→）．病変により皮質骨の膨隆および鼻腔底の拳上がみられる．

　MRIのT1強調像にて低〜中信号（図1-E；→），T2強調像にて高信号域がみられる（図1-F；→）．

鼻口蓋管嚢胞の一般的知識と画像所見

　鼻口蓋管嚢胞は，胎生期の鼻口蓋管の上皮遺残から発生する非歯原性嚢胞である．非歯原性顎骨嚢胞としては，最も発生頻度の高い病変である．切歯管嚢胞とも呼ばれ，特に鼻口蓋管の下端から口蓋粘膜下において発育する場合は，口蓋乳頭腫とも呼ばれる．

　一般的に無症状のことが多いが，鼻腔側にできたものは鼻腔底を拳上するため，症状を訴えることが多い．裏装上皮は口蓋側では重層扁平上皮だが，鼻腔側にできた嚢胞の場合は多列線毛上皮である．鼻口蓋管に含まれる神経や血管が，嚢胞壁や結合組織内にみられることがある[1)2)]．

画像所見　X線写真では，境界明瞭な類円形のX線透過像としてみられる．また，左右鼻腔底からの合流部に病変が発生した場合，ハート型のX線透過像としてみられることがある．

　CTにて境界明瞭な類円形の低吸収域としてみられる．嚢胞性疾患だが，上顎骨は下顎骨と比較し皮質骨が薄く，比較的大きな鼻口蓋管嚢胞は膨隆がみられることも多い．

　MRIのT1強調像にて低信号，T2強調像にて高信号域を呈する．

鑑別診断のポイント

　歯根嚢胞や歯原性角化嚢胞，エナメル上皮腫などが，鑑別に挙げられることが多い．

　鼻口蓋管と連続していることや，正中部に存在することが，鑑別のポイントとなる．特に，口内法X線検査やパノラマX線検査では，上顎中切歯の生活反応の有無が歯根嚢胞との鑑別として挙げられる．

　加齢変化により拡大した正常鼻口蓋管との鑑別も困難だが，鼻口蓋管の直径6mm以上の拡大を鼻口蓋管嚢胞と判断する．

表　鼻口蓋管嚢胞の特徴

- 胎生期における鼻口蓋管の遺残上皮に由来する上皮性の嚢胞
- 非歯原性嚢胞としては最も多く，全顎骨嚢胞の11%を占める
- 切歯管嚢胞とも呼ばれる
- 口蓋粘膜下にできたものを口蓋乳頭腫と呼ぶ
- 症状：無症状や腫脹，疼痛
- 大きさ：鼻口蓋管の6mm以上の拡大
- 処置：摘出
- 口内法，パノラマX線所見：上顎正中部の境界明瞭な類円形もしくはハート型の透過像
- CT所見：鼻口蓋管と連続した境界明瞭，類円形の低吸収域
- MR所見：鼻口蓋管と連続した境界明瞭なT1強調像にて低信号，T2強調像にて高信号域
- 鑑別：歯根嚢胞，歯原性角化嚢胞

参考文献

1) Koenig LJ: Cysts, nonodontogenic/mandible and maxilla. *In* Koenig LJ (eds)；Diagnostic imaging: oral and maxillofacial, 1st ed. Amirsys, Salt Lake City, p.66-69, 2012.
2) Ludlow JB, Mol A: Imaging/intraoral anatomy. *In* White SC, Pharoah MJ (eds)；Oral radiology: principles and interpretation, 7th ed. Elsevier, St. Louis, p.138-139, 2014.

顎骨の嚢胞および偽嚢胞 — 単純性骨嚢胞
simple bone cyst

金田 隆，村松輝晃

症例 10代，女児．近隣歯科医院にて病変を指摘され来院．特に自覚症状はないという．

図1-A　パノラマX線写真

図1-B　単純CT（骨表示）

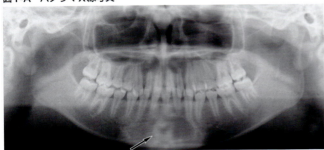
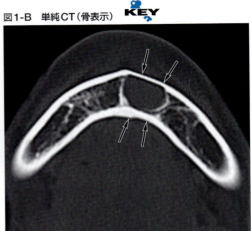

図1-C　単純CT（軟組織表示）

図1-D　T2強調像

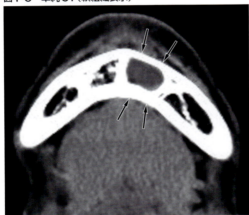
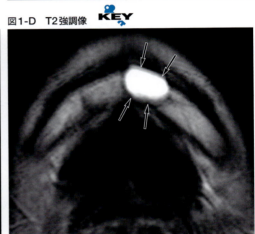

図1-E　T1強調像

図1-F　STIR像

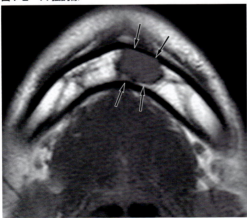
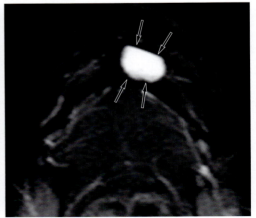

画像の読影

パノラマX線写真では，下顎骨骨体部（下顎前歯部）に境界明瞭なX線透過像を認める（図1-A；→）．

単純CTでは，下顎前歯部に境界明瞭な14.0×9.5mm程度の低吸収を呈する領域を認める（図1-B, C；→）．病変による皮質骨の膨隆や吸収，隣在歯の歯根吸収はみられない．

MRIでは，下顎前歯部に境界明瞭な，T2強調像にて高信号（図1-D；→），T1強調像にて低信号（図1-E；→），STIR像にて高信号（図1-F；→）を呈する領域を認める．

単純性骨嚢胞の一般的知識と画像所見

単純性骨嚢胞は，主に下顎体部，または下顎正中部に発生する非上皮性嚢胞で，稀な病態である．上顎での発生はほとんどない．嚢胞内腔は，上皮成分をもたない薄い線維性被膜で覆われている．嚢胞は少量の漿液性内容液を有するか，または全くないかのいずれかである．外傷により顎骨内に生じた血腫が器質化したことを発生原因とする説もある[1]．

本例では，隣在歯の根尖の吸収がみられず，膨隆がなく，下顎管との連続もないことから，エナメル上皮腫や血管腫の可能性は低い．パノラマX線写真による歯原性角化嚢胞との鑑別は困難である．

[診断のポイント][2)3)]
1) 境界明瞭な単房性のX線透過像．
2) ホタテ貝状の病巣辺縁，隣在歯は生活歯で根尖の吸収は稀である．
3) 病変は下顎管より上方に存在する．
4) パノラマX線写真にて歯原性角化嚢胞との鑑別は困難．

鑑別診断のポイント

鑑別診断として，エナメル上皮腫，歯原性角化嚢胞などが挙げられる．
これら疾患との鑑別のポイントとしては，
- 隣在歯が生活歯で根尖の吸収は稀であること，
- 骨膨隆を伴わないこと，
- 境界が比較的不明瞭であること，
- T2強調像にて著明な高信号の内容液，

などが挙げられる．

参考文献
1) 近藤壽郎：5章 嚢胞 A 顎骨嚢胞．内山健志，大関 悟，近藤壽郎・他（編）；サクシンクト口腔外科学，第2版．学建書院，p.198, 2009.
2) 金田 隆，倉林 亨，佐野 司（編）；歯科放射線診断 teaching file，第2版．砂書房，p.50-53, 2011.
3) 有地榮一郎，小林 馨，古跡考和：第5章 画像診断 7.顎骨の嚢胞・腫瘍．岡野友宏，小林 馨，有地榮一郎（編）；歯科放射線学，第5版．医歯薬出版，p.281, 2013.

動脈瘤様骨嚢胞

顎骨の嚢胞および偽嚢胞

aneurysmal bone cyst（旧 脈瘤性骨嚢胞）

島本博彰，村上秀明

症例 4歳，男児．下顎左側前歯部の腫脹を主訴に他院を受診し，精査のため本院を紹介受診．初診時，下顎左側前歯部に無痛性の腫脹，下顎左側乳犬歯から下顎右側乳側切歯にかけての歯の動揺を認めた．病変部の頰舌側歯槽骨は膨隆し，頰側骨に波動を触知，舌側骨に羊皮紙様感を認めた．（図1-C～F：彩都友紘会病院症例）

図1-A　口内法X線写真

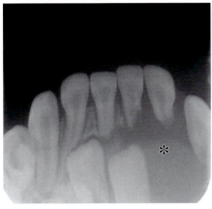

図1-B　口内法X線写真

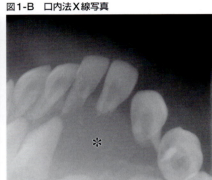

図1-C　単純CT（軟組織表示）
　　　［病変の上方（舌側への骨膨瘤あり）］

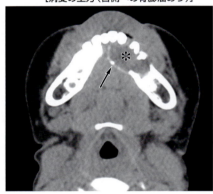

図1-D　単純CT（軟組織表示）
　　　［病変の下方（頰側への骨膨瘤あり）］

図1-E　単純CT（骨表示）

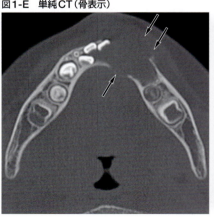

図1-F　単純CT冠状断再構成像
　　　（骨表示）

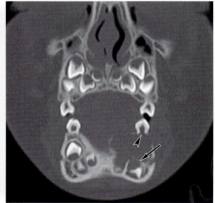

画像の読影

　口内法X線写真では，下顎左側乳臼歯部〜下顎右側乳前歯部にかけて境界明瞭なX線透過像（図1-A, B ; ＊）を認め，下顎左側第1乳臼歯〜下顎右側乳中切歯の歯根吸収を認める．

　単純CT軟組織表示にて，下顎左側第2乳臼歯部〜下顎右側乳側切歯部に至り，頬舌側への骨膨隆（図1-C, D ; →）を伴う30×18×16mmの低吸収域（図1-C, D ; ＊）を認める．骨表示にて，皮質骨の菲薄化および一部消失（図1-E ; →）を認める．また，冠状断再構成像にて病変内に隔壁構造（図1-F ; →）を認め，病変辺縁部の形状から多房性病変と考える．明らかな歯の移動は認めないものの，下顎左側第1乳臼歯の歯根吸収（図1-F ; ▶）を認める．

　摘出術が施行され，病理組織学的に動脈瘤様骨嚢胞と診断された．

動脈瘤様骨嚢胞の一般的知識と画像所見

　動脈瘤様骨嚢胞は，局所の循環障害に基づく病変で，骨内の動静脈瘤が徐々に増大したものとされるが，近年，腫瘍性の性質を示す染色体転座が報告されている．組織学的には，血液で満たされた大小多数の腔からなり，腔壁には毛細血管，線維芽細胞，破骨様細胞，反応性の幼若な線維性骨がみられる．セメント質骨形成性線維腫，線維性骨異形成症，巨細胞肉芽腫，良性骨芽細胞腫などと関連して発生することがある[1]．長管骨，脊椎に好発し，顎骨は全体の2％と稀である[1]．顎骨発生例の80％以上が30歳以下で，やや女性に多い[2]．上下顎では2：3で下顎に多く，前歯部よりも臼歯部および下顎枝に多い[3]．

　臨床症状は，急速な顎骨膨隆による無痛性の腫脹であるが，時に疼痛があり，触診で圧痛を示すことがある．穿刺により内容物を吸引した場合は，鮮紅色の血液が多量に吸引される．

　治療は外科的掻爬あるいは切除が行われるが，再発率が高く，掻爬では19〜50％，切除では11％である．

画像所見　増殖性に富む良性腫瘍と類似した特徴を示すが，多彩な所見を呈する．境界は，多くは明瞭で類円形の形状を示し，90％は単房性または多房性のX線透過像であるが，10％は透過不透過混在像あるいは不透過像を示す[2]．多房性の場合は，巨細胞肉芽腫と類似した薄い隔壁をもつ．CTでは，大きな血管腔を示す類円形の低吸収域を認める．増大すると，頬舌的骨膨隆が顕著となり，歯根吸収や歯の移動を認める．

鑑別診断のポイント

　病変内部の隔壁は巨細胞肉芽腫と類似し，その他の画像所見でも同一であるが，巨細胞肉芽腫よりも骨膨隆が顕著で，下顎臼歯部および下顎枝に生じやすい．ケルビズムとも類似するが，ケルビズムは多発性で両側性に生じる．

参考文献

1) Arora SS, Paul S, Arora S, et al: Secondary jaw aneurysmal bone cyst (JABC)--a possible misnomer? A review of literature on secondary JABCs, their pathogenesis and oncogenesis. J Oral Pathol Med 43: 647-651, 2014.
2) Kaffe I, Naor H, Calderon S, et al: Radiological and clinical features of aneurysmal bone cyst of the jaws. Dentomaxillofac Radiol 28: 167-172, 1999.
3) Struthers PJ, Shear M: Aneurysmal bone cyst of the jaws. (I). Clinicopathological features. Int J Oral Surg 13: 85-91, 1984.

顎骨の囊胞および偽囊胞　静止性骨空洞
static bone cavity

金田　隆，伊東浩太郎，飯塚紀仁

症例 50代，男性．近隣歯科医院にて偶然発見，精査のため来院．

図1-A　パノラマX線写真

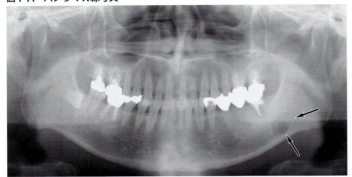

図1-B　単純CT（骨表示） 　　図1-C　単純CT（軟組織表示） 　　図1-D　単純CT冠状断像（骨表示）

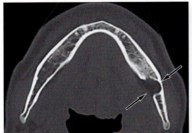 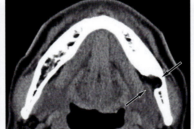 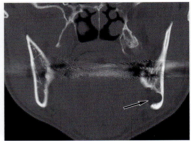

図1-E　T1強調像　　　　　　　　　　　図1-F　T2強調像

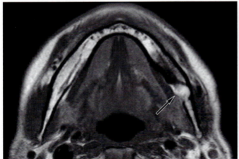 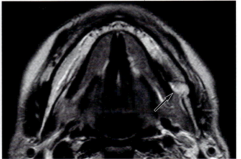

図1-G　T1強調冠状断像　　　　　　　　図1-H　T2強調冠状断像

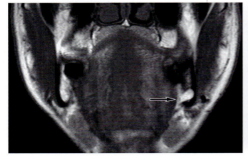 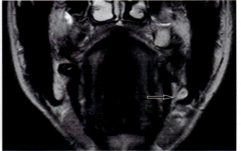

画像の読影

　パノラマX線写真にて，左側下顎下縁部，下顎管下方に下顎骨下縁皮質骨と連続する境界明瞭，類円形の単房性のX線透過像がみられる（図1-A；→）．

　単純CTにて，下顎左側舌側皮質骨の限局性の骨欠損領域がみられる（図1-B～D；→）．内部に脂肪と同程度の低吸収域がみられる．

　MRIのT1強調像およびT2強調像にて，高信号域が下顎骨欠損領域にみられる（図1-E～H；→）．

静止性骨空洞の一般的知識と画像所見

　隣接する唾液腺（特に顎下腺），リンパ組織，線維性組織，脂肪組織，筋線維などの肥大や迷入による圧迫性骨吸収の結果生じる，下顎骨の舌側皮質骨の限局性の骨欠損領域である．

　パノラマX線写真上で嚢胞を思わせる病変であり，下顎角部で下顎管より下方に発生する．Stafne（スタフネ）嚢胞とも呼ばれる．男性に多くみられ，40～50代が多い．病的意義はないので治療の必要はないが，他の嚢胞や腫瘍との鑑別診断が必要である[1]．

画像所見　パノラマX線写真上で下顎角部，下顎管下方に境界明瞭な単房性のX線透過像としてみられる．CTにて，下顎角部の舌側皮質骨の圧迫吸収がみられる．また，静止性骨空洞周囲の皮質骨には骨硬化がみられることが多い．MRIにて，静止性骨空洞内部に顎下腺や脂肪，筋組織がみられることが多い．

鑑別診断のポイント

　パノラマX線写真上で静止性骨空洞部は下顎骨下縁の皮質骨と連続していることが，単純性骨嚢胞，歯原性角化嚢胞など，他の嚢胞性疾患との鑑別ポイントである．また，CT，MRIにて舌側皮質骨の圧迫吸収と唾液腺などの組織の迷入がみられることも，鑑別のポイントとして挙げられる．

表　静止性骨空洞の特徴

- 隣接する唾液腺の肥大や迷入による圧迫性骨吸収の結果生じる，下顎骨の舌側皮質骨の限局性骨欠損
- パノラマX線写真上で嚢胞を思わせる病変
- 好発部位：下顎角部
- 好発年齢：40～50代
- 処置：必要なし
- パノラマX線所見：下顎管下方に境界明瞭な単房性のX線透過像
- CT所見：下顎骨皮質骨と連続する舌側骨欠損領域
- MR所見：下顎骨皮質骨と連続する舌側骨欠損領域
　　　　　内部に顎下腺や脂肪，筋組織がみられることもある

参考文献

1) Koenig LJ: Cysts, normal variants/mandible and maxilla. *In* Koenig LJ (eds); Diagnostic imaging: oral and maxillofacial, 1st ed. Amirsys, Salt Lake City, p.10-11, 2012.

顎骨の嚢胞および偽嚢胞

鼻歯槽嚢胞（鼻唇嚢胞）

nasoalveolar cyst（nasolabial cyst）

金田 隆，伊東浩太郎，飯塚紀仁

症例 50代，女性．左側鼻翼部の無痛性膨隆を主訴に来院．

図1-A　パノラマX線写真

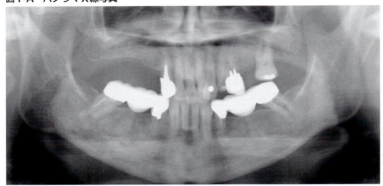

図1-B　単純CT（骨表示）

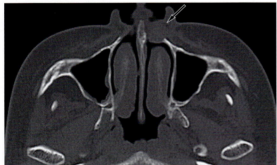

図1-C　単純CT（軟組織表示）

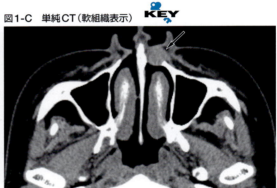

図1-D　T1強調像

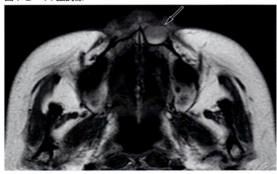

図1-E　T2強調像

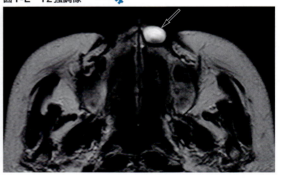

画像の読影

パノラマX線写真（図1-A）にて異常所見はみられない．

単純CTにて，左側鼻翼基部軟組織内において境界明瞭，類円形の低吸収域がみられる（図1-B，C；→）．病変は鼻腔底と接している．

MRIのT1強調像にて低～中信号（図1-D；→），T2強調像にて高信号域（図1-E；→）がみられる．

鼻歯槽嚢胞（鼻唇嚢胞）の一般的知識と画像所見

鼻歯槽嚢胞は鼻唇嚢胞とも呼ばれ，鼻翼基部の軟組織内に発生し，上顎歯槽骨に接してみられる非歯原性嚢胞である．過去において顔裂性嚢胞に分類されていた．近年では，鼻涙管に由来する遺残上皮が発生に関与しているともいわれている．

20～50代の女性に多く，鼻翼基部から上唇上方部にかけての腫脹がみられる．増大すると，鼻唇溝の消失や鼻前庭の膨隆がみられる．通常，片側性であるが，両側性に発生することもある[1]．

画像所見 鼻歯槽嚢胞は軟組織に生じる疾患であり，単純X線写真では抽出されない．CTにて鼻翼基部に境界明瞭，類円形の低吸収域としてみられる．MRIのT1強調像にて低～中信号，T2強調像にて高信号域を呈する．

鑑別診断のポイント

軟組織に発生するので，歯根嚢胞や鼻口蓋管嚢胞などの顎骨内病変との鑑別は容易である．類皮嚢胞や類表皮嚢胞との鑑別は困難であるが，これらの顎顔面領域での好発部位は舌下間隙（約50％）であり，同部に発生するのは稀である．また，MRIにて内部性状の違いにより鑑別することもできる．鼻歯槽嚢胞は内部均一であることが多い．さらに，歯性感染により生じた膿瘍との鑑別も重要である．その場合は，病変と近接する歯性病巣の有無を確認する．

表　鼻歯槽嚢胞（鼻唇嚢胞）の特徴

- 鼻翼基部の軟組織内に発生し，上顎歯槽骨に接してみられる非歯原性嚢胞
- 性差：1：3で女性に多い
- 好発年齢：20～50代
- 症状：腫脹，鼻唇溝の消失，鼻前庭の膨隆
- 処置：摘出（口腔内から）
- CT所見：境界明瞭，類円形の低吸収域
- MR所見：境界明瞭
  - T1強調像：低～中信号
  - T2強調像：高信号

参考文献

1) Koenig LJ: Cysts, nonodontogenic/mandible and maxilla. *In* Koenig LJ（eds）；Diagnostic imaging: oral and maxillofacial, 1st ed. Amirsys, Salt Lake City, p.70-71, 2012.

顎骨の腫瘍 エナメル上皮腫
ameloblastoma

箕輪和行, 竹内明子

症例 10代前半, 男性. 2〜3年前から下顎左側部に違和感を自覚したが, その他の症状なく放置していた. 左側下顎臼歯部の歯肉腫脹を主訴に受診した近医歯科でのパノラマX線写真にて, 下顎左側骨に病変を認めた.

図1-A　パノラマX線写真

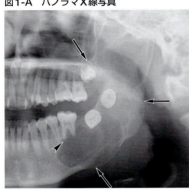

図1-B　単純CT矢状断像 (骨表示)

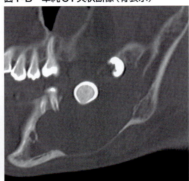

図1-C　単純CT (骨表示)

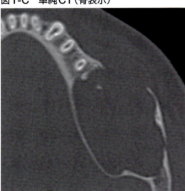

図1-D　単純CT (軟組織表示)

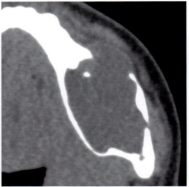

図1-E　造影CT

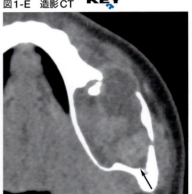

図1-F　T1強調像

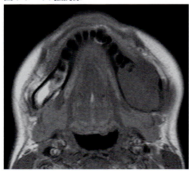

図1-G　T2強調像

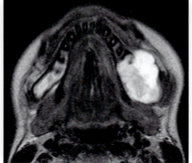

図1-H　造影T1強調像

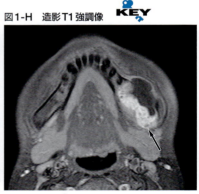

画像の読影

　　パノラマX線写真では下顎左側第1小臼歯部〜下顎枝にかけて多房性のX線透過像がみられ (図1-A；→), 病変内部に埋伏した第2大臼歯, 第3大臼歯を含んでいるようにみえる. 病変と接する下顎左側第2小臼歯, 第1大臼歯根尖にナイフカット状の歯根吸収が認められる (図1-A；▶).
　　単純CT骨表示 (図1-B, C) では, 下顎左側骨体部に頬舌的に著明な骨膨隆性変化と皮質骨

の菲薄化が認められ，単純CT軟組織表示（図1-D）と比較し，造影CTでは病変内部に結節状の造影効果も伴っている（図1-E；→）．

MRIでは，T1強調像（図1-F）で等信号，T2強調像（図1-G）で不均一な中〜高信号を示し，造影T1強調像では病変周囲に線状の造影効果と，T2強調像で中信号を呈した病変内部の腫瘍実質部に結節状の造影効果がみられる（図1-H；→）．

エナメル上皮腫の一般的知識と画像所見

わが国では歯原性腫瘍の中で最も多く発症する．良性腫瘍の中では再発が多く，再発を繰り返すと悪性転化することもある[1]．臨床的には緩徐な発育を示し，無痛性に増大するため，発生初期では臨床所見のみで診断することは困難であり，X線検査にて偶然発見されることも多い．進展例では下顎体部の膨隆性変化が観察され，触診にて骨の菲薄化による羊皮紙様感を認める．組織学的には，歯堤に類似した腫瘍が索状・充実性に増殖する，または歯を形成するエナメル器に類似した濾胞を形成しながら増殖する腫瘍である．好発年齢は10〜30代で，男性では20代にピークがあり，女性では10代がピークである．わが国では男女比は3：2である[2]．好発部位は下顎大臼歯部から下顎枝部で約65％を占める．次いで，約15％は上顎に起こり，約10％が下顎前歯部に発生する[3]．50代以降の発症例では上顎骨に多い傾向がある[3]．

画像所見 境界明瞭な単房性または多房性のX線透過像を示し，骨膨隆性変化や皮質骨の菲薄化を伴う．約37％で病変内部に埋伏歯がみられ[4]，約65％では病変と接する隣接歯の歯根にナイフカット状の吸収所見がみられるとの報告がある[5]．エナメル上皮腫の診断にはパノラマX線検査，CT，MRIが有用である[2]．

エナメル上皮腫の悪性型として悪性（転移性）エナメル上皮腫とエナメル上皮癌があるが，悪性エナメル上皮腫の組織は良性所見を示し，画像上でも良性エナメル上皮腫との鑑別はできず，肺や頸部リンパ節への転移がみられるまで診断できない．エナメル上皮癌は病変辺縁が不明瞭で，骨破壊および周囲組織への浸潤などの悪性を示唆する画像所見を有する．

鑑別診断のポイント

類似の画像所見を呈する病変のうち，発生頻度が高く特に鑑別を要する疾患として，歯原性角化囊胞，含歯性囊胞，歯根囊胞が挙げられる．エナメル上皮腫はこれらの病変と比較し，造影CT，造影MRI上，唯一腫瘍実質が結節状の造影効果を示すことから，鑑別が可能となる．顎骨内病変は感染を併発することが多く，単純CTや単純MRIによる病変内部の吸収値や信号強度のみでは，歯原性角化囊胞，含歯性囊胞との鑑別は困難な場合がある．拡散強調像では，ADC値は幅はあるが，エナメル上皮腫（約$2 \sim 2.5 \times 10^{-3}$ s/mm^2）より歯原性角化囊胞（約$1 \sim 1.5 \times 10^{-3}$ s/mm^2）で低い傾向がある[6]．ダイナミックMRIでは，エナメル上皮腫の充実部では造影初期に急峻に造影され，その後漸増またはプラトーを示す[7]．囊胞部分では増強されない．このため，腫瘍全体が徐々に増強される歯原性粘液腫との鑑別に有用な場合があるとの報告もある[7]．

参考文献

1) Fonseca FP, de Almeida OP, Vargas PA, et al: Ameloblastic carcinoma (secondary type) with extensive squamous differentiation areas and dedifferentiated regions. Oral Surg Oral Med Oral Pathol Oral Radiol Endod 121: e154-e161, 2016.
2) 日本口腔腫瘍学会ワーキンググループ（編）；第4章 エナメル上皮腫の疫学．科学的根拠に基づくエナメル上皮腫の診療ガイドライン，2015年度版．学術社，p.10-12, 2015.
3) Chapter 15 Odontogenic cysts and tumors. In Neville BW, Damm DD, Allen CM, et al: Oral and maxillofacial pathology, 4th ed. Elsevier, St Louis, p.653-661, 2015.
4) 森崎 歩，山本一彦，北山若菜・他：歯原性腫瘍135例の臨床統計的検討．日口腔腫瘍会誌 16: 19-26, 2004.
5) 森田章介，有家 巧，濱本和彦・他：エナメル上皮腫の歯根吸収に関する検討．日口腔腫瘍会誌 14: 149-150, 2002.
6) Sumi M, Ichikawa Y, Katayama I, et al: Diffusion-weighted MR imaging of ameloblastomas and keratocystic odontogenic tumors: differentiation by apparent diffusion coefficients of cystic lesions. AJNR 29: 1897-1901, 2008.
7) Asaumi J, Matsuzaki H, Hisatomi M, et al: Application of dynamic MRI to differentiating odontogenic myxomas from ameloblastomas. Eur J Radiol 43: 37-41, 2002.

126　Ⅰ．歯，顎骨

顎骨の腫瘍　石灰化上皮性歯原性腫瘍
calcifying epithelial odontogenic tumor

島本博彰，村上秀明

症例　20代女性．3年前より左側上顎第2大臼歯部歯肉の無痛性腫脹を自覚していた．最近になって口蓋部に自発痛が出現したため受診された．初診時，左側上顎大臼歯の動揺はないものの，同部歯肉の腫脹を認めた．特記すべき既往歴はなかった．
（文献1）より転載）

図1-A　パノラマX線写真

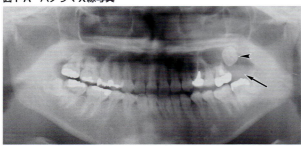

図1-B　造影CT（軟組織表示）

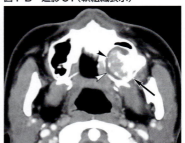

図1-C　単純CT（骨表示）

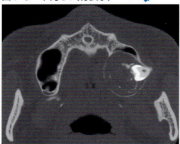

図1-D　単純CT冠状断再構成像（骨表示）

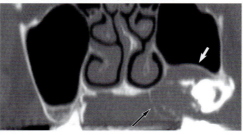

図1-E　T1強調像

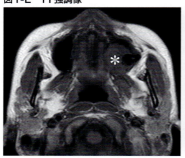

図1-F　脂肪抑制T2強調像

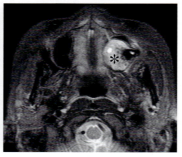

図1-G　脂肪抑制造影T1強調像

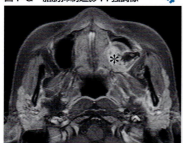

図1-H　脂肪抑制造影T1強調冠状断像

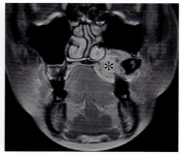

画像の読影

　パノラマX線写真では，上顎左側に単房性のX線透過性病変（図1-A；→）を認める．病変内部には埋伏歯（図1-A；▻）と，複数のX線不透過像を認める．

　造影CTでは，軟組織表示にて上顎左側に境界明瞭な28×28×22mmの低吸収病変（図1-B；→）を認め，病変中央部（図1-B；▻）の吸収値は造影前後で25HUから110HUに上昇するものの，辺縁部（図1-B；▷）の造影効果は低い．骨表示（図1-C）にて病変内部の埋伏歯周囲に低密度に散在する石灰化物を認める．冠状断像では，病変は口蓋側に膨隆し（図1-D；→），上顎洞底を挙上するが（図1-D；⇨），鼻腔進展は認めない．

　MRIでは，上顎左側にT1強調像にて内部不均一な低信号（図1-E；＊），T2強調像にて内部不均一な中信号（図1-F；＊），造影T1強調像にて不均一な造影効果（図1-G, H；＊）を示す腫瘤を認める．病変内部の埋伏歯および石灰化物はすべてのシーケンスで無信号を示す．

　摘出術が施行され，病理組織学的に石灰化上皮性歯原性腫瘍と診断された．

石灰化上皮性歯原性腫瘍の一般的知識と画像所見

　石灰化上皮性歯原性腫瘍（Pindborg腫瘍）は，歯原性腫瘍の中で最も稀な腫瘍のひとつであり，頻度は0.1～1.8％である[1]．組織学的には，多角形の上皮細胞が敷石状に並んだ胞巣がみられ，細胞間にアミロイド様物質とその石灰化を伴う．

　好発年齢は10～50代で，性差はない．上下顎別では，1：3で下顎に多く発生する．

　好発部位は下顎骨小臼歯から大臼歯部である[2]．発育は緩慢であるが，浸潤増殖を示し，通常は骨膨隆がみられる[2]．

　症状は同部の腫脹である．60％の症例に埋伏歯を伴う．治療は外科的切除である．

　画像所見　単純X線写真にて単房性または多房性のX線透過不透過混在像を示す．境界は明瞭で病変周囲の囊腫様骨硬化を示すが，時に浸潤増殖を示すため境界不明瞭となる．大きい病変ほど，境界不明瞭である傾向が強い．2/3は単房性，1/3は多房性で，小さい病変では単房性，大きな病変ほど多房性を示すことが多い．埋伏歯の歯冠周囲のX線不透過物が最も特徴的な所見であるが，早期ではX線不透過物が認められないため，X線透過性病変となる．稀に骨外性に生じるが，骨内型と比べて腫瘍細胞の増殖性に乏しく，石灰化物の産生も少ない．

鑑別診断のポイント

　［石灰化歯原性囊胞］　境界明瞭な単房性のX線透過像を示し，病変の辺縁部に大小不同の石灰化物の散在を認める．ほとんどは上下顎の前歯部に生じる．

　［腺腫様歯原性腫瘍］　境界明瞭な単房性のX線透過性病変で，病変内部の至るところに円状または点状の小さなX線不透過像を示す．好発部位は上顎犬歯部である．

　病変の発生位置，病変内の石灰化物の位置，および形態が鑑別の一助となる．石灰化上皮性歯原性腫瘍の境界が不明瞭な場合は，鑑別しやすい．早期ではX線透過像を示すため，時に含歯性囊胞やエナメル上皮腫との鑑別が困難である．

参考文献

1) Uchiyama Y, Murakami S, Kishino M, et al: CT and MR imaging features of a case of calcifying epithelial odontogenic tumor. JBR-BTR 95: 315-319, 2012.
2) White SC, Pharoah MJ: Benign tumor. *In* White SC, Pharoah MJ (eds); Oral radiology: principles and interpretation, 7th ed. Elsevier, St. Louis, p.367-370, 2014.

顎骨の腫瘍 腺腫様歯原性腫瘍
adenomatoid odontogenic tumor

箕輪和行，竹内明子

症例 10代前半，女児．上顎右側Cの晩期残存歯に対する抜歯を希望し，近歯科医院にて撮影したパノラマX線写真にて，上顎骨右側に上顎右側犬歯を含む類円形の透過像を認め，上顎骨腫瘍が疑われた．初診時に右上頬部にびまん性の腫脹を認めた．

図1-A　パノラマX線写真

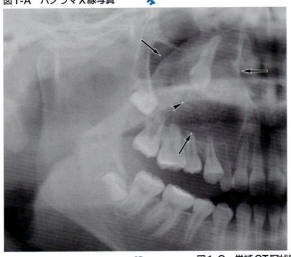

図1-B　単純CT（骨表示）

図1-C　単純CT冠状断像（骨表示）

図1-D　単純CT冠状断像（軟組織表示）

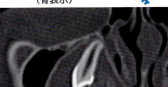
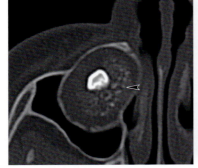

図1-E　T1強調像

図1-F　T2強調像

図1-G　脂肪抑制造影T1強調像

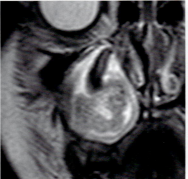
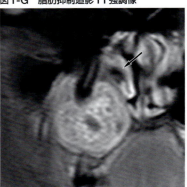

画像の読影

パノラマX線写真では，上顎右側洞内に境界明瞭なX線透過像（図1-A；→）が認められる．病変内部には上顎右側犬歯を含み，埋伏歯周囲に砂状の石灰化物（図1-A；▸）が散在している．単純CTでも，病変内部の埋伏歯周囲に砂状の石灰化物が確認できる（図1-B～D；▸）．

MRIでは，T1強調像（図1-E）で低信号，T2強調像（図1-F）で周囲および内部不均一の高信号を呈し，造影により病変内部の埋伏歯周囲に塊状の造影効果を示すが，病変内部頭側には造影効果はみられず（図1-G；→），囊胞性部分が伴ってみられる．

腺腫様歯原性腫瘍の一般的知識と画像所見

比較的稀な歯原性腫瘍であり，顎骨腫瘍の3～7%にみられる[1]．臨床的には無痛性であり，徐々に腫脹が増大する．組織学的には腺管状構造と充実性結節からなり，間質に乏しい．稀に内部に囊胞形成を伴うことがある[2]．病変の由来は，発生段階の永久歯における歯導帯に内包された歯堤によるものと考えられている[3]．上顎犬歯・小臼歯部に好発し，約75%で病変内部に埋伏する永久歯がみられる[4]．好発年齢は10～20代で，30代以上に発症することは稀である．男女比は1：2である[1]．

画像所見 単房性の境界明瞭な透過像を呈する．典型例では病変内部に石灰化を含む軟組織が存在し，埋伏歯を取り囲む像として認められる．しかしながら，埋伏歯を含まず，萌出歯の歯根周囲に単房性の透過像がみられる場合もある[5]．

鑑別診断のポイント

病変内に埋伏歯が含まれることが多く，歯原性角化囊胞，含歯性囊胞との鑑別が重要であるが，埋伏歯周囲に点状または砂粒状石灰化物がみられ，造影CT，造影MRIにて同部軟組織が造影されることにより，鑑別が可能となる．また形態的には，病変周囲の骨硬化縁と歯根膜腔の移行部が歯槽頂側寄りにみられることから，含歯性囊胞と鑑別できる．

歯原性角化囊胞との鑑別は，別項（「歯原性角化囊胞」p.108-109）を参照されたい．

参考文献

1) Philipsen H, Reichart PA, Siar CH, et al: An updated clinical and epidemiological profile of the adenomatoid odontogenic tumour: a collaborative retrospective study. J Oral Pathol Med 36: 383-393, 2007.
2) 武田泰典：第14章 歯原性腫瘍．下野正基，高田 隆（編）；新口腔病理学．医歯薬出版，p.217-218, 2008.
3) Philipsen HP, Khongkhunthiang P, Reichart PA: The adenomatoid odontogenic tumour: an update of selected issues. J Oral Pathol Med 45: 394-398, 2016.
4) Chapter 15 Odontogenic cysts and tumors. In Neville BW, Damm DD, Allen CM, et al: Oral and maxillofacial pathology, 4th ed. Elsevier, St. Louis, p.664-666, 2015.
5) Philipsen HP, Srisuwan T, Reichart PA: Adenomatoid odontogenic tumor mimicking a periapical (radicular) cyst: a case report. Oral Surg Oral Med Oral Pathol Oral Radiol Endod 94: 246-248, 2002.

顎骨の腫瘍　エナメル上皮線維腫
ameloblastic fibroma

箕輪和行，竹内明子

症例 10代前半，男児．下顎右側第1大臼歯の萌出遅延を主訴に歯科受診．特に症状なく経過．初診時，下顎右側第1大臼歯部に明らかな所見なく，表面粘膜は正常であった．

図1-A　パノラマX線写真
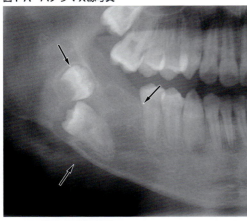

図1-B　単純CT冠状断像（骨表示）
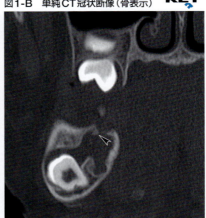

図1-C　単純CT（骨表示）
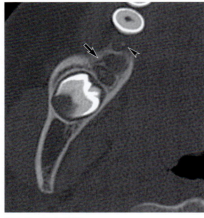

図1-D　単純CT（軟組織表示）
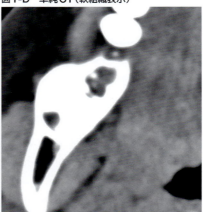

図1-E　T1強調像
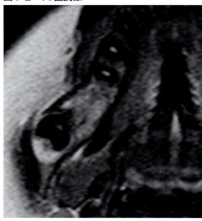

図1-F　T2強調像
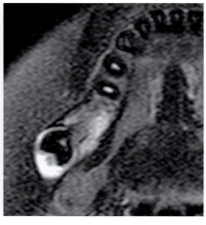

画像の読影

パノラマX線写真では，埋伏している下顎右側第1大臼歯周囲に境界明瞭な多房性のX線透過像がみられ（図1-A；→），病変と接する下顎下縁皮質骨の菲薄化も認める．

単純CT骨表示および軟組織表示では，病変内に隔壁様構造（図1-C；➡）と点在する高吸収域（図1-B, C；▶）が認められる．病変と接する頬側皮質骨に，菲薄化と舌側皮質骨の消失がみられる．病変により下顎管は舌側尾側に偏位している．

MRIでは，病変はT1強調像（図1-E）で低〜等信号，T2強調像（図1-F）で高信号を示す．

エナメル上皮線維腫の一般的知識と画像所見

顎骨中心性に発生する，歯原性上皮と間葉組織の両成分が増殖した混合性腫瘍であり，歯原性腫瘍の1〜2％を占める稀な疾患である[1]．臨床的には無痛性で緩慢に発育し，腫瘍の増大に伴い顎骨の膨隆がみられる．組織学的には，エナメル上皮成分と歯原性線維成分が混在している．病変内に埋伏歯を伴う症例が約80％を占めるが，歯牙腫などの歯原性腫瘍が併発することもある[2]．近年では，真の新生物ではなく過誤腫であり，成熟とともにエナメル上皮線維歯牙腫（ameloblastic fibro-odontoma）を経て，歯牙腫（odontoma）へと変化する可能性があるとも考えられている[3]．再発は約15％にみられ[3,4]，そのうち約60％が若年者である[3]．20歳以下の若年者の下顎臼歯部に好発し，発生年齢はエナメル上皮腫よりかなり若い．男性にやや多く，男女比は1.3：1である[3]．

画像所見 境界明瞭な単房性または多房性のX線透過像として認められ，高頻度に病変内部に埋伏歯が含まれる．透過像の周囲には骨硬化縁が認められる．病変の増大とともに，軽度の骨膨隆性変化がみられる．

鑑別診断のポイント

単純X線写真では，エナメル上皮腫，歯原性角化嚢胞などのX線透過性病変と鑑別することは困難である．MRI上，病変内部線維成分を反映してT2強調像で低信号を示し，エナメル上皮腫との鑑別が可能となる．しかしながら，同病変はT2強調像のみでは歯原性角化嚢胞と鑑別困難である．造影を施行することで，病変内部が結節状に造影され，歯原性角化嚢胞との鑑別が可能となる．

参考文献

1) Buchner A, Merrell PW, Carpenter WM: Relative frequency of central odontogenic tumors: a study of 1,088 cases from Northern California and comparison to studies from other parts of the world. J Oral Maxillofacial Surg 64: 1343-1352, 2006.
2) Neuman AN, Montague L, Cohen D, et al: Report of two cases of combined odontogenic tumors: ameloblastoma with odontogenic keratocyst and ameloblastic fibroma with calcifying odontogenic cyst. Head and Neck Pathol 9: 417-420, 2015.
3) Buchner A, Vered M: Ameloblastic fibroma: a stage in the development of a hamartomatous odontoma or a true neoplasm? Critical analysis of 162 previously reported cases plus 10 new cases. Oral Sur Oral Med Oral Pathol Oral Radiol Endod 116: 598-606, 2013.
4) Chapter 15 Odontogenic cysts and tumors. In Neville BW, Damm DD, Allen CM, et al: Oral and maxillofacial pathology, 4th ed. Elsevier, St. Louis, p.669-671, 2005.

顎骨の腫瘍　歯牙腫
odontoma

箕輪和行，竹内明子

症例1 10代前半，男児．下顎右側乳臼歯の歯科治療のために近医歯科を受診．X線検査にて同部尾側に病変を認めた．

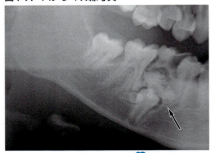
図1-A　パノラマX線写真

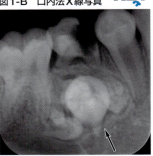
図1-B　口内法X線写真

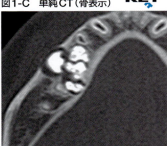
図1-C　単純CT（骨表示）

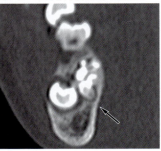
図1-D　単純CT冠状断像（骨表示）

症例2 20代，男性．右側上顎中切歯の自発痛を自覚し，来院．初診時に口腔内視診にて，下顎右側第2大臼歯部に不定形の結節を認めた．

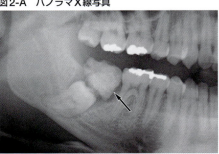
図2-A　パノラマX線写真

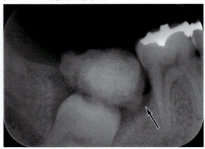
図2-B　口内法X線写真

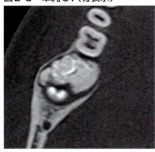
図2-C　単純CT（骨表示）

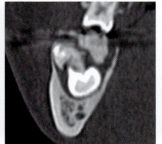
図2-D　単純CT冠状断像（骨表示）

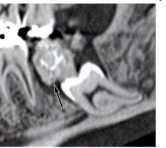
図2-E　再構成パノラマ
　　　　CT矢状断像（骨表示）

画像の読影

　パノラマX線写真では下顎右側第2大臼歯が低位で埋伏し，埋伏歯周囲に境界明瞭な類円形のX線透過像が認められる（図1-A；→）．口内法X線写真では，病変と接する下顎右側第1大臼歯遠心根は吸収されていることがわかる（図1-B；→）．

　単純CTでは下顎右側第2大臼歯歯冠周囲に境界明瞭な病変がみられ（図1-C, D；▶），頰舌的な骨膨隆性変化を伴っている．冠状断像では病変と接する舌側皮質骨に一部骨欠損があり，同部周囲に感染に伴う骨膜反応も認められる（図1-E；⇨）．病変内に含まれる埋伏歯の歯冠周囲に，不定形の高吸収域も認められる（図1-E；▶）．

歯原性線維腫の一般的知識と画像所見

　歯小囊や歯乳頭に類似した間葉成分からなる，非常に稀な歯原性腫瘍である．顎骨内または顎骨中心性にみられるタイプを顎骨中心性歯原性線維腫（central odontogenic fibroma；COF），顎骨外または顎骨周囲組織にみられるタイプを周辺性歯原性線維腫（peripheral odontogenic fibroma；POF）という．2005年のWHO組織分類では歯原性腫瘍に分類されているが，新生物ではなく歯小囊の過形成であるとも考えられている[1]．2017年のWHO分類でも大きな変更はなかった[2]．

　臨床的には，無痛性に徐々に増大する．病変の増大に伴い，骨膨隆を来す．病変摘出後の再発の可能性は低い[3]．組織学的には，成熟した線維性基質の増殖からなり，その中に歯原性上皮成分がみられる．上皮成分の乏しい単純型と，上皮成分に富む複合型（WHO型）に分類される．前者は歯小囊由来，後者は歯根膜由来と考えられている[1]．4～80歳までの幅広い年代に発生し，男女比は1：2.2である[4]．上下顎骨の発生頻度は同程度であり，上顎では前歯部が29％と多く，下顎では大臼歯部が29％と頻度が高い[1]．

　画像所見　境界明瞭な単房性または多房性のX線透過像として認められ，12％で本例のように病変内部に石灰化物を伴う[1]．病変の増大とともに骨膨隆性変化や歯牙の移動，歯根吸収がみられる．

鑑別診断のポイント

　単純X線写真では単房性または多房性の透過像を呈し，含歯性囊胞やエナメル上皮腫などの良性歯原性腫瘍との鑑別が必要となる．特に病変内部に石灰化がみられない場合は，単純X線写真での鑑別は困難である．しかしながら，MRIでは線維成分を反映し，T1強調像およびT2強調像で低信号を示し，造影MRIでは病変内部全体が均一に造影され，MR信号と造影MRIの造影効果により，含歯性囊胞やエナメル上皮腫と鑑別が可能となる．

参考文献

1) Chapter 15 Odontogenic cysts and tumors. *In* Neville BW, Damm DD, Allen CM, et al: Oral and maxillofacial pathology, 4th ed. Elsevier, St. Louis, p.676-678, 2015.
2) Wright JM, Vered M: Update from the 4th Edition of the World Health Organization Classification of Head and Neck Tumours: Odontogenic and Maxillofacial Bone Tumors. Head and Neck Pathol 11: 68-77, 2017.
3) Daniels JS: Central odontogenic fibroma of mandible: a case report and review of the literature. Oral Surg Oral Med Oral Pathol Oral Radiol Endod 98: 295-300, 2004.
4) Ramer M, Buonocore P, Krost B: Central odontogenic fibroma-report of a case and review of the literature. Periodontal Clin Investig 24: 27-30, 2002.

顎骨の腫瘍　原発性骨内癌

primary intraosseous carcinoma; NOS（旧 原発性骨内扁平上皮癌）

箕輪和行，竹内明子

症例 70代，女性．左側下顎臼歯部の腫脹を自覚し，近医歯科にて左側下顎8歯周炎の診断にて消炎後，抜歯した．その後，腫脹とオトガイ神経の麻痺が改善せず，口腔外科を受診．生検にて左側下顎骨悪性腫瘍（squamous cell carcinoma；SCC）との病理診断を得た．

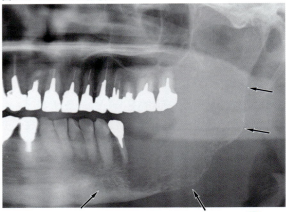

図1-A　パノラマX線写真

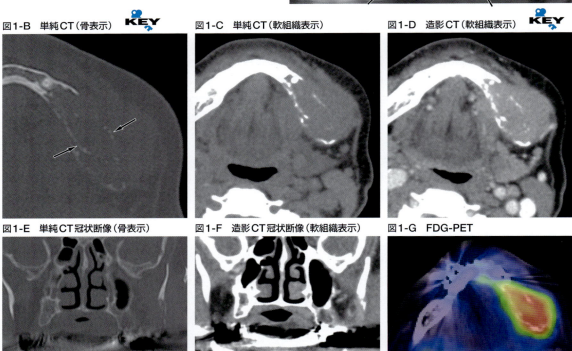

図1-B　単純CT（骨表示）
図1-C　単純CT（軟組織表示）
図1-D　造影CT（軟組織表示）
図1-E　単純CT冠状断像（骨表示）
図1-F　造影CT冠状断像（軟組織表示）
図1-G　FDG-PET

画像の読影

　　パノラマX線写真より，下顎左側第1小臼歯～下顎枝にかけて虫食い状の骨破壊像がみられる（図1-A；→）．単純CT骨表示（図1-B，E）では，下顎左側骨体部から下顎枝にかけて腫瘍性病変を認め，同部の下顎骨全体に骨膨隆性変化と骨破壊がみられる（図1-B；→）．単純CT軟組織表示（図1-C）および造影CT（図1-D，F）で，病変部下顎骨周囲の頬舌側に軟組織への進

展が認められ，造影効果を示す．病変は咬筋，内側翼突筋，側頭筋，顎舌骨筋，頰筋，広頸筋および左側口底部に浸潤している．歯槽骨頂部の骨は保たれている．病変と接する下顎骨周囲に骨膜反応はない．

FDG-PET（図1-G）にて，左下顎骨を中心に異常集積（SUV_{max} 8.4）が認められた．

原発性骨内癌の一般的知識と画像所見

顎骨内に発生する歯原性癌腫である．一般に顎骨中心性癌と呼ばれてきたが[1]，2005年のWHO組織分類で原発性骨内扁平上皮癌（primary intraosseous squamous cell carcinoma）として分類され，その由来は，①歯原性上皮遺残，②歯原性角化囊胞，③歯原性囊胞由来とされている[2]．しかしながら，2017年のWHO分類では，発生由来によらず原発性骨内癌（primary intraosseous carcinoma）として1つにまとめられた．この時点では，原発性骨内癌の組織発生に臨床的な関連性はないが，その多くは扁平上皮分化を示す[3]．原発性骨内扁平上皮癌の発生頻度は口腔領域悪性腫瘍の約1〜2%[1]というきわめて稀な疾患である．臨床的には局所の腫脹，疼痛が認められ，病変の増大とともに骨欠損や歯牙の偏位・脱落がみられる．初期には病変と口腔粘膜に連続性はなく，口腔粘膜に異常所見がみられないこともある[4]．組織型としては，約85%が中〜高分化型の扁平上皮癌を呈するとの報告がある[1]．また，由来として歯原性囊胞（腫瘍）のものでは，歯根囊胞に由来するものが最も多く，含歯性囊胞と歯原性角化囊胞が続く[1,5]．好発年齢は60〜80代で，男女比は2.2：1である[1]．約80%が下顎骨に発生する．頸部リンパ節転移は少ないが，一方で5年生存率は38%と低い[1]．肺などへの遠隔移転の多さが推察される．

画像所見 パノラマX線写真で，顎骨内に骨破壊像を伴う境界不明瞭なX線透過像が認められる．CTでは骨破壊を伴う腫瘤性病変がみられ，病変周囲顎骨に骨膜反応はみられない．腫瘍の発育中心周囲に骨破壊像を伴うため，初期病変では歯槽頂部などの周囲皮質骨が保たれており，パノラマX線写真では悪性所見に乏しい場合もある．

鑑別診断のポイント

顎骨内に原発する悪性腫瘍には，転移性骨腫瘍，骨原性腫瘍，唾液腺腫瘍がある．転移性骨腫瘍は下顎骨に好発し，原発巣は肺癌が多い[6]．骨原発性では，骨肉腫，悪性リンパ腫，顆粒球肉腫，骨髄腫などがあり，鑑別診断に挙がる．

これらのうち頻度が高いのは骨肉腫であり，顎骨では下顎骨での発生が54%を占める[6]．骨肉腫では病変部に硬組織形成がみられ，比較的著明な骨膜反応が認められることにより鑑別の一助となる[7]．また，頭頸部領域の骨肉腫は若年者と高齢者に好発するため[5]，発症年齢は参考とならない．悪性リンパ腫や顆粒球肉腫などの骨髄病変はやや頻度が低く，また骨膜反応を示すため，鑑別できることが多い．唾液腺腫瘍は骨融解性変化と骨硬化性変化の2つのパターンを示し，骨融解性タイプは中心癌と同様の画像所見を呈する．

参考文献

1) Bodner L, Manor E, Shear M, et al: Primary intraosseous squamous cell carcinoma arising in an odontogenic cyst: a clinicopathologic analysis of 116 reported cases. J Oral Pathol Med 40: 733-738, 2011.
2) 武田泰典，髙田 隆：WHOによる歯原性腫瘍の新たな組織分類とそれに関連する上皮性囊胞について．日口腔外会誌 52: 54-61, 2006.
3) Wright JM, Vered M: Update from the 4th Edition of the World Health Organization Classification of Head and Neck Tumours: Odontogenic and Maxillofacial Bone Tumors. Head and Neck Pathol 11: 68-77, 2017.
4) Hino S, Tanaka H, Nakashiro K, et al: Primary intraosseous squamous cell carcinoma derived from a dentigerous cyst. J Oral Maxillofac Surg Med Pathol 28: 307-309, 2016.
5) Woolgar JA, Triantafyllou A, Ferlito A, et al: Intraosseous carcinoma of the jaws: a clinicopathologic review. Part III: primary intraosseous squamous cell carcinoma. Head Neck 35: 906-909, 2013.
6) Chapter 14 Bone Pathology. In Neville BW, Damm DD, Allen CM, et al: Oral and maxillofacial pathology, 4th ed. Elsevier, St. Louis, p.622-623, 2015.
7) Paparella ML, Olvi LG, Brandizzi D, et al: Osteosarcoma of the jaw: an analysis of a series of 74 cases. Histopathology 63: 551-557, 2013.

138　Ⅰ. 歯, 顎骨

顎骨の腫瘍　歯原性粘液腫
odontogenic myxoma　　　　　　　　　　　　　　　　　　　　箕輪和行, 竹内明子

症例　40代, 男性. 10年前から左口蓋の腫瘤を自覚. 疼痛を伴い1年程度でうずら卵大に増大したが, その後変化なく放置していた. 歯科治療のため, 近医歯科にて撮影したパノラマX線写真で, 左上顎に骨膨隆を伴う病変を認めた.

図1-A　パノラマX線写真

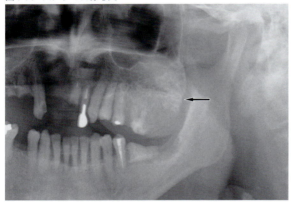

図1-B　単純CT（骨表示）　　　図1-C　単純CT（軟組織表示）　　　図1-D　造影CT（軟組織表示）

図1-E　T1強調像　　　　　　　図1-F　T2強調像　　　　　　　　図1-G　脂肪抑制造影T1強調像

画像の読影

　パノラマX線写真にて，上顎左側臼歯部に骨膨隆変化を伴い，辺縁不整のX線透過性病変を認める（図1-A；→）．下顎左側大臼歯遠心の顎堤歯槽頂部は陥凹し，骨吸収がみられる．

　単純CT骨表示では，上顎左側臼歯歯槽頂部を中心に著明な骨膨隆性変化を示す腫瘤性病変がみられ，内部に一部直線状の隔壁様の骨梁拡大を認める（図1-B；→）．軟組織表示（図1-C）では，病変内部に筋組織と同様の吸収値を示す軟組織が認められる．造影後，病変内部の隔壁周囲を中心に淡い線状の造影効果がみられる（図1-D；▶）．

　MRIでは，病変はT1強調像（図1-E）で低信号を，T2強調像（図1-F）では比較的均一な高信号を示し，造影T1強調像（図1-G）では，病変の辺縁および内部の隔壁構造を中心に造影効果が認められる．

歯原性粘液腫の一般的知識と画像所見

　顎骨中心性に発症する比較的稀な歯原性腫瘍である．臨床的には無痛性で緩慢に発育し，罹患部の歯牙は転位を伴うこともある．組織学的には，粘液様の間質の中に腫瘍細胞が疎にみられる，間葉組織に由来する腫瘍である．線維成分の形成を伴うものもあり，これを歯原性粘液線維腫（odontogenic myxofibroma）という．これらはいずれも被膜をもたず局所侵襲的に増殖するため，病変の完全な除去が困難であり，再発しやすい．様々な年代でみられるが，若年者に比較的多く，平均年齢は25～30歳で性差はない[1]．上下顎骨に幅広くみられるが，やや下顎に多く，その半数が下顎臼歯部に発生する[1]．

　画像所見　単房性あるいは多房性のX線透過像を示し，内部に直線的な隔壁様構造を伴うことから，テニスラケット様と呼ばれ，石鹸泡状または蜂巣状を呈することもある．多房性の場合は，辺縁は弧状にみられることがある[2)3)]．腫瘍は歯根周囲ではホタテ貝状を呈することもあり，高頻度で歯牙の離開を伴う．わが国では65％で歯牙の偏位があり，48％で歯根吸収がみられたとの報告がある[4]．

　病変の辺縁形態は矩形を呈することが多く，基本的には造影CT，造影MRIで造影効果を示す部分を認める[4)5)]．

鑑別診断のポイント

　エナメル上皮腫やその他の顎骨嚢胞との鑑別が必要であるが，歯原性粘液腫は病変による直線的な隔壁（テニスラケット状）と歯根の吸収がない歯根離開が特徴的であり，内部は造影効果を示すのが鑑別診断のポイントである．病変が小さい時には，単純性骨嚢胞との鑑別を要するが，造影CT，造影MRIにて鑑別できる．

参考文献

1) Chapter 15 Odontogenic cysts and tumors. *In* Neville BW, Damm DD, Allen CM, et al: Oral and maxillofacial pathology, 4th ed. Elsevier, St. Louis, p.679-681, 2015.
2) Peltola J, Magnusson B, Happonen RP, et al: Odontogenic myxoma-a radiographic study of 21 tumours. Br J Oral Maxillofac Surg 32: 298-302, 1994.
3) 馬場秀行, 末永重明, 吉浦一紀: 歯原性粘液腫. 日本歯科放射線学会（編）; 歯科臨床における画像診断アトラス. 医歯薬出版, p.79-80, 2008.
4) Koseki T, Kobayashi K, Hashimoto K, et al: Computed tomography of odontogenic myxoma. Dentomaxillofac Radiol 32: 160-165, 2003.
5) Asaumi J, Konouchi H, Hisatomi M, et al: Odontogenic myxoma of maxillary sinus: CT and MR-pathologic correlation. Eur J Radiol 37: 1-4, 2001.

顎骨の腫瘍 セメント芽細胞腫
cementoblastoma

島本博彰，村上秀明

症例 50代，女性．3日前から下顎右側第1大臼歯部頬側歯肉に食後および夜間に疼痛が出現したため，近医を受診．パノラマX線写真にて下顎右側第1大臼歯の歯根と連続するX線不透過像を認めたため，紹介受診された．初診時，下顎右側第1大臼歯頬側歯肉から歯肉頬移行部に，骨膨隆と同部の圧痛を認めた．下顎右側第1大臼歯の電気歯髄診は陽性で，打診痛は認めなかった．

図1-A　パノラマX線写真

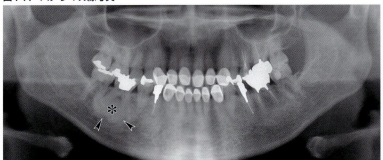

図1-B　単純CT（骨表示）

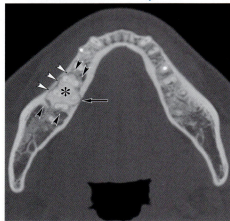

図1-C　単純CT冠状断再構成像（骨表示）

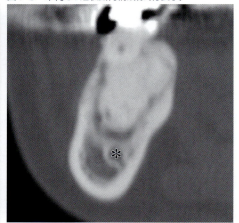

図1-D　単純CT矢状断再構成像（骨表示）

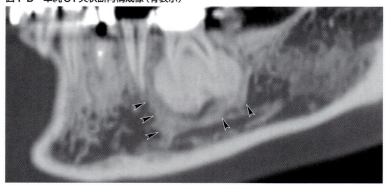

画像の読影

　パノラマX線写真では，下顎右側第1大臼歯の歯根と連続する境界明瞭な類円形のX線不透過像（図1-A；＊）を認める．下顎右側第1大臼歯の歯根膜腔や歯槽硬線は認めない．X線不透過像の周囲に境界明瞭な透過帯（図1-A；►）を認める．

　単純CT骨表示にて，下顎右側第1大臼歯の歯根と連続する18×12×12mmの高吸収域（1,700HU程度，図1-B；＊）を認めるが，歯根膜腔や歯槽硬線は認めない．病変周囲は1層の透過帯（図1-B；▷）によって囲まれ，透過帯周囲に骨硬化縁（図1-B；►）を認める．頰舌的な骨膨隆は認めないが，舌側皮質骨の菲薄化（図1-B；→）を認める．冠状断再構成像では，病変と下顎管（図1-C；＊）は近接しているものの，1層の骨の介在を認める．矢状断再構成像では，病変周囲の海綿骨の吸収値が上昇しており（図1-D；►），骨硬化像と考える．

　摘出術が施行され，病理組織学的にセメント芽細胞腫と診断された．

セメント芽細胞腫の一般的知識と画像所見

　セメント芽細胞腫は，セメント質様組織からなる間葉性腫瘍で，組織学的には骨芽細胞腫と同一である．歯原性腫瘍の0.8〜2.6%を占める[1]．10〜20代に多く，やや男性に多い[2]．人種間で発生率に差はない[3]．ほとんどは孤発性で，歯根と連続して根尖周囲に球状に発育する[3]．上下顎別では1：4で下顎に多く発生し，好発部位は第1大臼歯あるいは小臼歯の歯根周囲であり，第1大臼歯が最も多い．緩慢に発育し，軽度の頰舌的骨膨隆を示す．増大すると，歯の移動や皮質骨を破って外方へ発育する．原因歯は通常生活歯である[3]．

　症状は発生部位の腫脹と疼痛であるが，無症状の場合もある[4]．

　治療は原因歯の抜歯と腫瘍の摘出で十分で，再発も稀である[3]．

画像所見　周囲を境界明瞭な透過帯で囲まれた，歯根と連続した境界明瞭な類円形のX線不透過像，あるいは透過不透過混在像を認める．透過帯周囲には骨硬化縁を伴い，内部のX線不透過像は車輪のスポーク状パターンを示すこともある．歯根はセメント芽細胞腫と癒着しており，歯根と病変の境界は不明瞭となり，ほとんどは様々な程度の歯根吸収を示す．周囲の海綿骨のびまん性骨硬化像を認めることもある．

鑑別診断のポイント

　セメント芽細胞腫は，（根尖性）セメント質骨性異形成症の孤発症例との鑑別が難しく，経過観察が必要なことがある．一般的には，前者の透過帯の方が，後者のものよりも境界が明瞭である．また，前者の辺縁の方が，後者よりも円滑である．

　硬化性骨炎，内骨症，セメント質肥大とも類似するが，硬化性骨炎および内骨症は周囲に透過帯はもたない．セメント質肥大は周囲を歯根膜腔で囲まれるため，セメント芽細胞腫の透過帯より薄く，骨膨隆も認めない．

参考文献

1) Ohki K, Kumamoto H, Nitta Y, et al: Benign cementoblastoma involving multiple maxillary teeth: report of a case with a review of the literature. Oral Surg Oral Med Oral Pathol Oral Radiol Endod 97: 53-58, 2004.
2) Brannon RB, Fowler CB, Carpenter WM, et al: Cementoblastoma: an innocuous neoplasm? A clinicopathologic study of 44 cases and review of the literature with special emphasis on recurrence. Oral Surg Oral Med Oral Pathol Oral Radiol Endod 93: 311-320, 2002.
3) White SC, Pharoah MJ: Benign tumor. In White SC, Pharoah MJ (eds); Oral radiology: principles and interpretation, 7th ed. Elsevier, St. Louis, p.380-381, 2014.
4) Lemberg K, Hagström J, Rihtniemi J, et al: Benign cementoblastoma in a primary lower molar, a rarity. Dentomaxillofac Radiol 36: 364-366, 2007.

顎骨の腫瘍　骨腫
osteoma

島本博彰，村上秀明

症例　60代，女性．25年前に右側耳前部の腫瘤を自覚．徐々に増大し，違和感が出現してきたため来院．触診にて53×56mmの弾性硬の骨隆起を認めた．圧痛なし，開口障害なし．

図1-A　パノラマX線写真

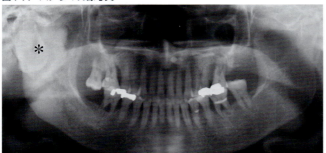

図1-B　P-A X線写真

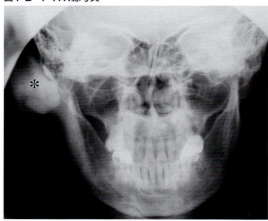

図1-C　単純CT（骨表示）

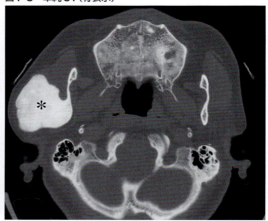

図1-D　3D CT再構成像

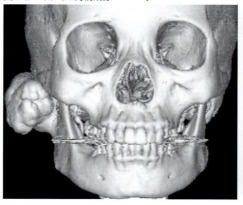

図1-E　3D CT再構成像

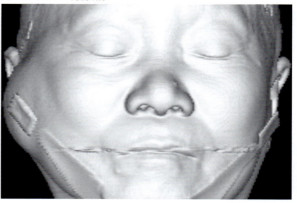

画像の読影

　パノラマX線写真にて，右側下顎頭～下顎枝にかけて境界明瞭で均一なX線不透過性病変（図1-A；*）を認める．P-A X線写真では，頬側への骨膨隆（図1-B；*）が著しい．

　単純CT骨表示にて，右側下顎頭外側部～下顎枝後縁部に，外方に大きく膨隆した緻密骨様の均一な45×40×40mmの高吸収値（1,600HU程度）を示す病変（図1-C；*）を認める．

　3D CT再構成像では，病変は上方で頬骨弓に近接するものの，連続性は認めない（図1-D）．また，右側耳前部の肥大が顕著である（図1-E）．

　以上の画像所見より，周辺性骨腫と診断した．摘出術を施行し，病理組織学的に骨腫と診断された．

骨腫の一般的知識と画像所見

　骨腫は成熟骨組織からなる良性腫瘍であるが，真の腫瘍か過誤腫かについてはコンセンサスが得られていない．外骨膜性の周辺性骨腫と，骨内膜から生じる中心性骨腫がある[1]．ほとんどが周辺性骨腫で，中心性骨腫はきわめて稀である．性差はなく，若い成人に多いが，どの世代にもみられる[1]．

　頭頸部では前頭洞，篩骨洞，上顎洞に多く，顎骨は稀である[1]．単発性のこともあり，複数骨に多発することもある．多発する場合はGardner症候群を疑う必要がある．顎骨では上顎よりも下顎に多い[1]．発生部位は下顎骨オトガイ孔外縁，下顎角の内外側縁，下顎下縁，下顎枝の内面，上顎骨犬歯窩などである．

　緩慢な発育を示し，通常は無症状であるが[2]，増大例では顔貌の変形，骨膨隆，歯列異常が生じる．臨床所見は，境界明瞭な有茎性または広基性の骨様硬の腫瘤を触知し，表面粘膜は正常である．増大例では外科的切除が行われる[2]．

画像所見　境界明瞭で比較的均一なX線不透過像を示し，CTが最良のモダリティである[1]．

鑑別診断のポイント

　小さい周辺性骨腫は外骨症，中心性骨腫は内骨症と類似するため，鑑別が難しい．大きな周辺性骨腫は有茎状のものが多く，両者の鑑別は比較的容易である．

参考文献

1) Sayan NB, Uçok C, Karasu HA, et al: Peripheral osteoma of the oral and maxillofacial region: a study of 35 new cases. J Oral Maxillofac Surg 60: 1299-1301, 2002.
2) White SC, Pharoah MJ: Benign tumor. *In* White SC, Pharoah MJ (eds); Oral radiology: principles and interpretation, 7th ed. Elsevier, St. Louis, p.386-388, 2014.

顎骨の腫瘍　血管腫（顎骨中心性）

central angioma / hemangioma of jawbone

島本博彰，村上秀明

症例 50代，女性．近歯科医院にて，下顎左側臼歯部のX線透過像を指摘され，来院．自覚症状はなし．

図1-A　パノラマX線写真

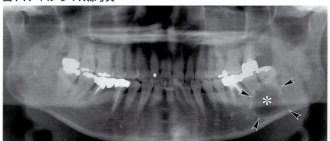

図1-B　単純CT（軟組織表示）

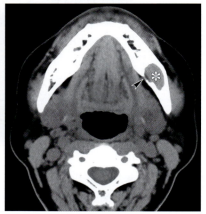

図1-C　単純CT再構成像（骨表示）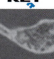

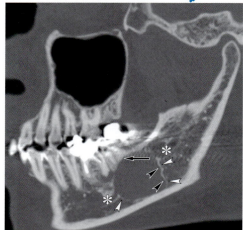

図1-D　T1強調像

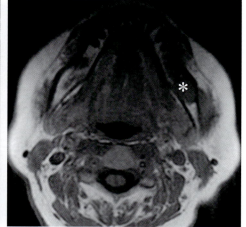

図1-E　脂肪抑制T2強調像

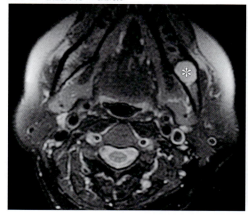

図1-F　脂肪抑制造影T1強調像

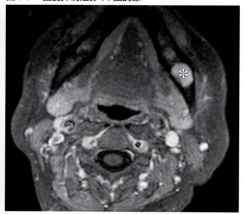

画像の読影

パノラマX線写真では，下顎左側第2大臼歯部〜第3大臼歯部にかけて境界明瞭，辺縁は概ね整で，周囲を1層の骨硬化縁（図1-A；▶）で囲まれたX線透過像（図1-A；＊）を認める．病変と近接する歯に，軽度の歯根吸収を認める．

単純CT軟組織表示にて，下顎左側大臼歯部に境界明瞭で辺縁やや不整な23×15×20mmの低吸収域（70HU程度，図1-B；＊）を認める．頬舌側皮質骨の菲薄化（図1-B；▶）を認めるが，著明な骨膨隆は認めない．骨表示では，病変周囲に1層の骨硬化縁（図1-C；▷）を認め，病変は下顎管（図1-C；＊）と連続している．病変の遠心部では辺縁が不整（図1-C；▶）である．近接する歯の歯根吸収（図1-C；→）を認める．

MRIでは，下顎左側第2大臼歯部〜第3大臼歯部にかけて，T1強調像にて低信号（図1-D；＊），T2強調像にて内部やや不均一な高信号（図1-E；＊），造影T1強調像にて内部不均一な造影効果（図1-F；＊）を示す病変を認める．

摘出術を施行し，病理組織学的に海綿状血管腫と診断された．

血管腫（顎骨中心性）の一般的知識と画像所見

血管腫は血管組織の増生を認める腫瘍であるが，多くは血管組織からなる腫瘍様の先天的な組織奇形（過誤腫性病変）である．全身の皮膚や皮下組織に生じ，口腔領域では小児における腫瘍の中で最多である．男女比は1：2で女性に多い[1]．発現年齢は生下時，あるいは幼児から先天的組織異常としてみられることが多いが，それ以降もある[2]．口腔では海綿状血管腫が多く，舌，口唇，頬粘膜に好発し，稀に顎骨内に発生する．骨中心性の血管腫は椎骨，頭蓋骨に多く生じ，顎骨は稀である[3]．顎骨に発生した場合，上下顎は1：2で下顎に多い．下顎では下顎骨体後部から下顎枝，下顎管内に発生する．

臨床症状は腫脹，稀に疼痛である．腫瘍の増大による顎骨の膨隆は緩慢で圧痛もなく，たいていは触診で骨様硬である[1]．X線検査で偶然発見されることが多い．

治療は塞栓療法や硬化療法が行われる．

画像所見 境界明瞭な海綿状または石鹸泡状の多房性X線透過像を示すことが多いが，単房性の場合もある[3]．病変周囲を1層の骨硬化縁で囲まれる．歯の動揺，移動，歯根吸収がみられる他，下顎管内に生じた場合は下顎管の拡大を認める．病変が増大し，骨皮質を破って骨膜を偏位させた場合は，骨膜反応が認められる．

鑑別診断のポイント

下顎体や下顎枝に生じるものは，多房性またはX線透過像を示す多くの病変との鑑別が必要である[3]．下顎管原発のものは，神経鞘腫や神経線維腫が鑑別に挙がる．

参考文献

1) White SC, Pharoah MJ: Benign tumor. *In* White SC, Pharoah MJ (eds); Oral radiology: principles and interpretation, 7th ed. Elsevier, St. Louis, p.389-391, 2014.
2) Fan X, Qiu W, Zhang Z, et al: Comparative study of clinical manifestation, plain-film radiography, and computed tomographic scan in arteriovenous malformations of the jaws. Oral Surg Oral Med Oral Pathol Oral Radiol Endod 94: 503-509, 2002.
3) Zlotogorski A, Buchner A, Kaffe I, et al: Radiological features of central haemangioma of the jaws. Dentomaxillofac Radiol 34: 292-296, 2005.

顎骨の腫瘍　口蓋外骨症（口蓋隆起）
palate exostosis

島本博彰，村上秀明

症例 50代，女性．7年前に口蓋部の腫脹を自覚するも放置．徐々に増大し，最近，頻回に同部粘膜の火傷をするようになったため近医を受診，本院を紹介された．初診時，硬口蓋正中部に径25mmの骨様硬の有茎性腫瘤を認めた．表面粘膜は一部びらん，周囲は白斑を呈していた．

図1-A　単純CT（骨表示）　　　　　図1-B　単純CT冠状断再構成像（骨表示）

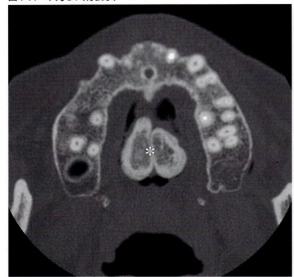

図1-C　単純CT矢状断再構成像（骨表示）

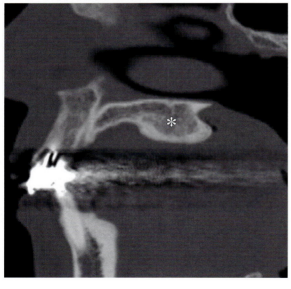

画像の読影

単純CT骨表示にて，上顎骨口蓋突起の正中癒合部に20×20×11mmの境界明瞭な凸状，分葉状外形の内部均一な高吸収域（図1-A～C；＊）を認める．口蓋骨の皮質骨との連続性があるため，外骨症と診断した．

口蓋外骨症（口蓋隆起）の一般的知識と画像所見

外骨症は正常皮質骨および正常海綿骨の外方性増殖であり[1]，真の腫瘍ではなく，局所における骨の過剰発育である．組織学的には緻密な層板骨よりなる．顎骨では，硬口蓋正中部に生じる口蓋隆起，下顎小臼歯部舌側に生じる下顎隆起が好発部位である[1]．明らかな増大例を除いて自覚症状は特になく，偶然発見されることが多い．

口蓋外骨症（口蓋隆起）は，上顎骨口蓋突起の正中癒合部の中央1/3に生じる．原因不明だが，家族性に発生することが多く，遺伝的因子の関与が示唆される．局所的因子には，咬合力，栄養障害，口蓋突起の発育の継続などがあり，遺伝的因子と環境因子との相互作用で発生するとされる．75％は単独発生，25％は下顎隆起など他部位の外骨症を伴う．人種間で差があり，日本人成人の20～40％にみられるが，白人成人の発生は20％程度である[2]．男女比は1：2で女性に多い[2]．好発年齢は特にないが小児は稀で，多くは30歳までに発症し，徐々に増大する[2]．

臨床所見では，表面粘膜は通常は正常だが，増大すると腫瘤により伸展され蒼白色を呈したり，外傷によるびらんや潰瘍を形成したりすることもある．触診では骨様硬の腫瘤を触れる．

通常は治療の対象にならないが，義歯作製などの障害になる場合にのみ，外科的切除の適応となる[3]．

画像所見 X線検査にて，多くは境界明瞭な凸状，分葉状外形の内部均一なX線不透過像を示す．

鑑別診断のポイント

周辺性骨腫が鑑別に挙がるが，外骨症は骨の過形成であり，有茎状のものは少ない．しかしながら，小さい周辺性骨腫との鑑別は困難である．

NOTE

口蓋外骨症の形態

口蓋外骨症の大きさや形態は様々であるが，一般的に次のように分類される．
- 平坦型：表面平滑で，両側に対称的に広がるなだらかな隆起
- 紡錘型：峰状を呈する隆起
- 結節型：小型で複数に分類した隆起
- 分葉型：ひとつの基底部から生じた数個の小葉状の隆起

参考文献

1) Jainkittivong A, Langlais RP: Buccal and palatal exostoses: prevalence and concurrence with tori. Oral Surg Oral Med Oral Pathol Oral Radiol Endod 90: 48-53, 2000.
2) Loukas M, Hulsberg P, Tubbs RS, et al: The tori of the mouth and ear: a review. Clin Anat 26: 953-960, 2013.
3) García-García AS, Martínez-González JM, Gómez-Font R, et al: Current status of the torus palatinus and torus mandibularis. Med Oral Patol Oral Cir Bucal 15: e353-360, 2010.

顎骨の腫瘍　粘表皮癌（顎骨中心性）
mucoepidermoid carcinoma (jawbone centrality)

島本博彰，村上秀明

症例 60代，男性．近歯科医院で上顎右側第1大臼歯歯肉に10×20mmの潰瘍を指摘され，紹介され来院．初診時，口蓋から上顎結節に至る弾性硬の腫脹を認めた．

図1-A　パノラマX線写真

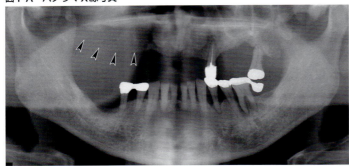

図1-B　造影CT（軟組織表示）

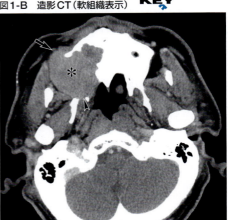

図1-C　造影CT冠状断再構成像（軟組織表示）

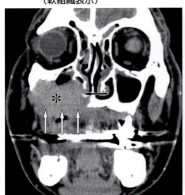

図1-D　単純CT（骨表示）

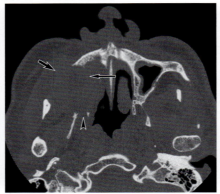

図1-E　T1強調像

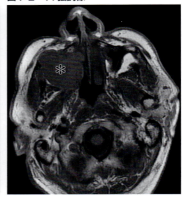

図1-F　脂肪抑制T2強調像

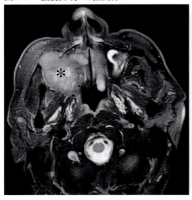

図1-G　脂肪抑制造影T1強調像

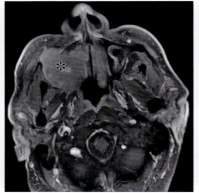

図1-H　脂肪抑制造影T1強調冠状断像

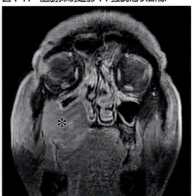

画像の読影

パノラマX線写真では，上顎右側犬歯相当部〜臼後結節，上顎洞後壁に及ぶ，広範で境界不明瞭な骨の消失（図1-A；▶）を認める．

CTでは，右側上顎洞前壁を破壊し頬部へ（図1-B，D；➤），後壁を破壊し翼口蓋窩へ（図1-B，D；➤），内側壁を越えて鼻腔（図1-C，D；→）に至り，下方では上顎骨歯槽突起および口蓋突起を消失（図1-C；⇨）させる50×40×40mmの腫瘤（図1-B，C；＊）を認める．大きな腫瘤にもかかわらず壊死領域を認めず，ほぼ均一に淡く造影される．

MRIでは上顎右側臼歯部〜上顎洞にかけて，T1強調像にて低信号（図1-E；＊），T2強調像にて内部不均一な高信号（図1-F；＊），造影T1強調像にて不均一な軽度の造影効果（図1-G，H；＊）を示す腫瘤を認める．

腫瘍切除術が施行され，病理組織学的に低分化型（高悪性型）粘表皮癌と診断された．

粘表皮癌（顎骨中心性）の一般的知識と画像所見

粘表皮癌は組織学的に粘液産生細胞，扁平上皮細胞，中間型細胞の存在を特徴とする腫瘍であり[1]，三者の割合は様々で，異型な扁平上皮優位の充実性胞巣を示す低分化型（高悪性型）から，粘液産生細胞が優位な囊胞状構造をとる高分化型（低悪性型）まで多様である．全唾液腺腫瘍の10％に相当し，耳下腺に最も多く，次いで小唾液腺，特に口蓋に好発する．稀に顎骨に発生し（粘表皮癌の2〜4％），顎骨原発の唾液腺腫瘍では最も高頻度である．顎骨原発の粘表皮癌は，顎骨内へ迷入した異所性唾液腺組織や，多能性歯原性上皮，歯原性囊胞上皮が癌化して生じる．上下顎別では，1：2〜3で下顎に多く発生する[1]．

好発部位は，下顎管より上の下顎小臼歯から大臼歯部である．好発年齢は30〜40代で性差は少ないが，ほとんどの口腔癌と異なり，男女比は1：2で男性より女性に多く発生する．

臨床的には，発育緩徐な無痛性の腫瘤を形成する．腫脹による顔面非対称，あるいはX線写真で偶然発見されることが多い[1]．治療は安全域を含めた外科的切除，頸部郭清が行われる．

術後に所属リンパ節転移あるいは遠隔転移を示すものが10％ある．5年生存率は低悪性型では90％，高悪性型では40％である．

画像所見 境界明瞭な単房性または多房性の骨溶解性のX線透過像で[2]，骨膨隆を示し，他の悪性腫瘍と異なり歯原性良性腫瘍や歯原性囊胞に類似し，多彩な像を呈する．多房性の場合は，石けん泡状や蜂巣状の隔壁を認める．歯の移動や歯根吸収はあまり認めない[1]．全体の30〜50％に埋伏歯を含む．MRIでは，T1強調像で低〜中信号，T2強調像およびSTIR像で高信号，造影T1強調像では囊胞壁や腫瘍実質のみ造影され，造影効果は低い．

鑑別診断のポイント

再発エナメル上皮腫とは辺縁，内部性状とも類似しており，鑑別困難である．また，歯原性粘液腫，中心性巨細胞肉芽腫のような多房性良性腫瘍との鑑別を要する[2]．

参考文献

1) Johnson B, Velez I: Central mucoepidermoid carcinoma with an atypical radiographic appearance. Oral Surg Oral Med Oral Pathol Oral Radiol Endod 106: e51-53, 2008.
2) Chan KC, Pharoah M, Lee L, et al: Intraosseous mucoepidermoid carcinoma: a review of the diagnostic imaging features of four jaw cases. Dentomaxillofac Radiol 42: 20110162, 2013.

骨関連病変 骨形成線維腫
ossifying fibroma

森本泰宏，小田昌史

症例 40代，女性．主訴：下顎右側大臼歯部の腫脹．口腔内所見：下顎右側大臼歯部に軽度の腫脹．

図1-A　パノラマX線写真

図1-D　単純CT cross section 像（下顎右側第2大臼歯レベル，骨表示）

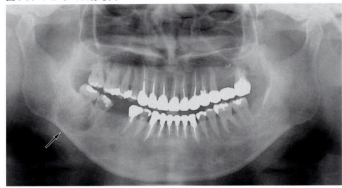

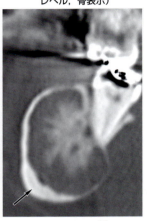

図1-B　単純CT（下顎骨レベル，軟組織表示）

図1-C　単純CT（下顎骨レベル，骨表示）

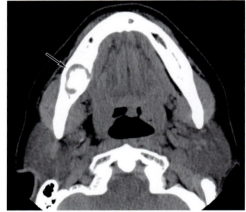

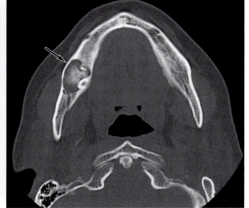

画像の読影

　パノラマX線写真で，下顎右側第2・第3大臼歯根尖部を中心に，単胞性で楕円形の腫瘍様透過像を認める（図1-A；→）．内部には不整形のX線不透過像を含み，境界は明瞭，辺縁形態はスムーズで，辺縁硬化像を伴う．病変内部はX線透過像と不透過像が混在し，骨梁構造は認めない．不透過性は骨より若干低い程度で，腫瘍と近接する下顎骨下縁皮質骨は菲薄化している．腫瘍と近接する下顎右側第2・第3大臼歯の歯根に消失はない．下顎右側大臼歯部に発症した石灰化物形成性良性腫瘍と考えられる．

　単純CTでは，下顎右側大臼歯部の顎骨内を中心に石灰化物を含む軟組織腫瘍を認める（図1-B, C；→）．境界は明瞭，辺縁形態はスムーズで，腫瘍内部には不整形の高吸収域を示す構造物を認める．軟組織部分のCT値は60HU程度である．腫瘍と近接する下顎骨頰舌側皮質骨

は膨隆・菲薄化している（図1-C；→）．下顎右側大臼歯部に発症した石灰化物形成性良性腫瘍と考えられる．硬組織モードのcross section像では，病変と近接する下顎管は病変に沿って下方へ偏位し（図1-D；→），壁の一部は消失している．

骨形成線維腫の一般的知識と画像所見

線維性異形成症と並んでいわゆる"線維-骨性病変（fibro-osseous lesion）"の代表的な疾患である．2017年のWHO組織分類では，線維性異形成症やセメント質骨性異形成症などとともに線維骨性ならびに骨軟骨腫様病変の中に加えられている[1]．大小様々なセメント質および骨様硬組織を含む線維腫様組織の増殖を示す病変である．比較的緩やかな増殖を示す．病変の発症から成熟までの時期により，セメント質および骨様硬組織の含有量が異なる．成熟するほど，硬組織の含有は増加する[1]．好発年齢は若年者～成人で，女性に多く発症する[2]．好発部位は下顎骨の臼歯部である．骨形成線維腫には類義語として，セメント質骨形成線維腫，若年性骨形成線維腫がある．この中で若年性骨形成線維腫は，発症年齢が低く（15歳以下），細胞成分に富んだ線維性結合組織中に梁状の線維骨や類骨の闊達な増殖を認めるため，きわめて侵襲性が高い[2]～[4]．若年性骨形成線維腫は上顎骨に発症する場合が多い[2][4]．骨形成線維腫は摘出後，再発を示すことはほとんどないが，若年性のものにはしばしばみられる．

画像所見 骨形成線維腫は内部にセメント質および骨様硬組織を含んでいるため，口内法およびパノラマX線写真では腫瘍様透過像の中に不透過物が混在する[2]．また，CTでは軟組織腫瘤の中に高吸収の構造物を含む．MRIでは，腫瘤の中にT1強調像およびT2強調像にて低信号を示す構造物を含む．

画像診断する上で大切な特徴として，病期によって内部に含まれる硬組織の量が変化することがある．発生初期の骨形成線維腫は硬組織を含んでいない．その場合，X線写真上，多くの顎骨腫瘍と鑑別することは難しい．しかし，病期が進行するに従い硬組織の含有量が増加するため，X線不透過性が亢進してくる．成熟した状態では，軟組織腫瘤部分が少ないため，ほぼ不透過像となる．CTでは高吸収域が拡大し，MRIではT1強調像およびT2強調像で低信号を示す領域が増してくる．もちろん，顎骨に発症した良性腫瘍の典型的所見も有する．具体的には，境界は明瞭，辺縁形態はスムーズな単胞性もしくは多胞性の腫瘤である．辺縁形態は弧状を呈することもある．腫瘤と近接する皮質骨は膨隆傾向を示し，同時に菲薄化する．腫瘤と近接する歯根は，ナイフカット状（ナイフで切断したような）に吸収される場合も多い．骨形成線維腫の中で若年性骨形成線維腫は非常に侵襲性が強く，悪性腫瘍のような骨破壊を示すため，骨芽細胞腫や骨肉腫などとの鑑別が難しい．

鑑別診断のポイント

骨形成線維腫は，顎骨内に発症する腫瘍の中で硬組織を含むことが大きな特徴である．線維性異形成症や骨Paget病とは，限局的な腫瘤形成の有無を判断することで鑑別する[1]．また，線維性異形成症では隣接する歯の偏位や根の消失は少ないが，骨形成線維腫ではしばしば認められる．ただし，特に上顎骨に発症した若年性骨形成線維腫と線維性異形成症との鑑別は難しいことも多い．

参考文献

1) 日本臨床口腔病理学会：WHO分類（4th, 2017）疾患標準和名．歯原性ならびに顎顔面骨腫瘍のWHO分類．（http://www.jsop.or.jp/wp/wp-content/uploads/2017/04/WHO2017-Ch8.pdf）
2) Cawson RA, Binnie WH, Barrett AW, et al: Oral disease, 3rd ed. Mosby, St. Louis, p.6.21-6.23, 2001.
3) White SC, Pharoah MJ: Oral radiology: principles and interpretation, 4th ed. Mosby, Baltimore, p.498-501, 2003.
4) Langlais RP, Langland OE, Nortjé CJ: Diagnostic imaging of the jaws. Lippincott Williams & Wilkins, Baltimore, p.558-564, 1995.

骨関連病変　線維性異形成症
fibrous dysplasia

森本泰宏, 小田昌史

症例 10代後半, 女性. 主訴：下顎右側臼歯部の変形と腫脹. 口腔内所見：下顎右側臼歯部の腫脹.

図1-A　パノラマX線写真

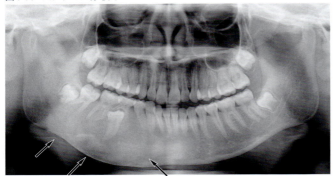

図1-B　単純CT（下顎歯根レベル, 骨表示）

図1-C　単純CT cross section像（下顎右側第2小臼歯レベル, 骨表示）

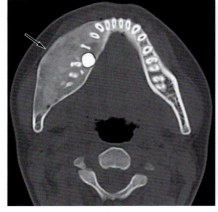
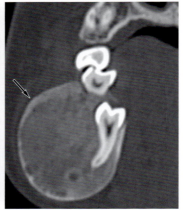

画像の読影

　パノラマX線写真では, 右側下顎骨全域にわたり顎骨形態に沿ってX線不透過性の亢進を示し（図1-A；→）, 境界は不明瞭である. 病変内部はほぼ無構造にX線不透過性が亢進し, いわゆるすりガラス様を呈する. 骨梁構造は確認できず, X線不透過性の程度は骨梁とほぼ同程度である. 病変部に存在する下顎歯の歯槽硬線は消失しているが, 歯根膜腔は確認でき, 歯根の明らかな消失はない. 病変と近接している右側下顎骨下縁は菲薄化・不明瞭化し, 右側下顎骨は変形している. 下顎右側第2乳臼歯が残存し, 下顎右側第2小臼歯は埋伏している. 右側下顎骨に発症したfibro-osseous lesionと考えられる.

　単純CTでは, 右側下顎骨は形態に沿って全域にわたり密度が上昇し（図1-B；→）, 境界は不明瞭である. 腫瘤内部は骨より低いレベルの高吸収域が均一に認められる. 病変と近接する下顎骨頬側皮質骨はほぼ不明瞭で, 右側下顎骨は頬側に顕著に膨隆・変形している. cross section像より, 病変の存在する下顎骨は全体的に丸くなり, 特に頬側は顕著に膨隆している（図1-C；→）. 下顎右側第2乳臼歯が残存し, 下顎右側第2小臼歯は埋伏している. 右側下顎骨に発症したfibro-osseous lesionと考えられる.

線維性異形成症の一般的知識と画像所見

"線維－骨性病変(fibro-osseous lesion)"の代表的なもので，2017年のWHO組織分類では，線維骨性ならびに骨軟骨腫様病変の中に分けられている．発生原因は不明であるが，幼弱な骨形成を伴う線維組織の増生により，正常骨が置換される病変である．骨形成間葉組織の異常により，線維骨の段階で発育が停止した状態とも考えられる．そのため，多くの病変は思春期以降に増殖が停止することも多い．

線維性異形成症は単骨性と多骨性に分類され，単骨性が約7割である[1]．多骨性の約半数は顎骨に影響する[2]．したがって，画像検査の選択では，パノラマX線写真やCTなどによる局所評価に加え，全身を確認できる骨シンチグラフィを追加することも有効である．

多骨性の線維性異形成症に加え，皮膚や口腔粘膜の褐色性色素沈着および性的早熟が認められる場合，McCune-Albright症候群が疑われる[1)3)]．線維性異形成症は顎骨にも生じるが，頸骨や大腿骨が好発部位である．顎骨では上顎の臼歯部に好発する．性差はないが，30歳以下の若年者に多く発症する[4]．McCune-Albright症候群はほぼ女性である．単骨性より多骨性の方が低年齢での発症を示す．顎骨に生じた際の臨床的な特徴として，軽度な場合は顎骨の膨隆であるが，重度になると非対称な顔貌，鼻閉および眼球突出がみられることもある[4]．

線維性異形成症の2%程度が，骨肉腫などの悪性腫瘍へ転化する可能性が示唆されている[2]．

画像所見 線維性異形成症は病変内部に幼弱な骨組織を含んでいるため，口内法およびパノラマX線写真では透過像と不透過像が混在する．正常組織と病変部との境界は不明瞭である．内部の硬組織は無構造化し，骨梁は確認できないことが多い．オレンジの皮や指紋様と評されることもある．CTでは全域に高吸収域と，それに付随して軟組織構造物を認める．MRIでも同様にT1強調像およびT2強調像にて低信号を示す領域が認められ，それに軟組織構造物も付随している．

線維性異形成症も骨形成線維腫と同様，病期によって内部に含まれる硬組織の量が変化する．初期の線維性異形成症は硬組織を含んでいないため，口内法およびパノラマX線写真では透過像となる．しかし，病期が進むに従ってX線透過像と不透過像が混在する．この状態は"綿花状あるいは斑紋状"と呼ばれる．硬組織の含有量が増えるに従ってX線不透過性が亢進する．成熟した状態では全域にわたり不透過像となる，いわゆる"すりガラス様所見"を呈する[1)4)]．CTでは高吸収域が，MRIではT1強調像およびT2強調像で低信号を示す領域が増してくる．

病変が拡大し，皮質骨に近接した場合，膨隆・菲薄化を示す．その場合，骨は変形した状態となる．上顎洞全域が線維性異形成症に置換され，変形を示すこともみられる．

病変と近接した歯根が消失することは少ない．その際，白線(歯槽硬線)は消失するが，歯根膜腔は残存することが多い．

鑑別診断のポイント

線維性異形成症は，顎骨の形態に沿って骨組織が線維骨に変化することが大きな特徴である．骨形成線維腫とは境界の明瞭性や腫瘤形態の有無で鑑別する．しかし，線維性異形成症と骨形成線維腫の鑑別診断は難しいことも多い．病変と近接する歯根が消失していない場合や，近接する下顎管が上方偏位した場合では，線維性異形成症と診断しやすい．慢性骨髄炎とは骨膜反応などを含む炎症性変化，骨肉腫とは悪性挙動の有無から鑑別する．骨Paget病とも類似した所見を呈するが，好発年齢が大きく異なる．

参考文献

1) White SC, Pharoah MJ: Oral radiology: principles and interpretation, 4th ed. Mosby, Baltimore, p.485-491, 2003.
2) Cawson RA, Binnie WH, Barrett AW, et al: Oral disease, 3rd ed. Mosby, St. Louis, p.8.4-8.6, 2001.
3) Langlais RP, Langland OE, Nortjé CJ: Diagnostic imaging of the jaws. Lippincott Williams & Wilkins, Baltimore, p.578-588, 1995.
4) 岡野友宏, 小林 馨, 有地榮一郎 (編); 歯科放射線学, 第5版. 医歯薬出版, p.272-277, 2013.

154　I．歯，顎骨

骨関連病変　セメント質骨性異形成症
cemento-osseous dysplasia（旧 骨性異形成症）

森本泰宏，小田昌史

症例　60代，女性．主訴：パノラマX線写真にて偶然発見．口腔内所見：特に異常なし．

図1-A　パノラマX線写真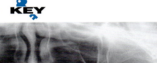

図1-B　単純CT panorama section像
（下顎右側大臼歯レベル，骨表示）

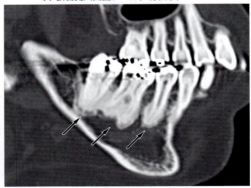

図1-C　単純CT（下顎歯根尖レベル，骨表示）

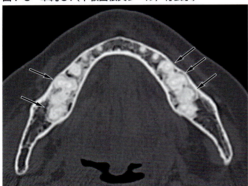

図1-D　単純CT cross section像
（下顎左側大臼歯レベル，骨表示）

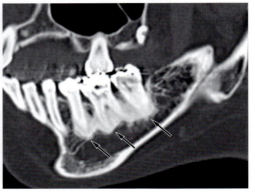

画像の読影

　　パノラマX線写真では，下側前歯および下顎両側臼歯の根尖部に不透過物を内部に含む類円形のX線透過像を多数認める（図1-A；→）．どの病変も境界は明瞭で，辺縁形態はスムーズである．病変をもつ各歯の歯髄腔に明らかな異常はない．各歯の歯根膜腔と各病変に連続性はなく，また病変と近接する歯根に消失はない．病変内部には不整形を示すX線不透過物を含み，不透過性の程度は象牙質とほぼ同程度である．

　　単純CTでは，下顎前歯および下顎両側臼歯の根尖部に，高密度の構造物を含む類円形の軟組織腫瘤を複数認める（図1-B〜D；→）．どの病変も境界は明瞭で，辺縁形態はスムーズであり，病変の存在する各歯の歯根膜腔は確認できる．病変と近接する歯根に明らかな消失はなく，腫瘤内部は，歯と同レベルの高吸収域が塊状に認められる．病変と近接する下顎骨頬舌側皮質骨は正常である．どの病変も大きさは1cm程度で，下顎骨に広がる根尖性セメント質骨性異形成症の所見である．

セメント質骨性異形成症の一般的知識と画像所見

　　線維性異形成症，骨形成線維腫と並んで"線維−骨性病変（fibro-osseous lesion）"の代表的な疾患である．2017年にWHO組織分類が改訂される前までは，"骨性異形成症"という名称

であったが，現在は骨性の前にセメント質が付けられ，"セメント質骨性異形成症"と改名された[1]．特徴は，骨様ないしはセメント質様硬組織を伴う線維性結合組織の増生からなる病変である．病変の成熟度に従って硬組織様構造物の含有量が増加してくる．線維骨性ならびに骨軟骨腫様病変に分類されているようにあくまで異形成であり，非腫瘍性病変である．好発部位としては下顎前歯や下顎大臼歯部である．上顎にも発症することはあるが，頻度は少ない．また，中年女性に発症することが多い[2]．

病変は大きくなっても1〜2cm程度の場合が多く，臨床症状から発見されることは少ない[3]．ほとんどの症例は，他の主訴で来院した患者をパノラマX線写真などで検査した際に，偶然発見される．セメント質骨性異形成症は，根尖性および開花性に分けられる[4]．遺伝性が認められる家族性巨大型セメント質腫は類似した疾患であるが，独立して分類されている[1]．

画像所見 根尖性/開花性セメント質骨性異形成症とも基本的には同様であり，下顎を中心に複数の歯の根尖に不透過物を含む類円形のX線透過像を認める[5)6)]．根尖性は病変のひとつひとつが区別できやすいのに対し，開花性は区別しにくく，場合によっては病変が連続している[6]．また，広範囲に広がる透過像領域では単純性骨嚢胞を伴う場合がある[2]．病変内部のX線不透過像は骨様，もしくはセメント質様硬組織を含んでいるため，骨や歯とほぼ同様の不透過性を示す．画像上，不透過物内には骨梁構造は確認できない．

口内法X線写真でも判断可能であるが，歯科用コーンビームCTは，さらに歯根膜腔と病変との連続性の有無を評価する上で有用となる．また，CTでは複数の歯の根尖にCT値の高い構造物を含む腫瘤として認められる．MRIでは，硬組織がT1強調像およびT2強調像にて低信号を示す構造物として認められる．セメント質骨性異形成症も他の骨関連病変と類似しており，病期によって内部に含まれる硬組織の量が変化する．初期の状態は硬組織を含んでいないため，口内法およびパノラマX線写真では透過像となる．しかし，病期が進むに従って透過像と不透過像が混在する．この状態はいわゆる"綿花状あるいは斑紋状"と呼ばれる．硬組織の含有量が増えるに従って不透過性が亢進する．成熟した状態では全域にわたり不透過像となる．CTでは高吸収域が，MRIではT1強調像およびT2強調像で低信号を示す領域が増してくる．

鑑別診断のポイント

[セメント芽細胞腫] セメント芽細胞腫との鑑別に関しては，病変と病変に近接する歯との連続性を確認すること，および大きさが2cm以内であるかを評価する必要がある．セメント芽細胞腫は歯根と連続しているが，セメント質骨性異形成症では歯根膜腔が介在する．歯根の消失はほとんどない．歯槽硬線は消失していることが多い．ただし，開花性の場合にはセメント質と連続している場合もみられる．この場合は，セメント芽細胞腫などとの鑑別は難しいことも多い．また，セメント質骨性異形成症は非腫瘍性病変であり，大きさが2cmを超えることはきわめて稀である．

[歯根嚢胞] 歯根嚢胞との鑑別については，病変と歯根膜腔との連続性を確認することが重要となる．同時に，病変が近接する歯にカリエスの存在，歯髄処置の有無を確認する．病変と歯根膜腔が連続していれば歯根嚢胞と考える．ただし，病変内部にX線不透過像が確認できる場合も，歯根嚢胞と鑑別できる．また，歯に明らかな異常がなければ歯根嚢胞になることはないため，セメント質骨性異形成症と考える．

参考文献

1) 日本臨床口腔病理学会：WHO分類（4th, 2017）疾患標準和名．歯原性ならびに顎顔面骨腫瘍のWHO分類．(http://www.jsop.or.jp/wp/wp-content/uploads/2017/04/WHO2017-Ch8.pdf)
2) 岡野友宏, 小林 馨, 有地榮一郎（編）；歯科放射線学，第5版．医歯薬出版，p.277-279, 2013．
3) Cawson RA, Binnie WH, Barrett AW, et al: Oral disease, 3rd ed. Mosby, St. Louis, p.6.23-6.24, 2001.
4) 金田 隆（編著）；「Q & A」で学ぶ歯科放射線学：SBOs講義．学建書院，p.202-203, 2011．
5) White SC, Pharoah MJ: Oral radiology: principles and interpretation, 4th ed. Mosby, Baltimore, p.492-498, 2003.
6) Langlais RP, Langland OE, Nortjé CJ: Diagnostic imaging of the jaws. Lippincott Williams & Wilkins, Baltimore, p.540-547, 569-575, 1995.

骨関連病変 茎状突起過長症
elongated styloid process

吉田遼司, 中山秀樹

症例 70代, 男性. 原因不明の舌運動時や嚥下時の咽頭痛, 頸部痛の精査・加療依頼で受診した.

図1-A パノラマX線写真

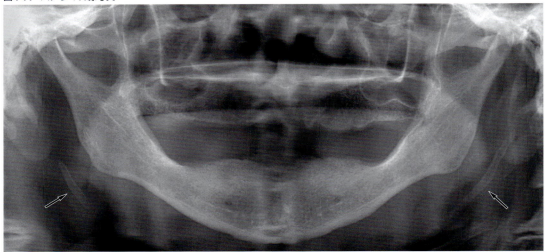

図1-B 単純3D CT再構成像（側右面観）

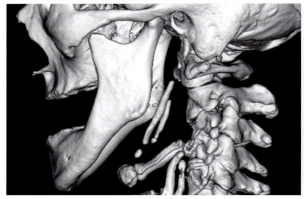

図1-C 単純3D CT再構成像（正面観）

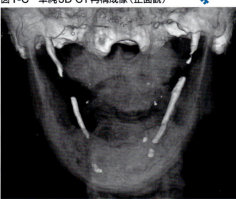

画像の読影

パノラマX線写真で両側に過長茎状突起を認めるが，連続性がない部分を認める（図1-A；→）．単純3D CT再構成像（図1-B, C）では，右：7.0cm，左：7.8cmの過長茎状突起を認めるが，連続性に乏しく，茎状舌骨靱帯の石灰化，骨化が考えられる．

茎状突起過長症の一般的知識と画像所見

茎状突起過長症（Eagle症候群）は，茎状舌骨靱帯の石灰化，骨化，茎状突起の伸長を基礎とし，付近を走行する神経系やその他周囲組織に対する物理的刺激によって，頸部・顔面領域の疼痛や嚥下困難感など様々な症状を呈する病態である．1937年に，Eagleによって最初に報告された[1]．茎状突起は通常長さが2.5cm程度であり，3cmを超えると過長茎状突起と考えられる．精査や好発年齢について一定の見解は得られておらず，様々な報告がある．剖検例では約4％で過長茎状突起を認めるとされるが，実際に症状を訴えるのはそのうちの約4〜10％にすぎない[2]．診断では病歴とともに理学的所見も重要であり，扁桃窩を触診して茎状突起を触れる場合は過長茎状突起である可能性が高い．また，同部の触診で症状が誘発されることもある．

本症は画像評価により診断が得られる．パノラマX線写真で，ある程度評価可能であるが，単純CT，特に3D再構成像による3次元的画像評価での診断がより確実である．さらに3D再構成像は，茎状突起の彎曲の有無や周囲血管との関係なども把握できることから，術前評価としての有用性も高い．

症状が軽症の場合には，無治療での経過観察がとられる場合も多い．症状を呈する症例では，まずは内科的治療として非ステロイド系抗炎症薬やステロイド，局所麻酔薬の経咽頭的局注が施行され，コントロール不良の場合には外科的治療として経口的あるいは経皮的アプローチによる茎状突起切除術が施行される．しかし，外科的治療を行っても最大で約20％の症例で症状の継続がみられると報告されている[3]．

NOTE

茎状突起による内頸動脈の圧迫

頻度は低いが，内頸動脈に対する直接的圧迫による一過性脳虚血発作や，内頸動脈解離の報告[4][5]も散見されるため，注意が必要である．

参考文献

1) Eagle WW: Elongated styloid process: symptoms and treatment. AMA Arch Otolaryngol 67: 172-176, 1958.
2) Rechtweg JS, Wax MK: Eagle's syndrome: a review. Am J Otolaryngol 19: 316-321, 1998.
3) Ceylan A, Köybaşioğlu A, Celenk F, et al: Surgical treatment of elongated styloid process: experience of 61 cases. Skull Base 18: 289-295, 2008.
4) Farhat HI, Elhammady MS, Ziayee H, et al: Eagle syndrome as a cause of transient ischemic attacks. J Neurosurg 110: 90-93, 2009.
5) Yamamoto S, Todo K, Kawamoto M, et al: Carotid artery dissection associated with an elongated styloid process. Intern Med 52: 1005-1006, 2013.

158　Ⅰ．歯，顎骨

骨関連病変　中心性巨細胞肉芽腫
central giant cell granuloma（旧 中心性巨細胞病変）

森本泰宏，小田昌史

症例 20代，女性．主訴：下顎左側大臼歯部の違和感．口腔内所見：下顎左側大臼歯部に軽度の腫脹．

図1-A　パノラマX線写真

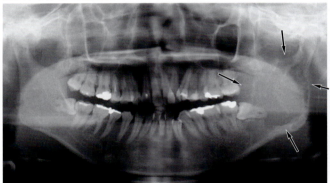

図1-B　造影CT（下顎枝レベル，軟組織表示）

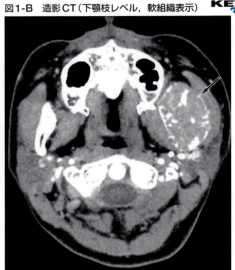

図1-C　造影CT冠状断像（下顎枝レベル，軟組織表示）

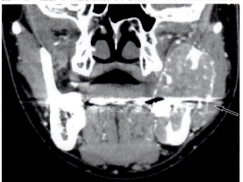

図1-D　造影3D CT再構成像（正面像）

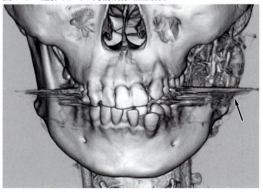

図1-E　造影3D CT再構成像（左側面像）

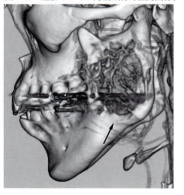

参考文献
1) 岡野友宏，小林 馨，有地榮一郎（編）；歯科放射線学，第5版．医歯薬出版，p.279-280, 2013.
2) White SC, Pharoah MJ: Oral radiology: principles and interpretation, 4th ed. Mosby, Baltimore, p.501-503, 2003.
3) Cawson RA, Binnie WH, Barrett AW, et al: Oral disease, 3rd ed. Mosby, St. Louis, p.7.11-7.12, 2001.
4) Langlais RP, Langland OE, Nortjé CJ: Diagnostic imaging of the jaws. Lippincott Williams & Wilkins, Baltimore, p.351-355, 1995.

画像の読影

　パノラマX線写真では，左側下顎枝を中心に多胞性で楕円形のX線透過像を認める（図1-A；→）．境界は若干不明瞭で，辺縁形態は滑らかさを欠いている．病変内部は透過性が亢進しており，骨梁構造は認めない．ただし，隔壁様構造を認める．病変と近接する下顎左側第3大臼歯に偏位はなく，根吸収も認めない．左側下顎枝に発症した良性腫瘍と考えられる．

　造影CTでは，左側下顎枝を中心に楕円形の軟組織腫瘤を認める（図1-B, C；→）．境界は比較的不明瞭で，辺縁形態は滑らかさを欠いている．腫瘤内部の吸収値は筋肉とほぼ同程度である．腫瘤と近接する下顎骨頬舌側皮質骨は，顕著に膨隆・菲薄化し，一部は消失している．

　CTデータを基にした頭蓋骨の3D再構成像では，左側下顎枝の顕著な変形と，皮質骨の消失による骨内の露出や凹凸が認められる（図1-D, E；→）．

中心性巨細胞肉芽腫の一般的知識と画像所見

　中心性巨細胞肉芽腫は，2017年より以前は中心性巨細胞病変と呼ばれていた．病態はあくまで巨細胞を伴う修復性肉芽腫であり，真の巨細胞腫とは区別される[1,2]．しかし，2017年のWHO組織分類の改訂により"巨細胞肉芽腫"と名称変更され，巨細胞性病変と骨嚢胞の中に加えられている．巨細胞肉芽腫は顎骨以外の領域に発症することが多く，特に長管骨のものは顎骨のものより活発な活動を示すものが多い．

　病態は，何らかの原因で局所あるいは広範囲に多核巨細胞が出現することで骨破壊が生じるものである[3]．原因のひとつである副甲状腺機能亢進症にみられる褐色腫やケルビズムでは，骨破壊が著しい．それ以外にも，動脈瘤様骨嚢胞や単純性骨嚢胞でも巨細胞病変の出現とそれに伴うfibro-osseous lesionが確認されることが多い[3]．

　病変の発育が活発な際には単核や多核巨細胞の割合が多く，線維性組織は少ない．また，骨新生の所見も少ない．一方，活動が落ち着いてくると線維性組織が増加し，骨新生の所見が増してくる．顎骨における好発部位は下顎臼歯部である．10～30代の女性に多くみられる．歯肉にも巨細胞病変は発症し，顎骨中心性のものよりはるかに多い．

画像所見　中心性巨細胞肉芽腫は，多核巨細胞による骨消失と修復性の肉芽腫性組織である．そのため，画像上は境界が明瞭な単胞性もしくは多胞性のX線透過像を示す[1,2,4]．ただし，病変周囲に辺縁硬化像を伴わないものが多く，境界が不明瞭であることも経験する．

　CTやMRIでは，境界が明瞭もしくは若干不明瞭な軟組織腫瘤である．したがって，病変と近接する皮質骨は，膨隆することもあるが，消失することも多い．骨消失の状態は，あたかも悪性腫瘍の挙動を呈することがある．隣接する歯の偏位や根を吸収することが多い．歯根吸収の状態はナイフカット状であったり，スパイク状であったりする．病変の活動が活発な際には，X線不透過像はほとんど認めない．しかし，活動が落ち着いてくると骨新生に伴う不透過像が認められる．

鑑別診断のポイント

　中心性巨細胞肉芽腫は軟組織腫瘤として認められ，顎骨に発症する他の軟組織腫瘤との鑑別が難しい[2]．症例によっては，悪性腫瘍に類似した所見を呈することもある．成熟した病変は，fibro-osseous lesionの特徴である硬組織を含むようになり，診断の手助けになる．

骨関連病変 ケルビズム
cherubism

森本泰宏, 小田昌史

症例 30代, 女性. 主訴：両側下顎骨の変形. 口腔内所見：両側下顎骨の変形と腫脹.

図1-A パノラマX線写真

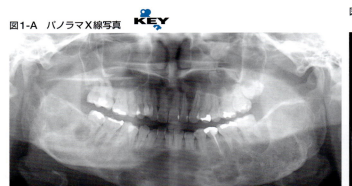

図1-B 単純CT（下顎骨レベル, 軟組織表示）

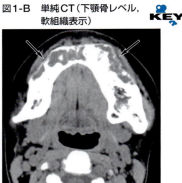

図1-C 単純CT（下顎骨レベル, 骨表示）

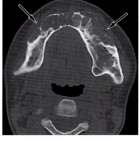

図1-D 単純CT（下顎歯根レベル, 骨表示）

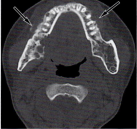

図1-E 単純CT（上顎歯根レベル, 骨表示）

図1-F 単純CT（上顎洞レベル, 骨表示）

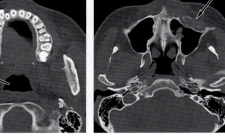

図1-G 単純3D CT再構成像（右側面像）

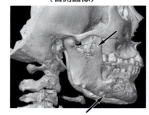

図1-H 単純3D CT再構成像（正面像）

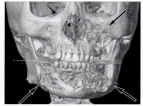

図1-I 単純3D CT再構成像（左側面像）

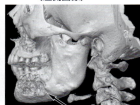

図1-J 単純3D CT再構成像（尾側像）

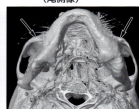

画像の読影

パノラマX線写真（図1-A）では, 両側下顎骨全域にわたり多胞性のX線透過像を認める. 両側下顎頭以外, 歯槽骨から基底骨まで, ほぼすべての領域に変化を認める. 境界は不明瞭で, 下顎骨下縁皮質骨は全域にわたり不明瞭化している. 両側下顎骨は全域にわたり増大, 変形し, 特に, 両側下顎角部は膨隆, 拡大している. 病変部に存在する下顎全歯の歯根に明らかな消失はない. また, 歯の偏位も認めない. 上顎左側臼歯部にも多胞性のX線透過像を認め, ケルビズムによる変化と考えられる.

単純CTでは, 下顎骨全域にわたり広がる多胞性の軟組織密度の腫瘤を認め（図1-B〜E；→）, 境界は不明瞭である. 下顎骨は全域にわたり変形している. 下顎骨の頬舌径は増大し,

左右差を認める．特に，下顎左側大臼歯部から左側下顎枝が増大している．病変と近接する頬舌側皮質骨は，広範囲にわたり消失している．特に，下顎両側小臼歯部の頬側皮質骨，下顎右側大臼歯部の舌側皮質骨は顕著で，上顎左側大臼歯部の周囲歯槽骨にも類似した所見を認める（図1-F；→）．

CTデータを基にした頭蓋骨の3D再構成像では，下顎骨の顕著な変形と皮質骨の消失による骨内の露出や凹凸が認められ（図1-G～J；→），ケルビズムによる変化と考えられる．

ケルビズムの一般的知識と画像所見

ケルビズムは，対称的に無痛性腫脹が生じるという特徴的な臨床症状を示す[1)2)]．その顔貌が天使様（cherubim）であるため，ケルビズムという疾患名が付けられた[1)]．頸部や顎下リンパ節が反応性腫大を呈することもある．ただし，それ以外には身体的所見をほとんど伴わない．2017年のWHO組織分類では，巨細胞性病変と骨囊胞の中に加えられている．発生原因は，アダプター蛋白質である*SH3BP2*遺伝子のpoint mutationにより生じる疾患で，遺伝性を有する[3)]．常染色体優性遺伝の形式を示し，優性遺伝子の発現率は男性で100%，女性で約60%である[3)4)]．

病変は上下顎のいずれかの片側，複数部位および全域に広がる．病態は巨細胞病変が顎骨全域に広がり，それを侵すことにより変形などが進行していく．

病変初期は全域にわたり巨細胞組織が広がり，激しく顎骨を侵していく．時間経過とともにその割合は減少し，線維性組織や骨組織の割合が増加することで病変の進行は停止する[3)4)]．それに伴って，小児期に認められる天使様顔貌も経年的に消失してくる．

画像所見 ケルビズムの画像所見は，巨細胞組織が豊富な活動期と，線維や骨組織の割合が増す成熟期では若干異なる．

小児早期の活動期では，パノラマX線写真上，顎骨の広範囲に広がる多胞性透過像が特徴である[4)]．同時に，画像上でもはっきり判断可能な膨隆などに伴う骨変形がみられる．さらに，未萌出歯は偏位や転位を示し，萌出歯も偏位することがある．病変侵食に伴い，残留した骨組織や修復による骨新生領域が，わずかに不透過像として認められる．CTでも広範囲に多胞性の軟組織腫瘤を認め，残留した骨組織や修復性骨新生が高密度領域として確認される．3D CT再構成像では，活動の程度に沿って顎骨の変形を認める．また，皮質骨の消失により，腫瘤形態に沿った凹凸がみられる．萌出歯，未萌出歯とも偏位する．

一方，年齢が成人を超え成熟期になると，活動期にみられた広範囲に広がる多胞性のX線透過像は消失し，不透過性構造物が増加することもある[4)]．これは，修復性の骨新生領域が増してくるためである．線維性異形成症の所見に類似して，不透過性が亢進してくる．CTでも巨細胞病変の存在を示唆する軟組織腫瘤が消失し，高密度の構造物に置換される．

鑑別診断のポイント

ケルビズムは顎骨形態に広範囲に広がる多胞性透過像を示し，CTでは臨床症状に一致した骨変形を示すため比較的診断しやすい．家族性であるため，近親者を確認することも大切である．

参考文献

1) 岡野友宏，小林 馨，有地榮一郎（編）；歯科放射線学，第5版．医歯薬出版，p.280-281, 2013.
2) White SC, Pharoah MJ: Oral radiology: principles and interpretation, 4th ed. Mosby, Baltimore, p.506-507, 2003.
3) Cawson RA, Binnie WH, Barrett AW, et al: Oral disease, 3rd ed. Mosby, St. Louis, p.8.9-8.10, 2001.
4) Langlais RP, Langland OE, Nortjé CJ: Diagnostic imaging of the jaws. Lippincott Williams & Wilkins, Baltimore, p.367-370, 1995.

162　I．歯，顎骨

外傷・骨折　上顎骨骨折・Le Fort型骨折
maxillary fracture, Le Fort fracture

近藤雄大，中村友梨，山下善弘

症例1 10代後半，女性．馬術部のクラブ活動中，暴れた馬の手綱が顔面に直撃し受傷した．

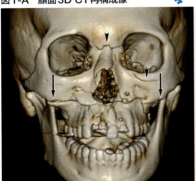

図1-A　顔面3D CT再構成像

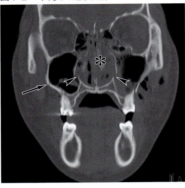

図1-B　単純CT冠状断像

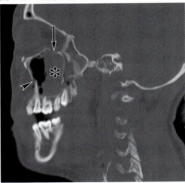

図1-C　単純CT矢状断像

症例2 30代，男性．工場内で作業中，高所（約4m）からヘルメット着用なしの状態で顔面から転落した．

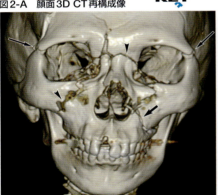

図2-A　顔面3D CT再構成像

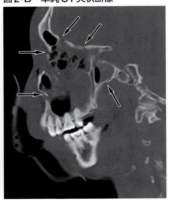

図2-B　単純CT矢状断像

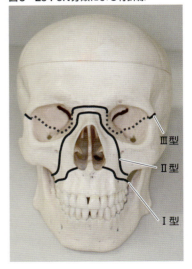

図3　Le Fort分類による骨折線

NOTE
頭蓋底骨折の合併症
脳の損傷，眼症状，鼻症状などの合併に注意．鼻出血がある場合は，頭蓋底骨折の可能性を考慮する．

参考文献
1) 白砂兼光，古郷幹彦（編著）；第4章 顎顔面の外傷．口腔外科学，第3版．医歯薬出版，p.118-121, 2010.
2) Le Fort R: Experimental study of fractures of the upper jaw. Plast Reconstr Surg 41: 422-428, 1968. (reprint 50: 497-506, 1972)

画像の読影

【症例1】 顔面3D CT再構成像にて両側上顎骨に，梨状口下縁から上顎洞外側壁まで横走する骨折線がみられる（Le Fort I型．図1-A；→）．また，左側眼窩下，前頭鼻骨縫合部にも骨折線（Le Fort III型．図1-A；▶）がみられる．上顎左側切歯の歯冠破折，上顎右側中切歯，側切歯の歯冠破折および同部歯槽骨に，複数の骨折線を認める．また単純CT冠状断像にて両側上顎洞の内側壁（図1-B；→）および外側壁（図1-B；▶）に，矢状断像にて前壁（図1-C；▶）および眼窩底部（図1-C；→）に及ぶ2か所の骨折を認める．両側上顎洞や篩骨洞，左側前頭洞には血腫も伴って認める（図1-B，C；＊）．

【症例2】 顔面3D CT再構成像にて，鼻根部と上顎骨右側の骨折（Le Fort II型．図2-A；▶）および上顎骨左側を斜走する骨折線（Le Fort I型．図2-A；→）がみられる．さらに，両側の頬骨前頭縫合部骨折を認める（Le Fort III型．図2-A；➤）．単純CT矢状断像では，頭蓋底部に複数の骨折線を認める（図2-B；→）．

上顎骨骨折・Le Fort型骨折の一般的知識と画像所見

　顎顔面は複数の骨によって構成されている．そのため，顎顔面領域の骨折では複数骨に多発骨折している場合が多い．また，脳や眼，鼻，耳の損傷などが高頻度に合併する．中顔面損傷では，頬骨，上顎骨，鼻骨と，それらと骨縫合で接する頭蓋骨（前頭骨，蝶形骨，側頭骨）骨折の合併も多い．

　上顎骨は歯槽突起以外は薄い板状骨のため骨折の好発部位であり，顎顔面領域の全骨折のうち，上顎骨単独骨折は約10％，上下顎骨折，上顎骨頬骨複合骨折，頬骨（頬骨弓含む）単独骨折がそれぞれ約5％を占める[1]．

　骨折線が上顎骨を含んで横走する場合，Le Fort分類[2]（図3）によってI型，II型，III型に大別される．Le Fort I型（Guerin骨折・水平型）は，梨状口外側縁下部－犬歯窩－上顎洞前壁－翼口蓋窩（－翼状突起下部）に達する，歯槽部を分離するような骨折である．歯や上顎歯槽部に外力が加わった場合に多くみられ，歯や歯槽突起の損傷も伴う場合が多い．特に歯槽部が一塊になって分離し異常可動している状態を，floating maxillaという．

　Le Fort II型（錐体型・ピラミッド型）は，鼻－上顎骨前頭突起－涙骨－篩骨－眼窩底－上顎骨頬骨縫合部－翼口蓋窩－翼状突起に達する骨折である．

　Le Fort III型（頭蓋顔面分離型）は，前頭鼻骨縫合－涙骨－篩骨上部－下眼窩裂－（前方）眼窩外側面から頬骨前頭縫合へ，（後方）翼口蓋窩・翼状突起基部に達する骨折である．頭蓋顔面分離状態で，しばしば眼窩の損傷，眼球沈下，複視を伴う．これら3つの型は，対称性，非対称性，混合型，さらに縦骨折を伴うなど，複雑な所見を呈する．

　上顎骨上方は頭蓋底となるため，頭蓋底骨折による髄液漏を来したり，鼻症状（変形，鼻出血，閉塞感，嗅覚障害など），眼症状（眼球陥凹，複視など）も伴う場合があり，重篤化する場合があるため注意が必要である．特に，脳脊髄液が多く混じっている鼻出血はサラサラとしており，透明な鼻水のようにみえることもあるので注意する必要がある．

　治療法としては，金属プレートなどによって骨片を固定し，咬合の保全に努める観血的整復固定術が主流である．

鑑別診断のポイント

　顔面骨折は多発骨に複雑に生じる場合が多いため，画像診断は外力の抜けた方向も考慮し，多方向からの画像検査および骨折，偏位へのアプローチが有用である．

外傷・骨折　下顎骨骨折・下顎頭(関節突起)骨折

mandibular fracture, fracture of articular process

近藤雄大, 中村友梨, 山下善弘

症例1　10代後半, 男性. ラグビーの試合中に選手同士で正面から衝突し, 顔面を強打した.

図1-A　パノラマX線写真

図1-B　下顎骨単純CT

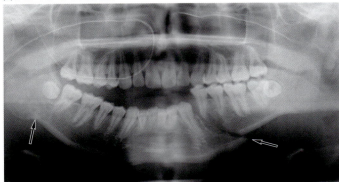

図1-C　右側顔面3D CT再構成像

図1-D　左側顔面3D CT再構成像

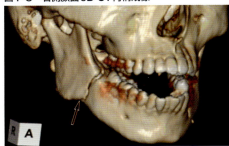
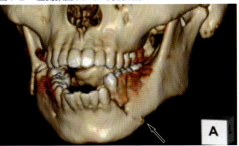

症例2　30代, 男性. 仕事中, 走行車が運搬していた工業用機材に下顎右側を強打した.

図2-A　パノラマX線写真

図2-B　単純CT

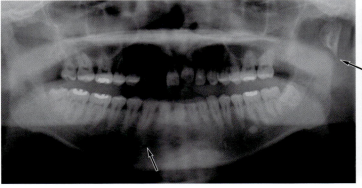
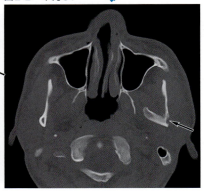

> **NOTE**
> **介達骨折**
> 外力の直接加わる部位の直達骨折だけでなく, 反対側の関節突起の介達骨折の合併に注意が必要である.

画像の読影

【症例1】　パノラマX線写真では，下顎左側犬歯および第1小臼歯間の歯槽部からオトガイ孔を通過して，下顎下縁に縦走する骨折線がみられる（図1-A；→）．下顎右側角部は骨折線が下顎下縁まで到達し，骨片同士が重なっている．単純CTおよび3D再構成像では，下顎右側角部および下顎左側犬歯・第1小臼歯間に骨折線がみられ（図1-B〜D；→），オトガイ部を含む大骨片が後下方に偏位しており，開咬状態を呈している．

【症例2】　パノラマX線写真では，左側下顎頭頸部および下顎右側犬歯歯根部付近の歯槽骨に斜走する骨折線を認める（図2-A；→）．単純CTでは，左側下顎頭が骨折し内側へ偏位しており（図2-B；→），頬部軟組織の腫脹もみられる．

下顎骨骨折・下顎頭（関節突起）骨折の一般的知識と画像所見

1）一般的知識・臨床所見

好発年齢は10〜20代で，男女比は約3：1で男性に多い．好発部位は直接外力が加わりやすい骨体部や正中部，また構造上脆弱な下顎頭（関節突起）である．特に下顎頭骨折に関しては，顎の可動性という特徴のため，外力が加わった骨体部の反対側の下顎頭に応力が集中することで生じる介達骨折も多い．下顎枝や筋突起骨折は比較的少ない[1]．

臨床所見は，顔貌の変形，咬合異常，開口障害の他に，骨片の偏位，異常可動性，下顎下縁に沿って圧痛やステップ，軋轢音，Malgaigne圧痛点，下歯槽神経損傷による下唇知覚異常，骨折部位直上の裂傷，骨片呼吸（正中骨折），歯の破折などが挙げられる．

2）下顎骨骨折と咬合異常

下顎骨は部位により様々な方向から筋が付着しているため，骨折により複数の骨片に分離されると，それぞれの筋の作用によって各方向へ牽引され，骨片の偏位が生じ咬合不全に陥る．特に，小骨片の偏位量は大骨片より大きくなる．開口筋群（外側翼突筋，顎舌骨筋，オトガイ舌骨筋，顎二腹筋）が付着する骨片は上・後方へ，閉口筋群（側頭筋，咬筋，内側翼突筋）が付着する骨片は上・前方へ牽引されやすい．骨折部位が正中付近で下顎骨を左右に分断するような場合，閉口時には左右の開閉口筋が均等に作用し骨偏位は少ないが，開口時には顎二腹筋により左右に牽引されることで骨が離開する現象が生じる．開閉口時のこの現象は，骨が呼吸しているようにみえることから骨片呼吸と呼ばれ，正中部（オトガイ部）骨折の特徴である．

下顎骨の骨片偏位は咬合不全を伴う場合がほとんどで，早急な対応が必要である．現在，下顎骨骨折の処置としては金属プレート・スクリューなどで直接骨折部位の固定を行う観血的整復固定術が主流である．下顎骨骨折後，咬合が保全できるかどうかが大変重要であり，しっかりと上下の歯がかみ合った状態で整復固定されているかを確認する必要がある[2]．

鑑別診断のポイント

直接外力を受けた部位以外でも介達骨折の可能性があるため，外力の抜ける方向を考慮し，多方向の画像診断が求められる．CT検査が有効である．また，歯冠や歯根破折，歯の陥入・脱臼，歯槽骨骨折など，細かい骨折線や破折線にも注意が必要である．

参考文献

1) 日本口腔外科学会，日本口腔顎顔面外傷学会：外傷診療ガイドライン，第II部，2015改訂版．（https://www.jsoms.or.jp/pdf/trauma_2_20150501.pdf）
2) Valiati R, Ibrahim D, Abreu ME, et al: The treatment of condylar fractures: to open or not to open? A critical review of this controversy. Int J Med Sci 5: 313-318, 2008.

166　I．歯，顎骨

外傷・骨折　頬骨（弓）骨折・上顎骨頬骨複合骨折
zygomatic fracture, maxillary zygomatic complex fracture

近藤雄大，中村友梨，山下善弘

症例1　80代，女性．スーパーの自動ドアに右側からぶつかり反動で左側に転倒し，左側顔面を床に強打した．

図1　単純CT

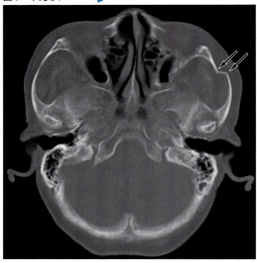

症例2　70代，男性．自転車走行中に，堤防から3m転落した．

図2-A　顔面3D CT再構成像

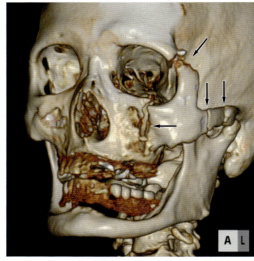

図2-B　単純CT

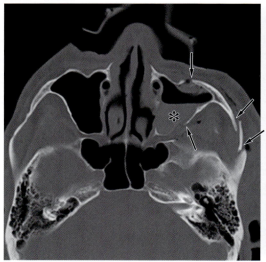

図2-C　単純CT冠状断像

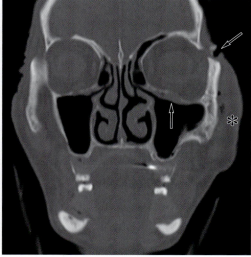

画像の読影

【症例1】 単純CTでは左頬骨弓に骨折を認め，内側に陥凹している（図1；→）．頬骨弓骨折の典型像である．

【症例2】 顔面3D CT再構成像では，上顎骨左側前面，前頭頬骨縫合部，側頭頬骨縫合および頬骨弓に骨折を認める（図2-A；→）．単純CT横断像では，左側上顎洞前壁および後壁，頬骨弓（2か所）に骨折を認める（図2-B；→）．左側上顎洞内は，血液と考えられる液体形成による液体貯留を認める（図2-B；＊）．冠状断像では，左側前頭頬骨縫合部の骨折および同部の皮下軟部組織の損傷を認める（図2-C；→）．上顎洞外側壁の骨折も合併し，頬骨はやや外側に回転偏位しており，左側頬部の腫脹も伴って認める（図2-C；＊）．

頬骨（弓）骨折・上顎骨頬骨複合骨折の一般的知識と画像所見

頬骨は，上顎骨，前頭骨，側頭骨，蝶形骨と連結している．頬骨体部は，中顔面で前外方に突出しているため直接外力を受けやすく，骨折の好発部位である．また，頬骨弓は側頭骨頬骨突起と頬骨側頭突起からなる細い棒状の構造をしており，骨折しやすい部位である．

原因は交通事故が40～60％を占め，その他，転倒・転落，スポーツ，殴打などによる．頬骨および頬骨弓骨折は，下顎骨骨折，上顎骨骨折に次いで多く，しばしばLe Fort II型，III型（p.162，図3参照）と合併する．頬骨体部自体は頑丈であるので，骨折は隣接する骨との縫合部に生じることが多い[1]．

臨床所見は，頬部変形（頬骨部の平坦化，頬骨弓の陥凹など），眼窩部の腫脹，眼窩下神経損傷による知覚異常，皮下出血，開口障害，咬合異常の他，骨折部位によっては眼球運動制限や複視，視力低下などの眼症状も認める．また，上顎洞内血腫や鼻出血なども生じやすい．

頬骨弓骨折では，頬骨弓が内側にV字型に陥凹の状態を呈することが多い（図1）．頬骨弓単独骨折では眼症状が現れることはほとんどないが，頬骨弓の陥凹が側頭筋や筋突起にまで影響すると開口障害を起こす．

治療法は，頬骨弓の整復には側頭法（Gillies法）が多く施行されている．体部や隣接骨縫合部の骨折は，プレートなどによる観血的処置が主流である[2) 3)]．

鑑別診断のポイント

頬骨骨折，頬骨弓骨折は頻度が高く，頬骨弓の偏位，陥凹など画像所見は比較的確認しやすい．軸方向のX線やWaters法の単純X線検査も有効であるが，CTが大変有用である．

> **NOTE**
> **眼症状の合併**
> 頬骨は骨折の好発部位であり，隣接する骨との縫合部や頬骨弓骨折が多い．上顎骨頬骨複合骨折に及ぶと，眼症状を合併しやすい．

参考文献
1) 白砂兼光，古郷幹彦（編著）；第4章 顎顔面の外傷．口腔外科学，第3版．医歯薬出版，p.118-121，2010．
2) Gillies HD, Kilner TP, Stone D: Fractures of the malar-zygomatic compound: with a description of a new X-ray position. Br J Surg 14: 651-656, 1927.
3) 額田純一郎，藤代博巳，道澤雅裕・他：頬骨・頬骨弓骨折の合併症に関する臨床的検討．日口腔外会誌 41: 242-244, 1995．

168　I. 歯, 顎骨

外傷・骨折　顎顔面骨骨折に併発した喉頭外傷
laryngeal injury with maxillofacial fracture

高橋 望, 中山秀樹

症例1　60代, 男性. バイク事故により救急搬送.

図1-A　顎顔面単純CT

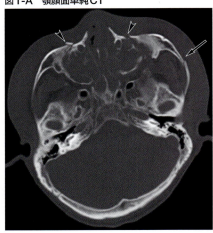

図1-C　顎顔面3D CT再構成像

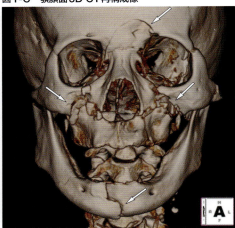

図1-B　顎顔面単純CT冠状断像

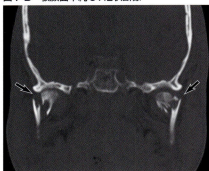

図1-D　頸部単純CT

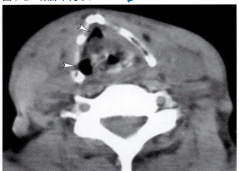

症例2　40代, 男性, 船舶事故により救急搬送.

図2-A　顎顔面3D CT再構成像

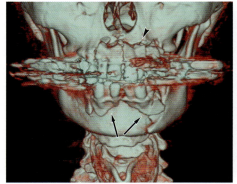

図2-B　頸部単純CT

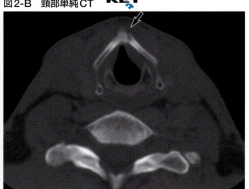

画像の読影

【症例1】　顎顔面単純CT横断像では左側頬骨（図1-A；→），両側上顎洞前壁（図1-A；▶）に，冠状断像では両側下顎頭（図1-B；→）に骨折線を認める．3D CT再構成像では上下顎骨や前頭骨に骨折線を認め（図1-C；⇨），顔面はほぼ正中部を中心に打撲していることが推測される．頸部単純CTでは，軟組織の浮腫性変化および甲状軟骨周囲にairによる低吸収域も認める（図1-D；▷）．

【症例2】　顎顔面3D CT再構成像では下顎骨（図2-A；→），上顎骨（図2-A；▶）に骨折線を認める．頸部単純CTでは左側甲状軟骨に骨折線を認めるが（図2-B；→），骨片の偏位は軽度である．

顎顔面骨骨折に併発した喉頭外傷の一般的知識と画像所見

喉頭外傷は，顎顔面外傷と併発して生じることが多く，喉頭浮腫や声帯浮腫のために遅発性に気道閉塞を生じ，呼吸困難を招く危険性がある．喉頭は下顎や鎖骨，頸椎に囲まれ，頸椎自体が可動性に富んでいるために比較的外傷は受けにくい．そのため，喉頭外傷は比較的稀であり，頭頸部の全外傷における喉頭外傷の割合は1%以下とされている[1]．しかしながら，発見が遅れると重篤になるため，顔面骨折時に念頭に置くべき疾患である．

喉頭外傷の重症度分類はTroneらが1980年に報告[2]して以来，大きな改訂はなされていない．以下に，その分類を示す．

Group 1：軽度の粘膜下血腫・粘膜下損傷を認め，骨折のないもの，
Group 2：浮腫や血腫，粘膜損傷を認めるが軟骨露出なく，偏位を伴わない軟骨骨折を認めるもの，
Group 3：高度の浮腫，軟骨露出，偏位を伴う軟骨骨折や声帯固定を認めるもの，
Group 4：Group 3に加えて複数の骨折を伴うもの．

このうちGroup 2以上になると，気管切開をはじめとする気道確保が必要となる．

本例では，症例2において偏位を伴わない甲状軟骨骨折を認めており，Group 2に分類され，気管切開を施行した症例である．また，症例1では明らかな骨折は認めておらずGroup 1に分類されるが，遅発性に呼吸苦を認めており，最終的に気管切開をするに至っている．そのため，顎顔面外傷時は受傷時に明らかなGroup 2以上の喉頭外傷所見がなくても，注意深く呼吸状態などの経過観察が必要であり，急変時には気道の確保など迅速な対応が必要である．

鑑別診断のポイント

顎顔面骨骨折に併発した喉頭外傷は，頻度としては決して高くはないが，対応が遅くなると重篤になる危険性を有している．喉頭周囲軟組織の浮腫性変化や，甲状軟骨周囲の空気像がみられる場合は，明らかな骨折を認めていなくても注意が必要である．

> **NOTE**
> **内視鏡による評価**
> 咬頭外傷の診断には，CTの他に内視鏡による観察も有用である．内視鏡は内腔粘膜の損傷や浮腫の程度，声帯運動の評価に優れている．

参考文献

1) Jewett BS, Shockley WW, Rutledge R: External laryngeal trauma analysis of 392 patients. Arch Otolaryngol Head Neck Surg 125: 877-880, 1999.
2) Trone TH, Schaefer SD, Carder HM: Blunt and penetrating laryngeal trauma: a 13-year review. Otolaryngol Head Neck Surg 88: 257-261, 1980.

II 口腔, 口腔底

総論 口腔，口腔底の正常画像解剖

久野博文

▶ 口腔（全体像）

　口腔は，前方が上下口唇の接面である口裂より始まり，後方は上方が硬口蓋と軟口蓋の接合部，両側方は前口蓋弓（口蓋舌弓），下方は舌の有郭乳頭の舌分界溝により描かれる円形線（口狭）までとされ，それより後方は中咽頭と定義される．

　歯列によって大きく，口腔前庭と固有口腔の2つに分けられ（図1）[1]，口腔前庭は歯列より外側から前方で，その外側には頬粘膜が存在する．頬粘膜は頬筋により裏打ちされ，その深部では脂肪で満たされた頬間隙があり，その後方は咀嚼筋間隙へと続く．固有口腔は，口腔舌と口腔底，上下の舌側歯肉，硬口蓋にて構成される．固有口腔の外側後方には上顎結節近傍に頂点をもち，三角形状の下顎枝前面を覆う臼後三角がある．その後方には，頬筋と咽頭収縮筋との接合部である翼突下顎縫線が存在する．これらの立体的な位置関係は，画像でのみ評価可能となる深部病変の病態や進展範囲の評価において重要である．

　口腔底には，舌とともに多数の筋組織，神経，リンパ組織が複雑に存在しており，病変の同定およびその広がりの診断には，これらの解剖の理解が不可欠である．舌の大部分は，縦横無尽に走行する筋が交錯することによって構成されている．

▶ 舌および口腔底の筋組織

　舌筋は，筋の起始部が舌外にあるものが外舌筋（オトガイ舌筋，舌骨舌筋，茎突舌筋，口蓋舌筋），舌内にあるものが内舌筋（上縦舌筋，下縦舌筋，横舌筋，垂直舌筋）と定義される（図2[2]，図4参照）．病変は外舌筋の走行に沿って進展する傾向にあり，それらの走行の理解は重要である（表）．

　顎舌骨筋は，下顎骨舌側の顎舌骨筋線から舌骨までU字型のハンモック状を呈し，筋性隔膜として口腔底を支持している．同筋は，舌下間隙と顎下間隙を分ける構造物として重要である．

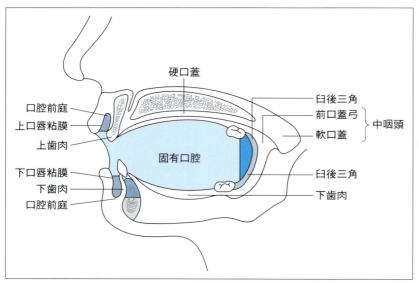

図1　口腔の悪性腫瘍における亜部位

AJCCでは，6つの亜分類；舌（舌可動部，口腔舌：oral tongue），口腔底（floor of mouth），硬口蓋（hard palate），上・下歯肉（gingiva covered upper and lower alveolus），頬粘膜（buccal mucosa），臼後三角（retromolar trigone）に区分される．
国際疾病分類（ICD）ではさらに細分化され，30もの亜部位に区分される．
（文献1）を元に作成）

口腔，口腔底の正常画像解剖　173

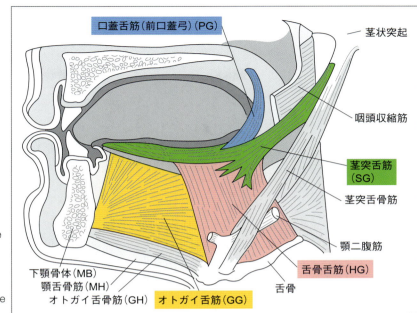

図2　舌および口腔底の筋組織
GG：オトガイ舌筋　genioglossus muscle
GH：オトガイ舌骨筋　geniohyoid muscle
HG：舌骨舌筋　hyoglossus muscle
MB：下顎骨体　mandibular body
MH：顎舌骨筋　mylohyoid muscle
PG：口蓋舌筋（前口蓋弓）palatoglossus muscle
SG：茎突舌筋　styloglossus muscle
（文献2）を元に作成）

表　外舌筋の走行と神経支配

	起始	停止	神経
舌骨舌筋	舌骨	舌の側面	舌下神経
茎突舌筋	茎状突起		
オトガイ舌筋	下顎骨オトガイ棘	扇状に舌実質へ	
口蓋舌筋	口蓋腱膜	舌の側面（内舌筋と合流）	咽頭神経叢

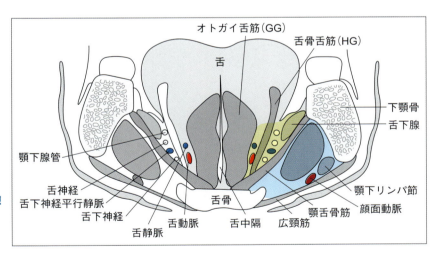

図3　舌下間隙と顎下間隙
　舌下間隙
　顎下間隙
（文献3）を元に作成）

▶ 舌下間隙と顎下間隙

　舌および口腔底の深部には舌下間隙が存在する（図3）[3]．舌下間隙はオトガイ舌筋と顎舌骨筋に囲まれる脂肪で満たされた間隙であり，同間隙内を走行する舌骨舌筋（HG）の外側を，顎下腺（Wharton）管，舌神経，舌下静脈，深舌静脈，舌下神経が走行し，舌骨舌筋内側では舌動脈，舌静脈が走行する（図3）[3]．舌下間隙の後端には筋膜が存在せず，病変は容易に顎下間隙へと波及する．

174　II．口腔，口腔底

A　T2強調像

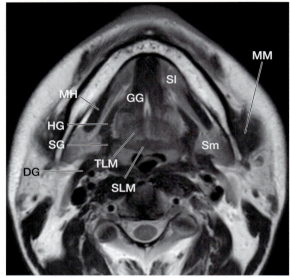

B　造影CT

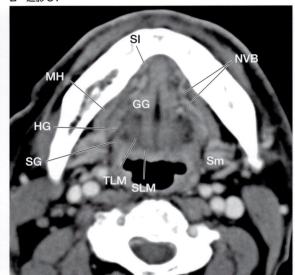

C　T2強調冠状断像

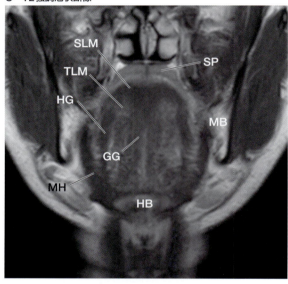

D　T2強調矢状断像

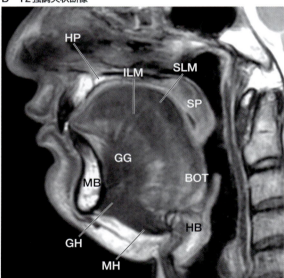

図4　舌および口腔底の画像解剖

解剖名

BOT：舌根　base of tongue
DG：顎二腹筋　anterior belly of digastric muscle
GG：オトガイ舌筋　genioglossus muscle
GH：オトガイ舌骨筋　geniohyoid muscle
HG：舌骨舌筋　hyoglossus muscle
HB：舌骨　hyoid bone
HP：硬口蓋　hard palate
ILM：下縦舌筋　inferior longitudinal muscle
MB：下顎骨体　mandibular body

MH：顎舌骨筋　mylohyoid muscle
MM：咬筋　masseter muscle
NVB：舌神経血管束　lingual neurovasucular bundle
SG：茎突舌筋　styloglossus muscle
SI：舌下腺　sublingual gland
SLM：上縦舌筋　superior longitudinal muscle
Sm：顎下腺　submandibular gland
SP：軟口蓋　soft palate
TLM：横舌筋　transverse muscle

顎舌骨筋より尾側は顎下間隙が存在し，顎二腹筋前腹，オトガイ下リンパ節，顎下リンパ節，顎下腺浅部などが含まれる．

▶ 脈管と神経

舌に関与する脈管と神経が集約的に存在する部位は，舌神経血管束（lingual neurovascular bundle）と呼ばれ，造影CT，MRI横断像および冠状断像にて，それぞれ造影された線状および点状構造として描出される（図4-B）．舌神経血管束への浸潤と，病理組織学的な神経周囲浸潤や脈管浸潤との密接な関係があり，悪性腫瘍の頸部転移，局所制御率，生存率に関与するとされているため，これらの走行と位置関係の把握は予後推定において重要となる．舌動脈は外頸動脈から分岐した後，舌骨下枝と複数の舌背枝を出しながら舌骨舌筋内側を舌尖方向へ走行し（図3），その後，舌下動脈と舌深動脈とに分岐，舌下面と舌背へ密な血管網を作りながら放射状に分布する（図5）[4]．舌静脈は舌動脈の走行と分布にほぼ一致するが，舌下神経伴行静脈のみ舌骨舌筋の外側を走行する（図3，5）[5]．この解剖学的位置関係は，舌下神経と舌神経の走行理解の一助となる．

舌を支配する神経は，知覚神経線維として三叉神経の枝である舌神経，舌咽神経，迷走神経，運動神経線維として舌下神経が関与する．舌神経や舌下神経をCTおよびMRIで明瞭に描出することは困難だが，隣接する外舌筋や前述した舌下神経伴行静脈などの血管構造との関係から，局在を把握することができる．舌に関与する神経の解剖は，癌の神経周囲進展の理解に重要である（「神経周囲進展」p.184-185参照）．

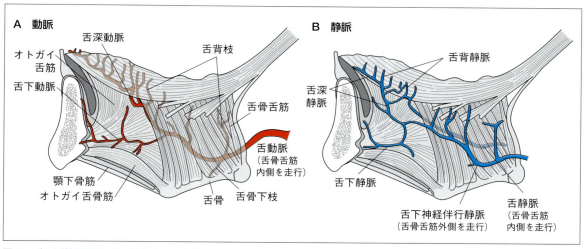

図5　舌の脈管解剖（文献）4）5）を元に作成）

参考文献

1) Ridge JA, Lydiatt WM, Patel SG, et al: Lip and oral cavity. *In* Amin MB, Edge SB, Greene FL, et al (eds); AJCC cancer staging manual, 8th ed. Springer, New York, p.79-94, 2016.
2) Norton NS（著），前田健康（監訳）；ネッター頭頸部・口腔顎顔面の臨床解剖学アトラス，原著第2版．医歯薬出版，p.405, 2014.
3) 米津康一：口腔底の解剖．酒井 修（編著）；頭頸部の画像診断．学研メディカル秀潤社，p.215, 2002.
4) 上條雍彦：1. 頭頸部の動脈　C 舌動脈．図説 口腔解剖学 3 脈管学（基礎編）．アナトーム社，p.447, 1985.
5) 上條雍彦：1. 頭頸部の静脈　C 舌静脈．図説 口腔解剖学 3 脈管学（基礎編）．アナトーム社，p.455, 1985.

突起浸潤や頭蓋底浸潤などのT4b因子が根治的切除不能因子として重要である．

悪性腫瘍 悪性小唾液腺腫瘍（非扁平上皮癌）
malignant oral cavity tumors (non-squamous cell carcinoma)

関谷浩太郎，久野博文

症例1 80代，女性．口蓋腫瘍にて紹介受診．三叉神経領域の痺れを伴う．

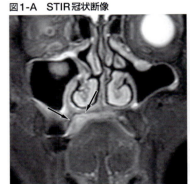

図1-A　STIR冠状断像

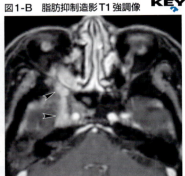

図1-B　脂肪抑制造影T1強調像

症例2 60代，女性．通院中の近医歯科にて舌腫瘤を指摘され，紹介となった．

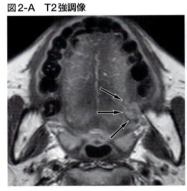

図2-A　T2強調像

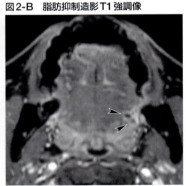

図2-B　脂肪抑制造影T1強調像

症例3 60代，女性．前医にて硬口蓋の腫瘤より細胞診class Ⅳで紹介となった．

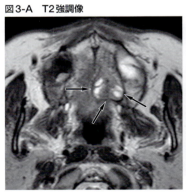

図3-A　T2強調像

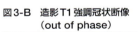

図3-B　造影T1強調冠状断像（out of phase）

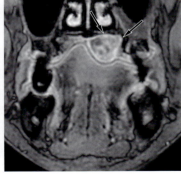

参考文献
1) Fukuda S, Hayashi R, Nishimura Y, et al: Report of head and neck cancer registry of Japan: clinical statistics of registered patients, 2013. Japanese Journal of Head and Neck Cancer 11 (Suppl): 41, 2015.
2) Tian Z, Li L, Wang L, et al: Salivary gland neoplasms in oral and maxillofacial regions: a 23-year retrospective study of 6982 cases in an eastern Chinese population. Int J Oral Maxillofac Surg 39: 235-242, 2010.
3) Kato H, Kanematsu M, Makita H, et al: CT and MR imaging findings of palatal tumors. Eur J Radiol 83: e137-e146, 2014.
4) Sumi M, Nakamura T: Head and neck tumours: combined MRI assessment based on IVIM and TIC analyses for the differentiation of tumors of different histological types. Eur Radiol 24: 223-231, 2014.

画像の読影

【症例1】　STIR像にて，硬口蓋右側に不均一な高信号を呈する軟部腫瘤を認める（図1-A；→）．造影T1強調像にて右正円孔を介して右Meckel腔に至る腫瘤を認め，V2に沿った神経周囲進展と考えられる（図1-B；▶）．生検にて腺様嚢胞癌と診断されるも，緩和治療の方針となった．

【症例2】　左舌縁後方に境界比較的明瞭で辺縁やや不整な結節を認める．T2強調像にて中等度高信号を呈する（図2-A；→）．造影T1強調像では多房性の造影欠損域を認める（図2-B；▶）．舌部分切除が行われ，粘表皮癌と診断された．

【症例3】　硬口蓋左側に，圧排性発育を示す境界明瞭で辺縁比較的平滑な腫瘤を認める（図3；→）．T2強調像（図3-A）にて低信号を呈し，辺縁部には高信号域を含む．造影T1強調像（図3-B）にて不均一な増強効果を認める．腫瘍切除が行われ，多形低悪性度腺癌（polymorphous low-grade adenocarcinoma；PLGA）と診断された．

悪性小唾液腺腫瘍（非扁平上皮癌）の一般的知識

扁平上皮癌に続く頻度でみられるものとして，小唾液腺由来の悪性腫瘍がある．わが国では，腺様嚢胞癌，粘表皮癌，腺癌の順に多い[1]．亜部位別には口蓋が最も高頻度であるが，舌，口腔底，頬粘膜，歯肉，口唇，臼後部にも出現する[2]．腺様嚢胞癌は成人（55〜75歳）に多く，20歳以下には稀である．粘表皮癌は成人（35〜65歳）の発生が多いものの，20歳以下の小児を含めた幅広い年齢層にみられ，小児では最多の悪性唾液腺腫瘍である[3]．

鑑別診断のポイント

小唾液腺（口蓋腺，前・後舌腺，頬腺，口唇腺，臼歯腺など）の存在する部位の病変は，扁平上皮癌と小唾液腺腫瘍との鑑別が必要な場合がある．病変内に粘液によるT2強調像高信号域を認めた場合は，小唾液腺腫瘍を疑う．不整な骨浸潤や神経周囲進展などがみられる場合は悪性を疑うことができるが，低悪性度腫瘍は非特異的なものが多く，圧排性の骨吸収を示すものでは良性腫瘍との鑑別も難しい．鑑別診断にダイナミックMRIや拡散強調像が有用であるが，最終診断には病理組織検査による確認が不可欠である[3,4]．

進展範囲の評価は扁平上皮癌に準ずる．また，好発部位である口蓋の近傍には大口蓋孔が存在しており，V2（上顎神経）領域の神経周囲進展には注意を要する．

 30代，女性．小唾液腺良性腫瘍の圧排性骨吸収．近医耳鼻科にて口蓋腫瘤の精査を勧められ，紹介受診．

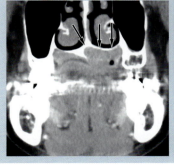
図4-A　造影CT冠状断像

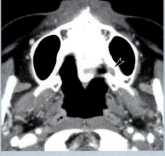
図4-B　造影CT

造影CT冠状断像にて，硬口蓋左側を中心とした圧排性骨吸収を伴う腫瘤を認める（A；→）．軟部濃度が左大口蓋孔に連続してみられ，指摘すべき所見である（B；▶）．本例は生検にて多形腺腫と診断され，口内法での骨切りを含めた切除が提示された．

悪性腫瘍　その他の悪性腫瘍（悪性黒色腫，悪性リンパ腫）
other malignant tumors (malignant melanoma, malignant lymphoma)

関谷浩太郎，久野博文

症例1 60代，女性．歯肉出血を主訴に近医受診，下顎左側歯肉に黒色病変を認めた．

図1-A　T1強調像

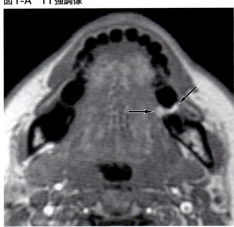

図1-B　脂肪抑制T1強調像

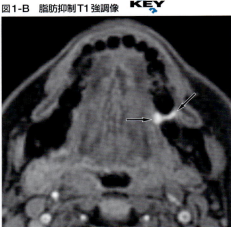

症例2 60代，男性．右頰部腫脹を主訴とし，前医で上顎歯肉の細胞診にて悪性リンパ腫が疑われ，紹介受診となった．

図2-A　脂肪抑制造影T1強調像（out of phase）

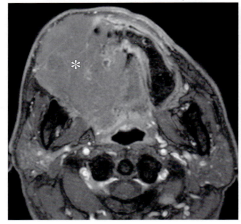

図2-B　拡散強調像（ADC map, b＝0, 800s/mm²）

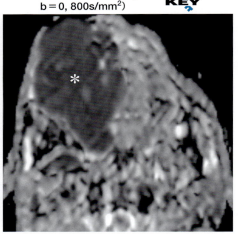

参考文献

1) McLean N, Tighiouart M, Muller S: Primary mucosal melanoma of the head and neck. Comparison of clinical presentation and histopathologic features of oral and sinonasal melanoma. Oral Oncol 44: 1039-1046, 2008.
2) Enochs WS, Petherick P, Bogdanova A, et al: Paramagnetic metal scavenging by melanin: MR imaging. Radiology 204: 417-423, 1997.
3) Barrington SF, Mikhaeel NG, Kostakoglu L, et al: Role of imaging in the staging and response assessment of lymphoma: consensus of the International Conference on Malignant Lymphomas Imaging Working Group. J Clin Oncol 32: 3048-3058, 2014.
4) Schaefer NG, Hany TF, Taverna C, et al: Non-Hodgkin lymphoma and Hodgkin disease: coregistered FDG PET and CT at staging and restaging--do we need contrast-enhanced CT? Radiology 232: 823-829, 2004.
5) William ML, Margaret BG, Dennis HK, et al: Mucosal Melanoma of the Head and Neck. In Mahul BA, Stephen BE, Frederick LG, et al (eds); AJCC Cancer Staging Manual, 8th ed. Springer, New York, p.163-168, 2017.

画像の読影

【症例1】 T1強調像（図1-A）および脂肪抑制T1強調像（図1-B）にて，下顎左側歯肉に高信号を呈する病変を認める（→）．メラニンの存在が示唆される．悪性黒色腫として矛盾しない．明らかな骨浸潤や転移はみられず，T3N0M0に相当する．下顎辺縁切除および術後照射が行われた．その後の経過で頸部リンパ節転移が出現し，頸部郭清が行われた．

【症例2】 脂肪抑制造影T1強調像にて，上顎歯肉から右頬間隙に至る軟部腫瘤を認める（図2-A；＊）．扁平上皮癌に比べ，比較的内部均一で淡い増強効果を示し，拡散強調像ADC mapにおいて顕著な拡散低下を認める（図2-B；＊）．生検にて，悪性リンパ腫（diffused large B-cell lymphoma；DLBCL）の診断が得られた．

その他の悪性腫瘍（悪性黒色腫，悪性リンパ腫）の一般的知識と画像所見

口腔癌の95％以上が扁平上皮癌で，残りの大部分は小唾液腺由来の悪性腫瘍であるが，口腔粘膜由来の悪性黒色腫や，さらに稀ではあるが悪性リンパ腫が発生する．画像診断の役割は，腫瘍の質的診断，深部浸潤の評価，転移の検索となる．

1）悪性黒色腫

頭頸部における粘膜由来の悪性黒色腫では，鼻腔に続いて口腔が多い[1]．メラニンの存在から，臨床所見にて黒色の粘膜病変として発見され，T1強調像にて高信号で描出されることが特徴的である[2]．しかしながら，メラニンを産生しないamelanotic melanomaも存在するため，注意を要する．画像診断の役割としては，局所病変の進展範囲診断と，血行性転移を含めた他病変の検索が重要となる．粘膜のskip metastasisを呈することも留意する．TNM分類（表）[5]はmucosal melanomaのものが適用され，粘膜に限局した微小病変でもT3となり，深部軟組織や骨浸潤，皮膚浸潤などがある場合はT4aとなる．

2）悪性リンパ腫

口腔粘膜の悪性腫瘍としては0.1％未満ときわめて稀であるが，舌扁桃や顎骨，唾液腺，頬間隙などに発生したリンパ腫が口腔に露出し，画像診断によって発見されるという症例は少なくない．画像所見としては，比較的境界明瞭で辺縁平滑な腫瘤としてみられ，造影後に均一な増強効果を示すことが多い．MRIではT2強調像にて均質な中等度～高信号を呈し，拡散強調像のADC値が低いことが特徴的である．唾液腺や頬間隙を主座としていた場合，IgG4関連疾患なども鑑別に挙がる．悪性リンパ腫は組織型に応じて治療内容が変わるため，画像診断によって初めて悪性リンパ腫が疑われる症例では，悪性リンパ腫を念頭に置いた生検の必要性をコメントすることが望ましい[3]．

悪性リンパ腫の診断が得られ，病期決定のために全身検索を行う場合，DLBCLやHodgkinリンパ腫などのFDG集積が高度な病変の病期決定には，FDG-PETが感度・特異度ともに優れるとされている[4]．ただし，FDG集積の乏しい組織型も存在するため，注意を要する．中枢神経領域の病変が疑われる場合，MRIが推奨される．治療には化学療法が行われることが多く，治療後の効果判定も画像診断の重要な役割となる．

表　悪性黒色腫のTNMステージ基準

T3	粘膜病変	N	0 or 1	M	0 or 1
T4a	深部軟組織，軟骨浸潤，骨浸潤，皮膚浸潤				
T4b	脳，硬膜，頭蓋底，CN-IX, X, XI, XII, 咀嚼筋間隙，頸動脈浸潤，椎前間隙，mediastinal structures				

（文献5）より改変して転載）

悪性腫瘍 神経周囲進展
perineural spread

関谷浩太郎, 久野博文

症例 50代, 女性. 前医にて左顎下腺の腺様嚢胞癌の診断. 切除不能の判断で陽子線治療目的に紹介となった.

図1-B〜E　尾側から頭側への連続軸位断

図1-A　T2強調像

図1-B　造影T1強調像(out of phase)

図1-C　造影T1強調像(out of phase)

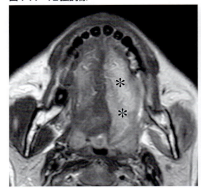
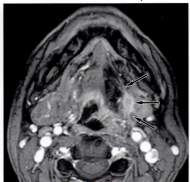
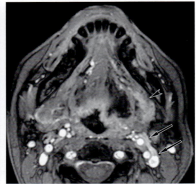

図1-D　造影T1強調像(out of phase)

図1-E　造影T1強調像(out of phase)

図1-F　造影T1強調冠状断像(out of phase)

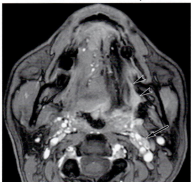
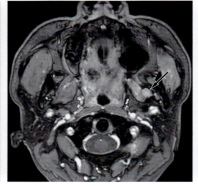
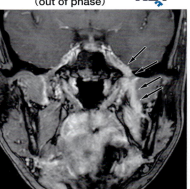

画像の読影

CN-XII（舌下神経）：T2強調像にて舌の左半側の外舌筋を含めた領域が高信号を示し, 左舌下神経麻痺による脂肪浸潤が示唆される（図1-A；＊）. 造影T1強調像（out of phase）では, 索状の増強効果を示す腫瘍が, 左オトガイ舌筋の外側面から, ほぼ水平に左顎二腹筋後腹と併走して左内頸動脈と内頸静脈の間へと連続してみられ, 舌下神経の走行に一致した神経周囲進展が示唆される（図1-B〜D；→）. 舌下神経管に至る進展はなし.

V3（下顎神経）：左顎下腺より頭側, 下顎左側臼歯部内側の口腔底で, 左舌下神経節の位置での結節状の増強効果と, 前後に連続する線状の増強効果を認め, 左舌神経の走行経路に一致する（図1-D；▶）. 舌神経の中枢方向にて, 左内側翼突筋と下顎枝の間へと連続する. 左外側翼突筋の内側後方の, 下顎神経となる部位にて再び結節を形成し（図1-E；→）, 下顎神経の中枢方向では左卵円孔を介して頭蓋内に至る（図1-F；→）.

CN-IX（舌咽神経）：CN-XIIより上方で, V3より下方のレベルに, 左顎下腺背側から左内頸動・静脈間方向へと連続した増強効果を認める（図1-C；▶）.

神経周囲進展の一般的知識

神経周囲進展は，原発病変が神経内膜または神経鞘に沿って神経周囲腔に播種する進展様式で，切除の可否や照射野の設定に影響する所見である[1)2)]．なお，"神経周囲浸潤（perineural invasion）"は病理組織学的な神経組織周囲への浸潤を意味し，用語選択には注意を要する[3)]．また，腺様囊胞癌は神経周囲進展を伴う腫瘍として有名であるが，病変の発現頻度の関係から，神経周囲進展の所見をみかけた場合は扁平上皮癌である可能性の方が高く，鑑別の決め手とはならないことに留意されたい．

頭頸部領域において遭遇する頻度の最も高い神経周囲進展の経路は三叉神経（CN-V）で，特に上顎の病変ではV2（上顎神経），下顎の病変ではV3（下顎神経）に沿った進展を示すことが多い．口腔領域ではこの他，CN-XII（舌下神経）やCN-IX（舌咽神経）に沿った神経周囲進展がみられる（▶NOTE）．

NOTE

各神経の頭蓋底〜口腔への走行経路（画像解剖で有用なランドマークは太字）

V2（上顎神経）：Meckel腔の前方から水平に**海綿静脈洞**内を走行し，**正円孔**を通過して**翼口蓋窩**にて翼口蓋神経節を形成，ここで，口蓋粘膜に向かう翼口蓋神経（内側枝）と頬骨皮膚に向かう頬骨神経（外側枝）を出し，主枝は眼窩下神経となる．翼口蓋神経は，**大・小口蓋管**内を走行して**大・小口蓋孔**へ至る．眼窩下神経は眼窩下溝から**眼窩下管**に入り眼窩下孔に至るが，この途中で，後上歯槽枝，中上歯槽枝，前上歯槽枝を出し，上顎の歯の知覚を支配する．

V3（下顎神経）：Meckel腔の下方より**卵円孔**を通過して，**外側翼突筋の内側〜下方**を走行し，**下顎枝内面**を下行しながら舌神経（内側枝）と耳介側頭神経（外側枝）を出し，主枝は下歯槽神経となる．舌神経は，鼓索神経と合流して**内側翼突筋の外面**を走行し，下顎骨の**顎舌骨筋線後端**で口腔方向へと進路を変え，さらに分枝を複数出しながら**顎下腺上端**を通過し，**顎下腺管の下方**を走行しながら舌をはじめとした口腔粘膜に広く分布する．耳介側頭枝は顔面神経との交通枝となることがある．下歯槽神経は**下顎孔**から**下顎管**に入り，下顎の歯に分布する．また，下顎神経の運動神経は咀嚼筋および顎舌骨筋を支配しているため，咀嚼筋の脂肪浸潤がみられた場合には，下顎神経の走行経路を確認する必要がある．

CN-XII（舌下神経）：舌下神経管を通過した直後では内頸動脈の内側に位置するが，その後，**内頸動脈と内頸静脈の間**へと入って下方へ走行し，**顎二腹筋後腹**と交差するレベルから同筋の内側を併走し，**舌骨大角後端の上方〜顎下腺後端**から舌根に入り込み，舌骨舌筋と顎舌骨筋のなす舌下間隙にて**舌下神経伴行静脈**のやや下方を走行し，オトガイ舌筋外面に至る．この経過中に複数の枝を出し，舌骨舌筋，茎突舌筋，オトガイ舌筋を支配しており，舌の脂肪浸潤がみられた場合は，舌下神経の走行経路を確認する必要がある．

CN-IX（舌咽神経）：頸静脈孔にて迷走神経・副神経の前方を走行し，頸静脈孔を通過した直後に多くの分枝を出すが，主枝は内頸動脈と内頸静脈の間へと進み，**上頸神経節**を通る（上頸神経節は画像にて描出されることが多いが，時に咽頭後リンパ節と誤認されることもあるので注意を要する）．茎状突起下端付近で茎突咽頭筋の内側を前下方に向かい走行し，**茎突咽頭筋と茎突舌筋の間**から舌根へと達する．

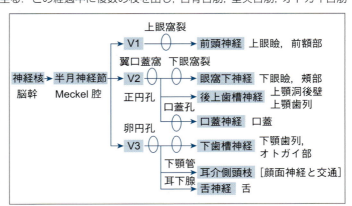

図2　三叉神経（CN-V）の解剖（尾尻博也：頭頸部の臨床画像診断学，改訂第2版．南江堂，p.585, 2011より改変して転載）

参考文献

1) Ong CK, Chong VF: Imaging of perineural spread in head and neck tumours. Cancer Imaging 10: S92-S98, 2010.
2) Paes FM, Singer AD, Checkver AN, et al: Perineural spread in head and neck malignancies: clinical significance and evaluation with 18F-FDG PET/CT. RadioGraphics 33: 1717-1736, 2013.
3) 尾尻博也：頭頸部の臨床画像診断学，改訂第2版．南江堂，p.585, 2011.

悪性腫瘍　口腔癌治療の関連疾患
treatment related pathology of oral cavity cancer

関谷浩太郎, 久野博文

症例1　60代, 女性. 舌癌にて舌亜全摘後1.5週, 右顎下部発赤と疼痛が出現.

図1　造影CT冠状断像

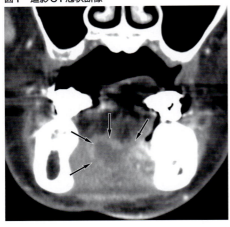

症例2　70代, 男性. 舌根癌にて舌半側切除と喉頭摘出が行われ, 大胸筋の有茎皮弁にて再建された.

図2　造影CT

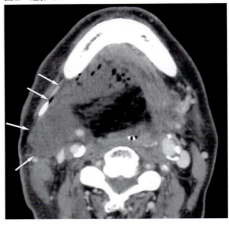

症例3　70代, 男性. 原発不明癌にて左頸部郭清後.

図3　造影CT

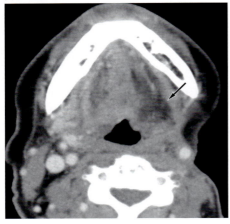

症例4　60代, 男性. 下顎歯肉癌にて下顎区域切除, 右頸部郭清後.

図4　造影CT

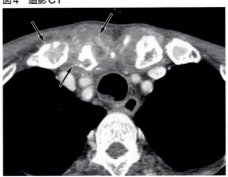

参考症例　60代, 女性. 歯肉癌術後, 多発肺転移に対してパクリタキセル投与中に発熱.

図5　胸部単純CT

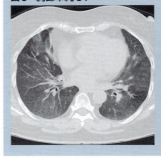

胸部CTにて両肺に1か月前には明らかでなかった非区域性のすりガラス影が出現し, 薬剤性間質性肺炎が疑われた.
薬剤投与休止後, 改善がみられた.

画像の読影

【症例1】 舌の再建組織下方に液貯留を認め（図1；→），感染を疑う．再建組織側方にて口腔底に連続し，排膿経路となっていると考えられる．同部よりドレナージされた．
【症例2】 皮弁の筋組織は周囲の骨格筋と比較して増強効果が乏しく（図2；⇨），辺縁部には含気を伴っている．再建組織壊死と考えられ，デブリードメントが行われた．
【症例3】 舌左側に脱神経性脂肪浸潤を認める（図3；→）．
【症例4】 右胸鎖関節部を中心とした骨外軟部腫瘤形成と骨融解，骨髄腔内の増強効果が認められ，術後に伴う化膿性胸鎖関節炎が疑われた（図4；→）．骨転移との鑑別に複数回の生検が行われたが，腫瘍細胞は認められず，継時的縮小を示し，胸鎖関節炎の経過に矛盾しない．

口腔癌治療の関連疾患の一般的知識と画像所見

口腔癌治療後の関連疾患は多岐にわたるが，部位や治療内容が強く関連し，求められるレポートのポイントも異なる．

1）外科治療後の関連疾患

口腔癌の局所病変の術後に関連する病態としては，術後感染，術後血腫・出血，皮弁壊死，骨折・顎関節脱臼などがある[1]．多くは局所再発との鑑別がポイントとなり，含気や充実成分の存在，MRIでの信号強度（T2強調像での腫瘍信号など）が有用である．感染で排膿を示す場合には，その経路を指摘する．術後の血腫・出血は，深部での出血では臨床上腫瘤として観察される場合もあり，鑑別を要することがある．MRIでの出血時期に応じた血液成分の信号強度（T2強調像高信号，T1強調像高信号など）が有用である．活動性出血を示す場合，出血点および仮性動脈瘤の検索に動脈相のCTおよびCTAが必要である．皮弁壊死は壊死範囲同定と，遊離皮弁においては吻合した栄養血管の血流障害の有無の確認を要する．骨再建を伴う症例では，骨折の有無や顎関節の脱臼有無，固定具のlooseningの有無をルーチン的に確認すべきである．

頸部郭清後では，血栓や胸鎖関節炎，舌の脱神経萎縮などがみられる[1]．血栓は時に血栓性静脈炎を引き起こし，急性期では疼痛の原因となることがある．CTにて静脈径の拡大や内腔増強効果の欠如，壁の全周性肥厚，静脈周囲の脂肪混濁などの所見がみられる．胸鎖関節炎は比較的特異な所見を呈するが，骨転移との鑑別が難しいこともある．舌の脱神経萎縮は咽喉頭食道摘出術などの頭頸部領域の術後に多くみられ，口腔癌術後では，舌下神経走行領域［前項「神経周囲進展」p.184-185参照］を含む頸部郭清がなされた場合にみられる．

2）化学療法・放射線治療後の関連疾患

化学放射線療法の重篤な合併症として，治療効果による腫瘍の急速な縮小と壊死に伴う出血が挙げられ，治療前に腫瘍が大きな動脈を囲む症例では出血のリスクを指摘しておくことが必要である[1)2)]．その他，治療後比較的早期には粘膜壊死や唾液腺炎，治療後の晩期障害としては放射線骨壊死（詳細は「放射線性骨髄炎（骨壊死）」p.90-91参照）などがみられる[3]．

口腔癌の治療に関連する疾患として，肺の所見は無視できず，特に化学療法に起因する薬剤性肺障害や，嚥下機能低下による誤嚥性肺炎は臨床上問題となることが多い．薬剤性肺障害は，両肺に非区域性のすりガラス影としてみられることが多い．誤嚥性肺炎は下葉背側優位に出現した浸潤影や気管支内の誤嚥物・分泌物が鑑別のポイントとなる．

参考文献

1) Saito N, Nadgir RN, Nakahira M, et al: Posttreatment CT and MR imaging in head and neck cancer: what the radiologist needs to know. RadioGraphics 32: 1261-1284, 2012.
2) Corvò R: Evidence-based radiation oncology in head and neck squamous cell carcinoma. Radiother Oncol 85: 156-170, 2007.
3) Deshpande SS, Thakur MH, Dholam K, et al: Osteoradionecrosis of the mandible: through a radiologist's eyes. Clin Radiol 70: 197-205, 2015.

悪性腫瘍　口腔癌の再発
recurrence of oral cavity cancer

関谷浩太郎，久野博文

症例1　70代，男性．舌癌にて舌亜全摘＋下顎辺縁切除後．

図1-A　T2強調像

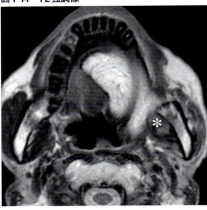

図1-B　拡散強調像（ADC map, b＝800s/mm²）

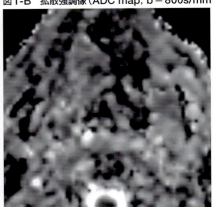

図1-C　造影T1強調像
（out of phase）

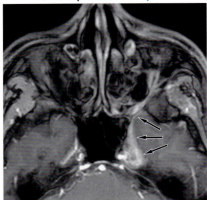

症例2　70代，女性．下顎歯肉癌に対して区域切除後．

図2-A　造影CT

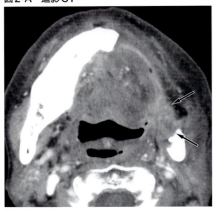

図2-B　造影CT（骨表示）

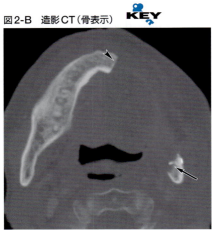

図2-C　FDG-PET

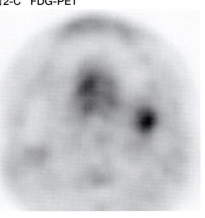

画像の読影

【症例1】 T2強調像にて，皮弁背側に中等度高信号を呈する15mm大の腫瘤を認める（図1-A；＊）．拡散強調像ADC map（図1-B）にて拡散低下がみられる．局所再発と考えられた．また，三叉神経の走行に沿う増強効果を認め，再発病変の神経周囲進展が示唆された（図1-C；→）．

【症例2】 造影CTにて，再建骨接合部に不整な骨融解を伴った軟部濃度増生を認め（図2-A，B；→），局所再発が疑われた（通常の切離面は平滑にみられる．図2-B；▶）．FDG-PET（図2-C）にて同部にFDG高集積を認め，再発と診断された．

口腔癌再発の一般的知識と画像所見

　口腔癌治療後の局所再発は，切除断端や皮弁辺縁など，治療前の病変の進展範囲と関連した部位に出現することが多い．神経周囲進展を伴った症例では，skip metastasisがみられることもある．フォローアップの読影では，深部での再発の有無と，頸部リンパ節を含めた転移の検索が画像診断の重要な役割となる．いずれの場合もbaseline studyとの比較が重要で，経時変化の観察が，再発と治療後変化の鑑別や，腫大リンパ節の反応性腫大か転移によるものかの鑑別の決め手となることも多い．治療後のbaseline studyは，早期に明らかな転移再発が疑われる場合を除き，治療に伴う浮腫や炎症といった二次的変化が落ち着く6～8週後に行われることが多い[1]．

画像所見　深部に再発した病変は臨床的に確認しにくいことが多く，画像での検出と鑑別が特に重要となる．MRIでは，T2強調像での中等度高信号，造影後の不均一な増強効果，拡散強調像での拡散低下などが腫瘍再発を示唆する[2]．また，治療後変化によりCT，MRIのみでの判断が難しい場合は，陰性的中率の高いFDG-PETを適宜使用する．

　再発の好発部位は，部分切除後では切除部位辺縁，再建を伴う拡大切除後では再建組織周囲が挙げられる．術前に外舌筋浸潤を示した口腔癌の症例では，その外舌筋切除断端および走行経路に再発・進展を示す場合がある．画像のみでは術後変化と再発病変の鑑別が難しい場合も多く，再発が疑われる結節病変を指摘した上で，臨床所見との対比や必要に応じて生検を勧めるコメントを記載する．

　下顎骨切除後では，骨切離面において再発がみられることが多い．骨切離面は平滑であるが，再発病変の場合は腫瘍に接する下顎骨が不整な骨融解を示すため，CTの軟組織表示だけでなく，骨表示での経時変化の観察が必要となる．

参考文献

1) Hermans R: Posttreatment imaging in head and neck cancer. Eur J Radiol 66: 501-511, 2008.
2) Hwang I, Choi SH, Kim YJ, et al: Differentiation of recurrent tumor and posttreatment changes in head and neck squamous cell carcinoma: application of high b-value diffusion-weighted imaging. AJNR 34: 2343-2348, 2013.

良性腫瘍および嚢胞　がま腫
ranula

檜山貴志，久野博文

症例1 20代，女性．口腔底に腫瘤を自覚．

図1-A　T2強調像
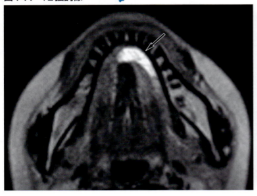

図1-B　T2強調冠状断像
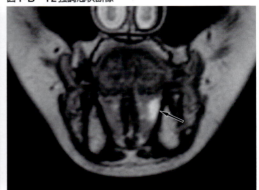

症例2 20代，女性．左顎下部腫脹，疼痛．

図2-A　T2強調像
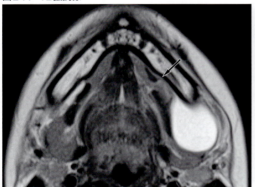

図2-B　T2強調像
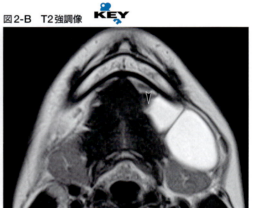

図2-C　脂肪抑制T2強調冠状断像
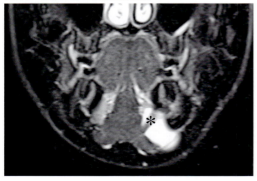

画像の読影

【症例1】 T2強調像において，左舌下腺から口腔底正中に，境界明瞭，辺縁平滑な囊胞性病変を認める（図1-A，B；→）．摘出術が施行され，舌下型がま腫と診断された．

【症例2】 T2強調像（図2-A）において，左顎下腺前方に囊胞性病変を認める．左顎舌骨筋の欠損を認め，舌下腺が脱出している（図2-A；→）．より尾側のスライスでは，欠損部へtail signを示す（図2-B；▶）．脂肪抑制T2強調冠状断像では，顎舌骨筋（図2-C；＊）の上下にまたがって病変が存在する．摘出術が施行され，顎下型がま腫と診断された．

がま腫の一般的知識と画像所見

がま腫とは，炎症や外傷などにより舌下腺の開口部が閉塞することで形成される貯留囊胞で，20～30代に多い．口腔底に限局する舌下型がま腫（単純性がま腫；simple ranula）と，囊胞壁の破綻により内容液が舌下腺外，特に顎下部へ溢出した顎下型がま腫（潜入性がま腫；plunging ranula）がある．通常，口腔底や顎下部の腫瘤としてみられるが，口腔内異物感，舌運動障害，囊胞感染としても発症する．Wharton管の圧迫性閉塞により，二次性の顎下腺腫大と疼痛を生じることもある．HIV感染者では口腔内にがま腫や粘液囊胞が発生しやすく，顎下型がま腫となりやすい．先天的にがま腫がみられることがあり，自然に消失する場合が多いが，巨大病変では気道閉塞を生じる場合もある．

治療は，開窓術や舌下腺摘出術，OK-432注入による硬化療法がある．開窓術は再発率が高いが，侵襲性は少ない．舌下腺摘出術の再発率は低く，根治が可能である．顎下型がま腫を顎下部の他の囊胞性病変と誤診すると，口外法のアプローチにより根治術に至らないこともあり，適切な術式決定において，がま腫の術前診断は重要である．

画像所見 MRIはコントラスト分解能に優れ，病変の広がりや周囲構造の描出に有用である．舌下型がま腫は，舌下間隙に限局する偏在性の単房性囊胞性腫瘤として描出される．時に感染を合併し，膿瘍を形成する．隔壁を有することもある．MRIではT1強調像で低信号，T2強調像で高信号を示し[1]，造影により辺縁は薄く造影され，感染を伴う場合には壁が肥厚する．

顎下型がま腫は，顎舌骨筋後縁から顎下腺周囲へ至る場合と，顎舌骨筋の欠損部から進展する場合がある[2]．さらに顎下間隙から傍咽頭間隙に至る例，対側舌下間隙へ進展する例，口腔底正中や両側に囊胞を形成する例もある．病変の破綻や感染により大きさは変化するため，画像撮影時には縮小していることもある．いずれも舌下腺方向にtail signを呈することが診断の手がかりとなり，小さな囊胞やtail signの同定にはT2強調像のthin sliceが有用である．

鑑別診断のポイント

皮様囊腫は正中発生が多く，画像による脂肪の同定が鑑別に有用である．リンパ管腫は隔壁を有し分葉状で，舌下間隙への進展は少ない．前腸囊胞は小児でみられる．舌骨上の甲状舌管囊胞は正中で舌根寄りに発生する．顎下型がま腫では顎下腺貯留囊胞や鰓弓囊胞，壊死性・感染性リンパ節腫大も鑑別となる．がま腫では，穿刺による囊胞内容液中のアミラーゼ測定が行われる場合もある．

参考文献

1) Kurabayashi T, Ida M, Yasumoto M, et al: MRI of ranulas. Neuroradiology 42: 917-922, 2000.
2) Lee JY, Lee HY, Kim HJ, et al: Plunging ranulas revisited: a CT study with emphasis on a defect of the mylohyoid muscle as the primary route of lesion propagation. Korean J Radiol 17: 264-270, 2016.

II. 口腔，口腔底

良性腫瘍および囊胞　類皮囊胞
dermoid cyst

檜山貴志，久野博文

症例1 8歳，女児．風邪をひいた際に口腔底に腫瘤を指摘された．

図1-A　T2強調像

図1-B　拡散強調像

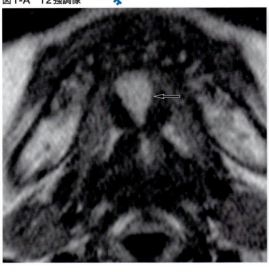
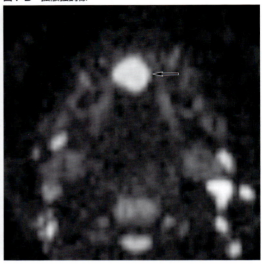

症例2 20代，男性．10年前より自覚していた顎下部腫瘤が増大し，来院．

図2-A　単純CT

図2-B　造影CT冠状断像

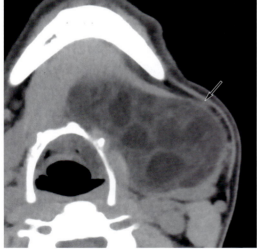
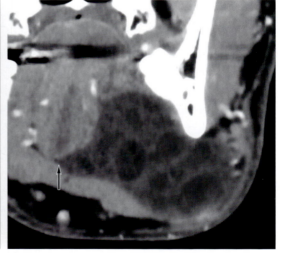

> **NOTE**
>
> **MRI, in phase と out of phase (opposed phase)**
> 　水と脂肪のプロトンの位相差が0°(in phase)，180°(out of phase)となるecho time (TE)で撮像すると，in phaseと比較してout of phaseでは水と脂肪の信号が打ち消し合って，信号が低下する．微量な脂肪の検出に有用な撮像法である．

画像の読影

【症例1】 T2強調像では，左右のオトガイ舌筋の間に囊胞性病変を認める（図1-A；→）．拡散強調像で高信号を示す（図1-B；→）．経口的に摘出され，類皮囊胞と診断された．

【症例2】 単純CTでは，口腔底左側に境界明瞭・辺縁平滑な腫瘤を認める（図2-A；→）．内部は低吸収な結節が集簇した特徴的な所見（sack of marbles）を呈する．造影CT冠状断像で造影効果はなく，内側は正中方向にbeak状に伸びている（図2-B；→）．摘出手術が施行され，類皮囊胞と診断された．

類皮囊胞の一般的知識と画像所見

口腔底類皮囊胞は，口腔底囊胞性腫瘤の中でがま腫の次に多く，頭頸部の類皮囊胞としても眼窩に次ぐ．胎生期における第1，第2鰓弓癒合線上の遺残外胚葉組織の迷入や，炎症・外傷・手術による上皮組織の迷入により生じるとされる．したがって，先天性類皮囊胞のほとんどが正中に発生する．症状は無痛性腫脹が多いが，疼痛・オトガイ下腫瘤・構音障害・舌運動障害・呼吸困難・嚥下障害・睡眠時無呼吸症候群も引き起こす．感染や瘻孔形成，破裂の例もある．新生児・乳児にも症状を呈すれば発見されるが，思春期に皮脂腺の機能が活発になると増大するため，10〜30代に発見されることが多い．妊娠を契機に増大する場合もある．病理組織像は，重層扁平上皮で覆われ，ケラチンを含有する囊胞性腫瘤であり，皮膚付属器を有さない類表皮囊胞（epidermoid cyst），皮脂付属器を有する類皮囊胞（dermoid cyst），内胚葉・中胚葉を有する奇形腫様囊胞（teratoid cyst）に分類される．

口腔底では類皮囊胞が多く，奇形腫様囊胞は稀である．類皮囊胞の多くは正中に発生するのに対し，類表皮囊胞は偏在することが多い．Bergmann-萩崎分類では，顎舌骨筋の上下で舌下型，オトガイ下型，両者にまたがる舌オトガイ下型に分類している．舌オトガイ下型は，実際には顎舌骨筋の縫線を下方へ強く伸展させているのみの場合が多い．被膜残存が再発の原因となるため，根治のためには完全摘出が必要である．舌下型では口内法，オトガイ下型では口外法が取られる．舌オトガイ下型では両者が併用されるが，最近では口内法が選択されることも少なくない．適切な術式決定において，顎舌骨筋と病変との正確な位置関係の把握が重要である[1]．

画像所見 画像上は，口腔底正中の境界明瞭な膨張性発育の囊胞として描出されることが多い．時に偏在するが，この場合も正中へbeak状に伸びていることがある．MRIではT1強調像で低信号，T2強調像で高信号を呈する．高蛋白成分や脂肪成分はT1強調像で高信号となる．脂肪を含有する小結節が囊胞内に集簇すると，sack of marbles（袋に入ったおはじき）の特徴的な像を呈する[2]．しかし，この所見はみられない場合もあり，out of phaseなどによる脂肪の検出が診断に有用な場合もある（▶NOTE）．時に石灰化を認める．造影後は被膜のみが造影され，境界明瞭となる．

鑑別診断のポイント

囊胞性病変として，がま腫，リンパ管奇形，甲状舌管囊胞が鑑別に挙がる．sack of marblesのような特徴的な所見があれば，類皮囊胞と診断可能である．がま腫は筋間など既存構造に沿うように進展するのに対し，類皮囊胞は緊満し，膨張性に発育する．リンパ管奇形は隔壁を有し，出血により液面形成を認める．甲状舌管囊胞は舌根寄りに発生する．

参考文献

1) Kyriakidou E, Howe T, Veale B, et al: Sublingual dermoid cysts: case report and review of the literature. J Laryngol Otol 129: 1036-1039, 2015.
2) Koeller KK, Alamo L, Adair CF, et al: Congenital cystic masses of the neck: radiologic-pathologic correlation. RadioGraphics 19: 121-146, 1999.

良性腫瘍および囊胞

口腔神経鞘腫
schwannoma/neurilemmoma

檜山貴志, 久野博文

症例1 30代, 男性. 舌背の膨隆を自覚.

図1-A　T2強調冠状断像

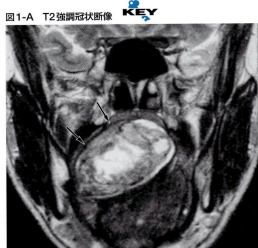

図1-B　脂肪抑制造影T1強調冠状断像

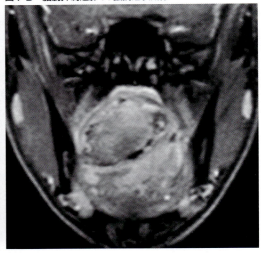

症例2 30代, 女性. 神経線維腫症1型, 経過観察中に口腔底腫瘤が出現.

図2-A　脂肪抑制T2強調像

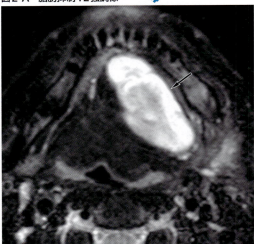

図2-B　T1強調像

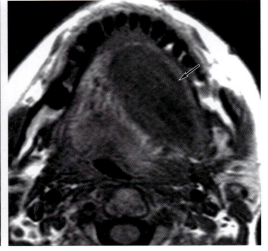

鑑別診断のポイント

先天性血管腫は生下時に存在し，その後退縮するrapidly involuting congenital hemangioma（RICH），退縮しないnon-involuting congenital hemangioma（NICH），一部退縮するpartial involuting congenital hemangioma（PICH）がある．乳児血管腫と異なり，出生時には増殖期は終了しており，GULT-1は陰性を示す．RICHの90%は3か月以内に退縮し，14か月でほぼ全例退縮する．画像上は乳児血管腫との鑑別は困難である．

pyogenic granulomaは，皮膚，鼻粘膜や口腔粘膜などに好発する表在性の病変である．外傷・感染など局所刺激が原因となる．病理組織学的にも，毛細血管の増生に炎症細胞浸潤を伴った肉芽腫様の病変であり，二次性の変化と考えられている．時に急速増大する易出血性の腫瘤で，T1強調像で低信号，T2強調像で高信号を呈し，強い増強効果を有する[1]．

その他にも口腔領域には，血管肉腫やKaposi肉腫，類上皮血管内皮腫などの様々な血管性腫瘍が発生する．血管奇形は，血流の速いfast-flow（動静脈奇形，動静脈瘻）と，遅いslow-flow（静脈奇形，リンパ管奇形）の病変に分類される．血流は，超音波検査やMRI（flow voidの有無，ダイナミック造影MRI，MRDSA）で評価できる．乳児血管腫もflow voidを伴うが，腫瘤形成やnidusの有無で動静脈奇形と鑑別できることが多い．slow-flowの病変では，静脈奇形は漸増性の造影効果を示すのに対し，リンパ管奇形は嚢胞壁と隔壁以外は造影されない．静脈奇形はしばしば静脈石を伴う．

NOTE

国際血管腫・血管奇形学会（ISSVA）分類（2014）[2]

血管腫・血管奇形は，これまで慣用的に「血管腫」と総称されることが多かった．しかしながら，両者は生物学的に別の病態であり，治療法が全く異なる．国際血管腫・血管奇形学会（International Society for the Study of Vascular Anomalies；ISSVA）は，これら血管腫と血管奇形を区別することにより，適切な臨床診断と治療方針に導くことを目的としたISSVA分類を提唱し，近年，国際的に標準化されつつある（表1，2）[2]．

血管腫は血管内皮細胞の増殖による真の腫瘍（血管性腫瘍）であり，乳児血管腫が最多である．その他，先天性血管腫やpyogenic granuloma（lobular capillary hemangioma）などが含まれる．

血管奇形は先天的な血管構築の異常であり，血管やリンパ管を構成する細胞に顕著な増殖はなく，異常脈管の種類と動静脈シャントの有無により，静脈奇形，リンパ管奇形，動静脈奇形，動静脈瘻，毛細血管奇形と，これらが混在した病変に分類される．

表1 血管腫と血管奇形（ISSVA分類を改変）

血管腫	血管奇形	
乳児血管腫	simple	combined
先天性血管腫 pyogenic granuloma 血管肉腫 Kaposi肉腫など	リンパ管奇形 静脈奇形 動静脈奇形 毛細血管奇形 動静脈瘻	simpleが混在したもの
乳児血管腫は自然退縮，手術，薬物療法など	手術，塞栓術，硬化療法など	

（文献2）を元に作成）

表2 従来の分類とISSVA分類の比較

従来の分類	ISSVA分類
海綿状血管腫 静脈性血管腫 筋肉内血管腫 滑膜血管腫	静脈奇形
リンパ管腫 cystic hygroma	リンパ管奇形
動静脈血管腫	動静脈奇形
単純性血管腫 毛細血管拡張症 ポートワイン斑	毛細血管奇形
苺状血管腫	乳児血管腫

（文献2）を元に作成）

参考文献

1) Merrow AC, Gupta A, Patel MN, et al: 2014 revised classification of vascular lesions from the International Society for the Study of Vascular Anomalies: radiologic-pathologic update. RadioGraphics 36: 1494-1516, 2016.
2) ISSVA Classification for Vascular Anomalies. 2014. (http://www.issva.org/UserFiles/file/Classifications-2014-Final.pdf)

良性腫瘍および囊胞　静脈奇形

venous malformation

檜山貴志，久野博文

症例1　40代，女性．口唇腫瘤を誤咬（以前にも治療歴あり）．

図1-A　STIR像

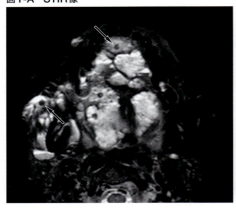

図1-B　パノラマX線写真

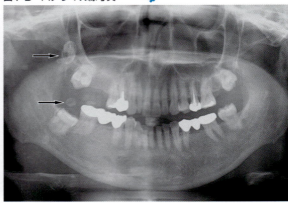

症例2　10代，女性．舌腫瘤の増大．

図2-A　T2強調冠状断像

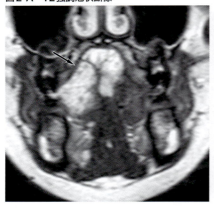

図2-B　脂肪抑制T1強調像

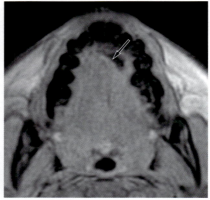

図2-C　脂肪抑制造影T1強調像（早期相）

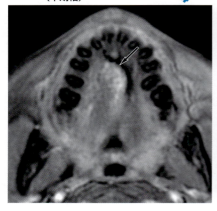

図2-D　脂肪抑制造影T1強調像（遅延相）

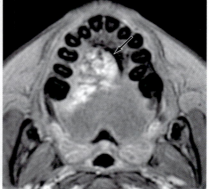

画像の読影

【症例1】 STIR像では，舌や右咬筋にびまん性に広がる高信号を呈する病変を認める．内部には石灰化を示唆する無信号の結節（図1-A；→）が複数みられる．パノラマX線写真では軟組織内に石灰化像を認め，静脈石と考えられる（図1-B；→）．臨床・画像所見から静脈奇形と診断され，硬化療法，レーザー療法が施行された．

【症例2】 T2強調冠状断像では，舌に高信号を呈する病変を認める（図2-A；→）．flow voidや静脈石は認めない．ダイナミック造影MRI（図2-B；造影前，図2-C；早期相，図2-D；遅延相）では，早期に辺縁の一部が増強され，遅延相で増強効果が広がる（→）．slow-flowの病変と考えられる．静脈奇形と考えられ，硬化療法が施行された．

静脈奇形の一般的知識と画像所見

静脈奇形は従来，海綿状血管腫といわれてきた病変の多くを占め，血管奇形の中で最も多い．拡張した静脈腔内に血液が貯留しているため，青みがかった軟らかい腫瘤としてみられ，Valsalva法や重力により血液量が増えると増大する．大きさは，小さなものから組織に浸透性に広がる大きなものまで様々である．無症状のことも多いが，時間経過により血栓形成，血流うっ滞による痛みや出血，二次感染，壊死などを生じる．青色ゴムまり様母斑症候群は皮膚や軟部組織，消化管などに静脈奇形が多発する症候群であり，36％で口腔静脈奇形を認める．Maffucci症候群は内軟骨腫と静脈奇形が多発する病態であり，口腔内静脈奇形の合併も報告されている．静脈奇形の治療として，外科的切除，硬化療法，レーザー治療，凍結療法，ステロイド投与などがある．

画像所見 超音波検査では蜂巣状，多嚢胞状の低エコーを示し，血流は遅いか，検出されない．プローべで圧迫すると容易に変形する．

T2強調像では著明な高信号を呈し，静脈石は結節状の低信号として描出される．T1強調像では筋と等～軽度高信号を呈するが，出血，静脈石，血栓により様々な信号を呈しうる．浸透性に広がる場合には，筋や脂肪が病変内に混在することがある．ダイナミック造影MRIでは漸増性の増強効果を示す[1]．

CTやパノラマX線写真では静脈石が描出される．リンパ管奇形が混在する場合には，リンパ管奇形の成分は造影されない．

鑑別診断のポイント

リンパ管奇形やがま腫・類皮嚢胞などの嚢胞性病変とは，造影効果の有無により鑑別ができる．静脈奇形はしばしば静脈石を伴う．

参考文献

1) Tekes A, Koshy J, Kalayci TO, et al: S.E. Mitchell Vascular Anomalies Flow Chart (SEMVAFC): a visual pathway combining clinical and imaging findings for classification of soft-tissue vascular anomalies. Clin Radiol 69: 443-457, 2014.

II. 口腔, 口腔底

良性腫瘍および嚢胞　リンパ管奇形・動静脈奇形
lymphatic malformation, arteriovenous malformation

檜山貴志, 久野博文

症例1　20代, 男性. 舌からの出血.

図1-A　STIR像

図1-B　造影前後差分画像
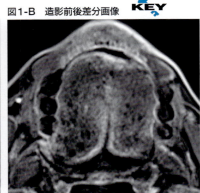

症例2　20代, 男性. 上口唇の腫脹.

図2-A　T2強調矢状断像
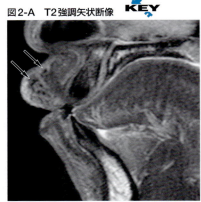

図2-B　T1強調矢状断像
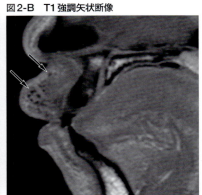

図2-C　脂肪抑制造影T1強調矢状断像

図2-D　MRDSA
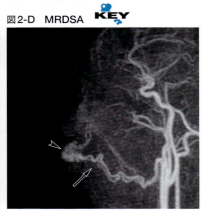

参考文献
1) V U, Sivasankari T, Jeelani S, et al: Lymphangioma of the tongue - a case report and review of literature. J Clin Diagn Res 8: ZD12-ZD14, 2014.

画像の読影

【症例1】 STIR像では，舌全体にびまん性に広がる高信号を呈する病変を認める（図1-A；→）．flow voidは認めない．造影前後差分画像（図1-B）では増強効果は弱い．臨床・画像所見からリンパ管奇形と診断され，硬化療法，レーザー療法が施行された．

【症例2】 T2強調矢状断像（図2-A），T1強調矢状断像（図2-B）において，上唇にflow void（→）を伴う病変を認める．脂肪抑制造影T1強調矢状断像（図2-C）では，病変の周囲に淡い増強効果を示す．MR digital subtraction angiography（MRDSA）では，動脈相で拡張した上唇動脈（図2-D；→）とnidus（図2-D；▶），流出路が描出されている．正常の静脈はこの相では描出されていない．臨床・画像所見から動静脈奇形と診断され，硬化療法が施行された．

リンパ管奇形・動静脈奇形の一般的知識と画像所見

1）リンパ管奇形：リンパ管奇形は，リンパ管腫や囊胞性ヒグローマ（cystic hygroma）と従来いわれてきたものであり，拡張したリンパ腔にリンパ液を含むリンパ管系の奇形である．口腔での好発は10代で，舌背や舌縁に多い．巨舌症や摂食・嚥下困難，構音障害，外傷，出血などを引き起こし，口腔衛生不良にもなりやすい．囊胞の大きさにより，大囊胞性（macrocystic type），小囊胞性（microcystic type）と，両者の混在したものに分類される．目安として大囊胞性は1～2cm以上の明瞭な囊胞，小囊胞性は2mm以下の囊胞を指す[1]．大囊胞性は軟らかく，圧迫すると変形する．小囊胞性は微小囊胞からなり，より充実性でより圧迫変形しにくい．小囊胞性の方が組織にびまん性に広がるため，根治は難しい．治療法として外科的切除，硬化療法，レーザー焼灼などがある．病変のタイプや広がりの評価が，治療法の選択に重要である．

画像所見 病変内部は，T1強調像で低～中等度信号，T2強調像で強い高信号，造影T1強調像で辺縁・隔壁は造影されるが，内部は造影されないことが多い．出血や炎症により液面形成や壁肥厚を呈し，内部が不均一となる．小囊胞性の場合，囊胞は画像で同定できないこともあり，びまん性の淡い造影効果を呈する．

2）動静脈奇形：動静脈奇形は胎生期における脈管形成の異常であり，動静脈が毛細血管を介さずに吻合し，短絡部にnidusと呼ばれる異常血管の増生を伴う病変である．口腔では舌前方2/3，口蓋，歯肉，頬粘膜に多い．拍動性病変として認められ，bruitやmurmurが観察される．病気の進行とともに皮膚紅潮や温感，拍動性腫脹，膨隆，疼痛，潰瘍，感染，出血を来す．思春期や妊娠時に，内分泌の変化により急速に病態が進行することがある．治療として根治切除や塞栓術，硬化療法がある．

画像所見 MRIでは，軟部組織内に拡張・蛇行する動静脈の血流による信号欠損（flow void）の存在が診断の手がかりとなる．MRDSAや血管造影，造影CTによるダイナミック撮影では，動脈相で拡張した栄養血管やnidusが描出され，静脈よりも早く流出血管が描出される．周囲の軟部組織に浮腫や造影効果を呈する場合もある．血管造影により，治療前に病変の血行動態や栄養血管，流出血管，dangerous anastomosisが評価できる．

鑑別診断のポイント

リンパ管奇形の鑑別として，がま腫や類皮囊胞，甲状舌管囊胞などの囊胞性病変がある．

がま腫は舌下間隙～顎下間隙の囊胞性病変としてみられ，舌下腺方向にbeak signを呈する．類皮囊腫は脂肪を含み，典型的にはsack of marblesの所見を呈する．甲状舌管囊胞は舌根寄りの正中に位置する囊胞性病変である．動静脈奇形と同様に乳児血管腫も拍動性腫瘤としてみられることもあるが，画像上は腫瘤形成やnidusの有無により鑑別できる場合が多い．動静脈瘻は通常，外傷などにより後天的に動静脈短絡を生じたもので，nidusはない．

その他　異所性甲状腺
ectopic thyroid

尾木秀直，中山秀樹

症例　40代，女性．

図1-A　単純CT（舌根部）

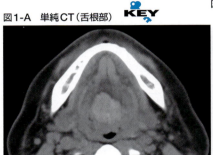

図1-B　¹²³I甲状腺シンチグラフィ fusion像（舌根部）

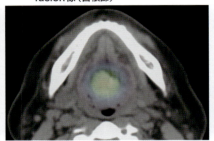

図1-C　¹²³I甲状腺シンチグラフィ fusion矢状断像（正中部）

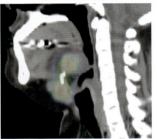

図1-D　T1強調像（舌根部）

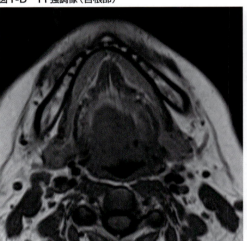

図1-E　T2強調像（舌根部）

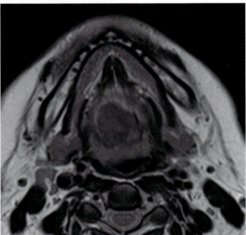

図1-F　T1強調矢状断像（正中部）

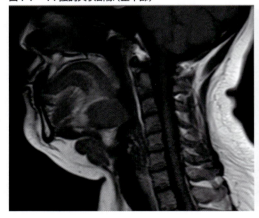

図1-G　造影T1強調矢状断像（正中部）

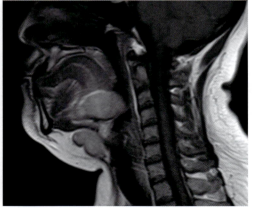

画像の読影

　単純CT（図1-A）では，舌根部正中を中心として境界明瞭で均一に高い吸収値を示す腫瘤を認める．甲状腺シンチグラフィ（図1-B, C）では，舌根部と舌骨下頸部前面の腫瘤に一致し，放射性ヨード（^{123}I）の取り込みが認められる．

　MRIのT1強調像（図1-D, F）で骨格筋と等信号，T2強調像（図1-E）で骨格筋と脂肪の中間のやや高い信号強度を示している．造影MRI（図1-G）では，造影剤による増強効果が認められる．

異所性甲状腺の一般的知識と画像所見

　甲状腺原基は舌盲孔となる上皮から発生し，これが舌や口腔底の筋を貫き，舌骨，喉頭の前方を下降後，最終位置まで到達する．この下降が不完全であった場合は，異所性甲状腺として認められる．好発部位は舌根部である．症候性症例の大部分は思春期，妊娠中，月経時に症状を示すことから，臨床例は女性に多い．単純CTでは，正常甲状腺同様の高吸収を呈する境界明瞭な腫瘤として同定され，造影後も正常甲状腺と同等の増強効果を示す．MRIでは，T1強調像で骨格筋よりも軽度高信号〜等信号，T2強調像で骨格筋より高信号を示す腫瘤として認められる．また，異所性甲状腺が唯一の甲状腺であることが多く，正常位置における甲状腺組織の形態と機能評価として，甲状腺組織シンチグラフィ（▶NOTE）の考慮も必要である．超音波検査では，高エコーな充実性の腫瘤像として描出される．

　治療法としては，症状が軽度で甲状腺機能が正常であれば経過観察でよく，症状が重い場合や甲状腺機能低下を伴っている場合には，甲状腺ホルモンが投与される．異所性甲状腺は代償的に腫大しているため，補充療法により多くの症例で腫瘤の縮小がみられる．発音・嚥下障害，呼吸苦，出血の可能性が高い場合などの限られた症例において，摘出術や移植術が適応となる．

鑑別診断のポイント

　稀に正常な下行経路から外れ，口腔底の片側や[1]，側頸部，頸動静脈周囲，顎下部などにも認められる症例があり，この場合は，甲状腺腫瘍（高分化）のリンパ節転移などとの鑑別が必要である[2]．

　鑑別診断として，小唾液腺腫瘍，神経鞘腫などが挙げられる．造影CT所見のみでは，時に腫瘍との鑑別が難しい場合があるが，造影前後のCT・MRI所見が正常甲状腺と同じ吸収値・信号強度を示すことで鑑別可能である．特に単純CTでの高吸収が特徴的である[2]．

> **NOTE**
>
> ### ❶ ^{123}Iによる甲状腺シンチグラフィ
> 　甲状腺に取り込まれた放射性ヨードは甲状腺ホルモンの合成過程で有機化されるので，甲状腺機能を反映した画像となる．一方で，カプセルを内服するため，嚥下障害がある場合や乳児の場合は投与が困難となる．撮影は2日連続の通院が必要となる．また，検査前の1週間程度はヨード摂取を控えるための食事制限が必要であり，ヨードを使った造影検査はシンチグラフィ前の4〜8週間控える必要がある．
>
> ### ❷ $^{99m}TcO_4$による甲状腺シンチグラフィ
> 　ヨード制限が不要で検査時間が短い．テクネシウムは静脈注射で投与される．^{123}Iと異なり有機化はされないことから，正確な機能を反映しない場合がある．

参考文献

1) 難波亜弥, 中山秀樹, 太田和俊・他：口底部異所性甲状腺の1例．日口腔外会誌 54: 531-535, 2008.
2) Zander DA, Smoker WR: Imaging of ectopic thyroid tissue and thyroglossal duct cysts. RadioGraphics 34: 37-50, 2014.

III

唾液腺

総論 唾液腺の正常画像解剖

北島美香

唾液腺は，大唾液腺である左右の耳下腺，顎下腺，舌下腺と，主に口腔内の粘膜下に分布する小唾液腺に分類される．

▶ 耳下腺（parotid gland）

耳下腺は最大の大唾液腺で純漿液腺である．耳下腺は深頸筋膜浅葉に囲まれた耳下腺間隙に存在し，前方は咀嚼筋間隙，深部で傍咽頭間隙および頸動脈間隙に接する．耳下腺の後内側には顎二腹筋が存在する．耳下腺深部には，下顎枝後縁と茎状突起の間に茎状下顎トンネル（図1）が存在し，耳下腺腫瘍が傍咽頭間隙に進展する経路となる．耳下腺は顔面神経により浅葉と深葉に分けられるが，解剖学的な境界があるわけではない．

顔面神経の同定は，耳下腺腫瘍の術式選択や顔面神経損傷回避のためにも重要であるが，耳下腺内顔面神経の同定は必ずしも容易ではない．顔面神経は耳下腺内で頸部顔面幹，側頭顔面幹に2分岐した後，さらに末梢枝が分岐する．茎乳突孔から出た顔面神経は，脂肪濃度の中に点状の構造としてみられる（図2-A）．薄いスライス厚の画像であれば，そこより耳下腺内を走行する顔面神経を同定することも可能である（図2-B）．

顔面神経の主幹部の同定には様々な方法があるが，下顎後静脈を指標とする方法が簡便である．顔面神経は下顎後静脈の外側を走行しており，下顎後静脈により浅葉と深葉を区分できる．耳下腺管を指標とすると正確に浅葉と深葉を区分できるが，下顎後静脈の方が容易である．また，下顎静脈の後縁と椎体の最後縁を結んだ線により，81〜86%で耳下腺浅葉と深葉を区別できるとされている．

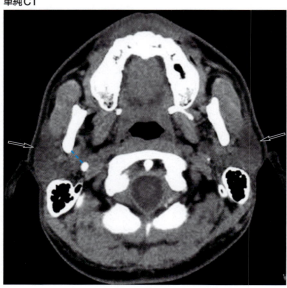

図1 耳下腺のCT
耳下腺は筋肉よりやや低吸収である（→）．加齢により脂肪細胞が増加し，単純CTではより低吸収になる．耳下腺深部には下顎枝後縁と茎状突起の間に茎状下顎トンネル（- - -）が存在し，耳下腺腫瘍が傍咽頭間隙に進展する経路となる．

耳下腺管（Stensen管）は，耳下腺内の唾液導管が耳下腺前縁で集合し形成される．耳下腺管は，T2強調像で高信号あるいは低信号の索状構造として描出されるが，必ずしも同定できるわけではない．耳下腺管は咬筋の外側面に沿って走行し，その後，頰筋，頰粘膜を貫いて上顎第2大臼歯近傍で口腔に開口する．耳下腺管の評価には従来耳下腺造影が用いられてきたが，侵襲性などの点からMRシアログラフィが用いられることが多い．

耳下腺は腺実質に脂肪細胞を多く含むため，単純CTで筋肉よりやや低吸収を示し（図1），T1強調像やT2強調像でも軽度の高信号を示す（図2-B，C）．加齢により脂肪細胞が増加し，単純CTではより低吸収に，T1強調像，T2強調像では信号が上昇する．

また，耳下腺は胎生期における被膜形成が大唾液腺の中で最も遅いために，耳下腺のみが実質内にリンパ節を含む．

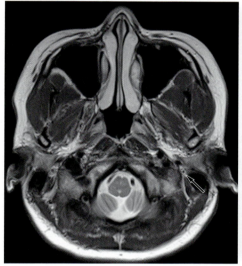

A　T2強調像（茎乳突孔レベル）

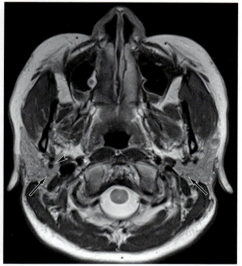

B　T2強調像（Aの6mm尾側）

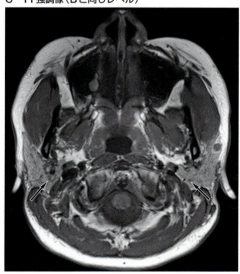

C　T1強調像（Bと同じレベル）

図2　耳下腺と顔面神経のMRI
A〜C：顔面神経は茎乳突孔の脂肪組織の中に点状の低信号として認められる（A；→）．茎乳突孔から連続する顔面神経は，下顎後静脈（B；▶）の後外側に認められる（B，C；→）．耳下腺はT1強調像，T2強調像で筋肉よりやや高信号である．

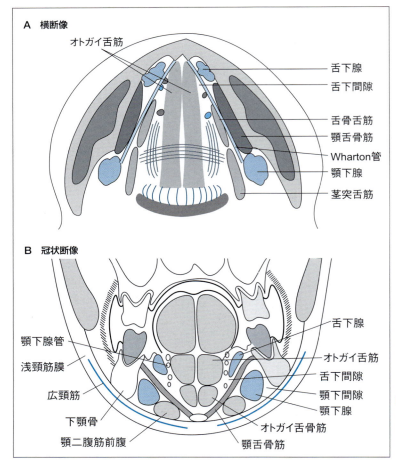

図3 顎下腺と舌下腺の位置のシェーマ
A, B：顎下腺は顎舌骨筋の外側下方の顎下間隙に存在する．舌下腺は顎舌骨筋，下顎骨内側，オトガイ舌筋に囲まれた舌下間隙に存在する．
（A：文献1）より転載，B：文献2）を元に作成）

　副耳下腺は，主耳下腺の前方で耳下腺管近傍に主耳下腺とは離れて存在する唾液腺組織である．副耳下腺の存在頻度は，日本人成人で約30〜70%である．主耳下腺より小さく，多くは耳下腺管頭側の咬筋外側表面に存在する．

▶顎下腺（submandibular gland）

　顎下腺は耳下腺に次いで大きな唾液腺であり，漿液腺と粘液腺の混合腺である．顎下腺は顎二腹筋前腹と後腹および下顎骨で形成される顎下三角に位置し，深頸筋膜浅葉に囲まれ，顎舌骨筋の外側下方の顎下間隙（図3[1)2)]，4）に存在する．また，顎下腺は顎舌骨筋後縁から舌下間隙に進入し，顎下間隙の浅部，舌下間隙に進入する深部に分類される（図4）．顎下間隙には，顎二腹筋前腹，顎下腺浅部，オトガイリンパ節，顎下リンパ節，顔面動静脈，舌下神経などが含まれる．顎下腺は，CTでは筋よりやや低〜等吸収（図5），T1強調像，T2強調像ではやや高信号である（図4）．加齢による脂肪化は耳下腺より軽度である．

　顎下腺管（Wharton管）は顎下腺の導管が集合し形成され，顎下腺深部から腺外に出て，顎舌骨筋の後縁を通り前上方に向かい，舌下間隙に入ってオトガイ舌筋と舌下腺の間を前進し，舌小帯基部の舌下小丘で口腔内に開口する．顎下腺管はT2強調像で高信号で描出される（図4-A）．

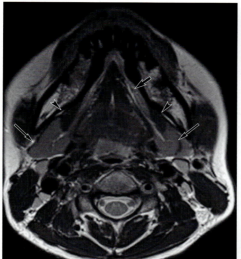
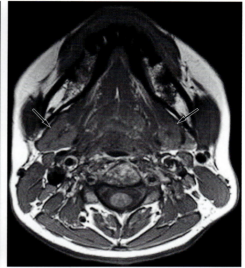
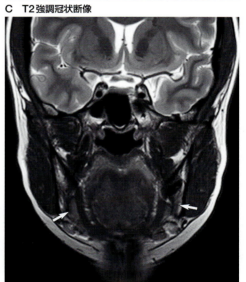

図4　顎下腺のMRI
A〜C：顎下腺（A，B；→）は顎舌骨筋（A；▶）の外側下方の顎下間隙（C；⇨）に存在する．T1強調像，T2強調像で筋肉よりやや高信号である．また，これより顎下腺は顎舌骨筋後縁から舌下間隙に進入し，顎下間隙の浅葉，舌下間隙に進入する深葉に分類される．顎下腺はT1強調像，T2強調像ともに筋よりやや高信号である．Wharton管（A；→）はT2強調像で高信号として認められる．

▶舌下腺（sublingual gland）

　舌下腺は最も小さな大唾液腺である．舌下腺には被膜がなく，顎舌骨筋，下顎骨内側，オトガイ舌筋に囲まれた舌下間隙（図3）に存在する．舌下腺にはひとつの独立した導管はなく，複数の小管（Rivinus管）が粘膜面や顎下腺管に開口する．舌下間隙には脂肪を主体に，舌下腺，舌骨舌筋，舌神経，舌下神経，舌動静脈，顎下腺深部，顎下腺管などが含まれる．
　舌下腺は，T2強調像で筋より高信号を示し（図6），単純CTでは筋と近い吸収値を示す（図7）．

単純CT

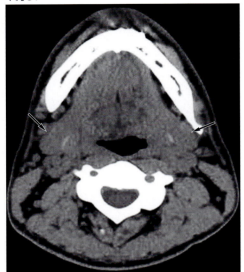

図5 顎下腺のCT
顎下腺（→）は筋よりやや低吸収である．

A T2強調像

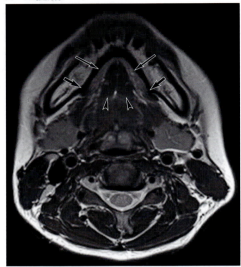

B T1強調像（Aと同じレベル）

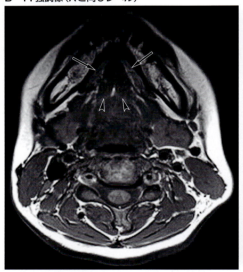

C T2強調冠状断像

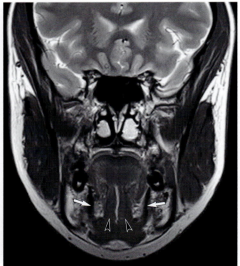

図6 舌下腺のMRI
A〜C：舌下腺（→）は顎舌骨筋（A；➡），下顎骨内側，オトガイ舌筋（▶）に囲まれた舌下間隙（C；⇨）に存在する．舌下間隙には脂肪を主体に，舌下腺，舌骨舌筋，茎突舌筋の一部，舌神経の一部，舌下神経，舌動静脈，顎下腺深部，顎下腺管などが含まれる．舌下腺はT1強調像，T2強調像ともに筋より高信号を示す．

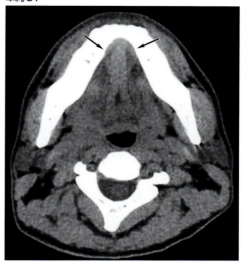

図7 舌下腺のCT
舌下腺（→）は筋と近い吸収値を示す．

▶ 小唾液腺（small salivary gland）

小唾液腺は主に口腔内に分布し，特に軟口蓋〜硬口蓋境界付近，口唇，頬粘膜下に多い．口腔内小唾液腺は，局在から口唇腺，頬腺，臼歯腺，口蓋腺，舌腺に分類される．

大唾液腺はCTやMRIで同定可能であるが，小唾液腺は小さく同定できない．

NOTE

❶ 耳下腺内顔面神経の描出

耳下腺内の顔面神経を分枝まで画像で描出することは難しいが，3T-MRIで表面コイルを用いて，3D-PSIF（three-dimensional reversed fast imaging with steady-state precession）-DWI法で撮像すると，顔面神経主幹部，頸部顔面幹，側頭顔面幹が100％，二次分枝は83.8％で同定可能であったとする報告がある[3]．

❷ 口腔底のその他の解剖と正常変異

- 口腔底の背側1/3では顎舌骨筋を欠いており，顎下間隙と舌下間隙に境界はなく，各々の間隙の病変は他方の間隙に容易に進展する．
- 顎舌骨筋に裂開・一部欠損（mylohyoid boutonniére）が認められることがあり，同部に脂肪や血管，副唾液腺組織が認められる．口腔底CTで77％に顎舌骨筋のボタン穴状欠損を認め，37％に同部に副唾液腺を認めたとする報告がある[4]．

|参|考|文|献|

1) 木村幸紀：内舌筋，外舌筋．尾尻博也（編著）；頭頸部画像診断に必要不可欠な臨床・画像解剖．学研メディカル秀潤社，p.158-163, 2015.
2) 天野 修：唾液腺．臨床と研究のための解剖学．日口腔外会誌 57: 384-393, 2011.
3) Chu J, Zhou Z, Hong G, et al: High-resolution MRI of the intraparotid facial nerve based on a microsurface coil and a 3D reversed fast imaging with steady-state precession DWI sequence at 3T. AJNR 34: 1643-1648, 2013.
4) White DK, Davidson HC, Harnsberger HR, et al: Accessory salivary tissue in the mylohyoid boutonniére: a clinical and radiologic pseudolesion of the oral cavity. AJNR 22: 406-412, 2001.

炎症性疾患・他 急性唾液腺炎
acute sialadenitis

米永和真

症例1 60代，女性．糖尿病，慢性腎不全で透析中で，先天性耳瘻孔術後，数日前から耳下腺部の発赤，腫脹あり，膿も出てきたため受診．

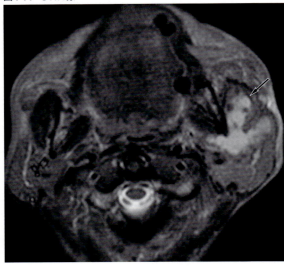
図1-A　STIR像

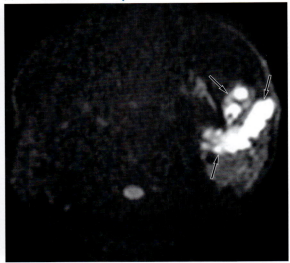
図1-B　拡散強調像

症例2 60代，女性．左顎下部の腫脹，疼痛で来院．

図2-A　単純CT

図2-B　単純CT

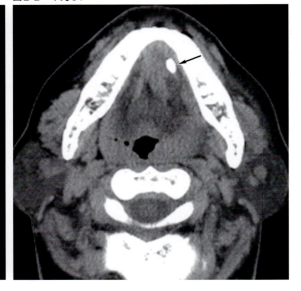

画像の読影

【症例1】 左耳下腺は有意に腫大しており，実質および周囲にSTIR像で高信号を認める（図1-A；→）．急性耳下腺炎が疑われる．耳下腺内には不整形の液体貯留を認め，拡散強調像で著明な高信号を呈している（図1-B；→）．耳下腺膿瘍が疑われる．ドレナージ，抗菌薬点滴で治療し改善した．

【症例2】 単純CTにて顎下腺に腫大があり，周囲脂肪織濃度の上昇と腫脹を認める（図2-A；→）．顎下腺管内には唾石を認める（図2-B；→）．抗菌薬治療と唾石の除去が行われた．

急性唾液腺炎の一般的知識と画像所見

急性唾液腺炎は大きく分けて，①細菌性，②ウイルス性に分かれる．細菌性は耳下腺管の閉塞などに伴う逆行性感染としてみられる．

1）細菌性唾液腺炎

唾液分泌低下に口腔内不衛生や免疫能低下が加わって生じることが多い．症状は局所の急激な発赤，腫脹，疼痛/圧痛，発熱，悪寒などで，開口障害や嚥下障害を訴えることもある．耳下腺部の圧迫で，半数以上で耳下腺開口部から排膿がみられる．起因菌としては混合感染がしばしばみられ，*Staphylococcus aureus*が分離されることが多く，嫌気性菌感染もよくみられる．

画像検査では，炎症の波及の程度や膿瘍の有無，唾石の有無，腫瘍の有無を評価することが重要である．CT所見としては，唾液腺の腫大，吸収値上昇，造影での増強効果として認められる．内部に造影されない低吸収域があれば，膿瘍形成を疑う．

治療は抗菌薬投与を行うが，閉塞機転がある場合はその解除，膿瘍がある場合はドレナージが検討される．また，小児には慢性反復性化膿性耳下腺炎という，年に数回間欠的に耳下腺炎を繰り返す病態があるが，これは成人になるまでにほとんどが消退する．

2）ウイルス性唾液腺炎

ウイルス性は多くは血行性感染であり，全身症状を伴うことも多い．流行性耳下腺炎がその代表である．これは*Paramyxovirus*の一種であるムンプスウイルスの感染によるが，主に小児に発症する（次項「流行性耳下腺炎」p.214-215参照）．他に，インフルエンザウイルスやパラインフルエンザウイルス，コクサッキーウイルス，EB（Epstein-Barr）ウイルスなど，様々なウイルスにより発症する．

鑑別診断のポイント

画像検査では，唾石などの唾液腺管の閉塞機転，膿瘍の有無を評価することが必要である．また，う蝕や上顎洞炎，咽頭炎/膿瘍など，他に炎症の原因がないか探すことも重要である．

参考文献

1) 尾尻博也：12章 唾液腺．D 病態．頭頸部の臨床画像診断学，改訂第3版．南江堂，p.747-760, 2016.
2) Capps EF, Kinsella JJ, Gupta M, et al: Emergency imaging assessment of acute, non traumatic conditions of the head and neck. RadioGraphics 30: 1335-1352, 2010.

214　Ⅲ．唾液腺

炎症性疾患・他　流行性耳下腺炎（ムンプス耳下腺炎）
epidemic parotiditis (mumps)

米永和真

症例 20代，女性．3日前より耳下腺部の腫脹と疼痛あり，徐々に悪化．頭痛と嘔気が出現したため紹介受診．

図1-A　T1強調像

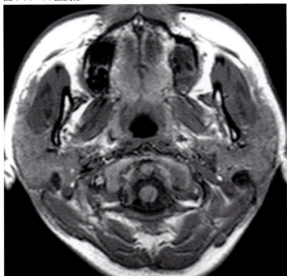

図1-B　T2強調像

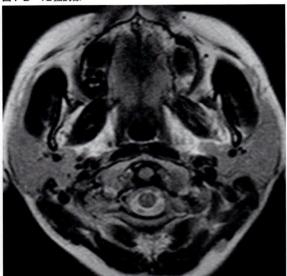

図1-C　造影T1強調像

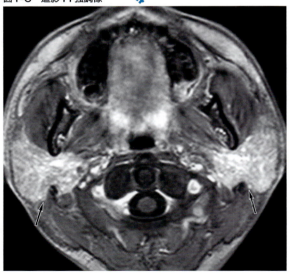

画像の読影

　　T1強調像，T2強調像（図1-A，B）にて，耳下腺に両側性の腫大が疑われる．造影T1強調像では，全体的に造影効果が亢進している（図1-C；→）．

　　なお，初診時ムンプスウイルスIgM（抗体指数）：7.94（EIA法，正常0.80未満），IgG（EIA価）：16.2（EIA法，正常2.0未満）であった．

流行性耳下腺炎の一般的知識と画像所見

　　流行性耳下腺炎は，*Paramyxovirus*の一種であるムンプスウイルスの感染による．唾液や鼻汁などの飛散による流行性を示し，主に5～9歳頃の小児に発症する．14～18日の潜伏期を経て上気道あるいは唾液腺でウイルスが増殖し，ウイルス血症を起こした後に耳下腺炎を来すとされる．症状としては，発熱，倦怠感，頭痛，食欲低下などの後，2日ほどして両側性の耳下腺の急激な腫大を来す．耳下腺腫脹は通常は2週間以内に消退する．稀に他の唾液腺も侵す．合併症としては，無菌性髄膜炎や精巣炎，膵炎，感音性難聴などが起こる．

　　診断は臨床経過から可能であるが，血清学的検査により確定される．合併症がない場合は，画像診断が必要とされることは稀である．画像では一般的に耳下腺腫大と実質濃度のびまん性上昇，造影効果を認める．治療は対症療法で，水分摂取，抗炎症薬投与程度である．

鑑別診断のポイント

　　臨床経過が重要で，他に合併症がない限り画像診断が必要とされることは稀である．一般的には，両側性耳下腺腫大と実質濃度のびまん性上昇，造影効果を認める．

参考文献

1) 尾尻博也：12章 唾液腺．D 病態．頭頸部の臨床画像診断学，改訂第3版．南江堂，p.747-760，2016.
2) Capps EF, Kinsella JJ, Gupta M, et al: Emergency imaging assessment of acute, non traumatic conditions of the head and neck. RadioGraphics 30: 1335-1352, 2010.

216　Ⅲ．唾液腺

炎症性疾患・他　硬化性顎下腺炎（Küttner腫瘍）
sclerosing submandibular sialadenitis (Küttner tumor)　　　神田知紀，豊田圭子

症例　50代，男性．左顎下部腫瘤を自覚して来院．

図1-A　単純CT
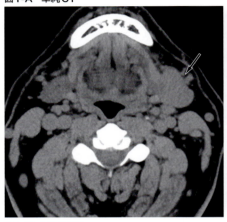

図1-B　造影CT　KEY
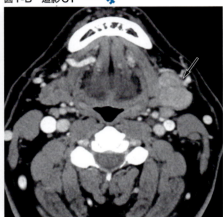

図1-C　T1強調像
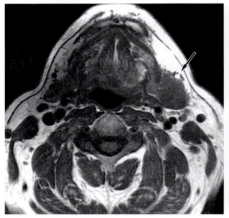

図1-D　拡散強調像
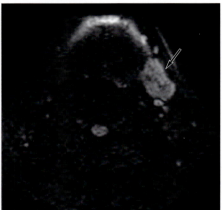

図1-E　T2強調冠状断像
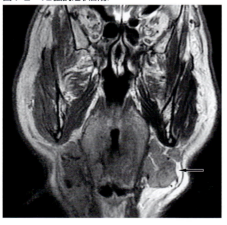

NOTE

Küttner腫瘍とIgG4関連疾患

　慢性硬化性唾液腺炎（Küttner腫瘍）とMikulicz病は，唾液腺腫脹を来す疾患として報告されていたが，Sjögren症候群との相違性が長らく疑問視されていた．Küttner腫瘍やMikulicz病の唾液腺組織からIgG4陽性形質細胞の浸潤が証明されたため，現在では，いずれの疾患もIgG4関連疾患の部分疾患として認識されている．

画像の読影

単純CTで左優位の顎下腺の腫大を認め（図1-A；→），造影CTでは対側の顎下腺より強く造影されている（図1-B；→）．MRIでも顎下腺内に腫瘍は指摘できず，T1強調像は軽度高信号（図1-C；→），拡散強調像で高信号（図1-D；→），T2強調冠状断像で高信号（図1-E；→）を呈している．

炎症性腫瘤を疑い針生検を行ったところ，IgG4関連疾患による慢性硬化性唾液腺炎と診断された．

硬化性顎下腺炎（Küttner腫瘍）の一般的知識と画像所見

IgG4関連疾患は，IgG4陽性形質細胞の浸潤と線維化による腫瘤形成を特徴とする全身性疾患であり，頭頸部領域では唾液腺や涙腺，眼窩，甲状腺，リンパ節，鼻副鼻腔，下垂体柄などへの進展が知られている[1)2)]．

IgG4関連疾患の疾患の診断には，
①臨床的に単一または複数臓器に特徴的な腫大が存在，
②血液学的に高IgG4血症（135mg/d*l*以上），
③病理組織学的に著明なリンパ球，形質細胞の浸潤と線維化を認め，IgG4/IgG陽性細胞比40％以上，かつIgG4陽性形質細胞が10/HPFを超える，
というIgG4関連疾患包括診断基準が提唱されているが，類似疾患との鑑別が病理学的にも難しいことが問題となっている．

硬化性顎下腺炎（Küttner腫瘍）はIgG4関連疾患のひとつであり，片側顎下腺へのIgG4陽性形質細胞の浸潤により"堅く腫大した顎下腺が長期間にわたり触れる"ことが特徴である．IgG4関連疾患が全身性疾患であるにもかかわらず，硬化性顎下腺炎は片側の顎下腺に腫瘤を形成することが多く，悪性腫瘍や唾石症との鑑別が問題となる．高齢男性に多いと報告されるが，若年者や女性に少ないということはない[3)]．

画像所見 CTでは顎下腺のびまん性腫大を認め，MRIではT2強調像で線維化を反映して軽度低信号，拡散強調像で高信号，不均一な造影効果を呈することが特徴である．片側性腫大が多いが，両側性腫大も時に経験される[1)3)]．

鑑別診断のポイント

片側の顎下腺の腫大を認めている場合には，唾石症や悪性腫瘍が鑑別に挙がる．両側性に腫大している場合はSjögren症候群や悪性リンパ腫が鑑別となる．顎下腺に加え耳下腺と涙腺にも無痛性の腫大を認める場合は，同じIgG4関連疾患でもMikulicz病と呼ばれる病態である．他部位からIgG4関連疾患と診断された場合でも，顎下腺のみ悪性腫瘍のこともありうるため，生検組織での確認や，治療にて改善することを評価する必要がある．

参考文献

1) Fujita A, Sakai O, Chapman MN, et al: IgG4-related disease of the head and neck: CT and MR imaging manifestations. RadioGraphics 32: 1945-1958, 2012.
2) Deshpande V: IgG4 related disease of the head and neck. Head Neck Pathol 9: 24-31, 2015.
3) 大原有紗：慢性硬化性唾液腺炎，IgG4関連疾患(Küttner腫瘍)．豊田圭子(編著)；まるわかり頭頸部領域の画像診断．学研メディカル秀潤社，p.398-399, 2015.

炎症性疾患・他 Sjögren症候群
Sjögren syndrome

北島美香

症例 40代，女性．口腔内乾燥感と眼乾燥感．抗SS-A抗体，抗SS-B抗体陽性．

図1-A　T2強調像（耳下腺レベル）　KEY

図1-B　T2強調像（顎下腺レベル）

図1-C　T1強調像（耳下腺レベル）

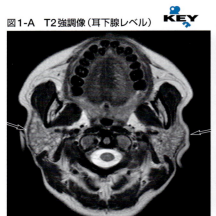
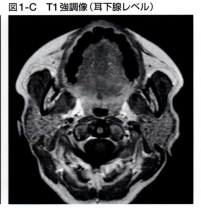

図1-D　T1強調像（顎下腺レベル）

図1-E　MRシアログラフィ矢状断像（左側）

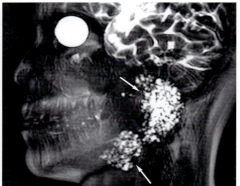

図1-F　単純CT（耳下腺レベル）　KEY

図1-G　単純CT（顎下腺レベル）

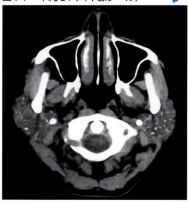
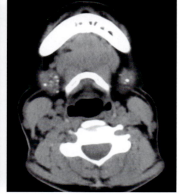

|参考文献|
1) 柳下 章：Sjögren症候群．神経内科疾患の画像診断．学研メディカル秀潤社，p.385-389, 2011.
2) Takashima S, Takeuchi N, Morimoto S, et al: MR imaging of Sjögren syndrome: correlation with sialography and pathology. J Comput Assit Tomogr 15: 393-400, 1991.

画像の読影

両側耳下腺，顎下腺に，T2強調像で多発性の小さな高信号域を認める（図1-A，B；→）．T1強調像では病変は低信号である（図1-C，D）．MRシアログラフィ（左側）では，耳下腺，顎下腺内に小さな嚢胞性病変が多発してみられ，末梢の拡張した導管を反映し，apple tree appearanceを呈する（図1-E；⇨）．単純CT（図1-F，G）では，両側耳下腺，顎下腺内に小さな石灰化病変を複数認め，chronic punctate sialoadenitisの状態である．

Sjögren症候群の一般的知識と画像所見

Sjögren症候群は，口腔内乾燥，乾燥性角結膜炎，リウマチ様関節炎の3主徴を示す，慢性自己免疫性疾患である．リンパ球浸潤が腺組織を障害し，腺分泌能の低下，眼と口腔内の乾燥症を来す．多彩な自己抗体や高γグロブリン血症の出現などの免疫学的異常を認め，唾液腺，涙腺だけでなく，全身の外分泌腺が系統的に障害される．30～50代の女性に多い．Sjögren症候群は他の膠原病の合併がみられない一次性と，関節リウマチや全身性エリテマトーデスなどの膠原病を合併する二次性とに大別される．さらに，一次性Sjögren症候群は，病変が涙腺，唾液腺に限局する腺型と，病変が全身諸臓器に及ぶ腺外型とに分けられる．

診断は，生検病理組織検査結果，口腔検査，眼科検査，抗SS-A/Ro抗体，抗SS-B/La抗体検査のうち，いずれか2項目が陽性であればSjögren症候群と診断する．Sjögren症候群は悪性リンパ腫の合併が健常者の44倍高く，Sjögren症候群で急速な非対称性唾液腺腫大を認める場合は，悪性リンパ腫を強く疑う（▶NOTE）．Sjögren症候群の腺外病変には，関節炎，肺病変，神経障害など様々なものがあるが，中枢神経系病変は約20％に認められる．痙攣，無菌性髄膜炎，多発性脳梗塞，横断性脊髄炎，多発性硬化症類似の症状，抗アクアポリン4抗体陽性の視神経脊髄炎などがみられる．一部の症例では，多発硬化症の診断基準に合致する所見を呈する[1]．

画像所見 Sjögren症候群の病初期には，両側性の唾液腺のびまん性腫大と強い増強効果を認める．慢性期には萎縮，点状の軟部濃度，石灰化，脂肪浸潤を示し，punctate sialoadenitisと称する．MRIでは，萎縮した耳下腺内の脂肪浸潤と点状の結節が混在し，salt-and-pepper appearanceを呈する[2]．

鑑別診断のポイント

両側性の唾液腺腫大を来す疾患として，サルコイドーシスや，IgG4関連疾患が挙がる．いずれも，唾液腺の腫大や涙腺の腫大を来す．T2強調像では均質な信号を示し，均一な増強効果を示す．臨床的に症状や特異的な抗体の有無から鑑別は可能であるが，画像では，それぞれの疾患に合併しやすい胸部病変や眼病変，腹部病変など，唾液腺以外の病変の有無も確認する．

[慢性反復性化膿性耳下腺炎] 若年者に多い再発性の耳下腺炎で，細菌感染やウイルス感染，アレルギー，自己免疫，先天性形態異常などが原因と考えられている．非閉塞性の導管拡張を認め，耳下腺末梢導管の拡張が特徴とされる．この末梢導管の拡張は，Sjögren症候群に類似した所見を呈する．

> **NOTE**
> **Sjögren症候群と悪性リンパ腫**
> Sjögren症候群に発生する悪性リンパ腫は，濾胞性リンパ腫，びまん性大細胞型Bリンパ腫，MALTリンパ腫などであるが，特にMALTリンパ腫の頻度が高い．

炎症性疾患・他　木村病
Kimura's disease

飯島　健，豊田圭子

症例 50代，男性．28歳時に木村病と診断され，40歳頃より右耳前部の腫瘤が徐々に増大（左耳下腺は手術されている）．
[VI章 頸部「木村病リンパ節病変」(p.314-315) と同一症例]

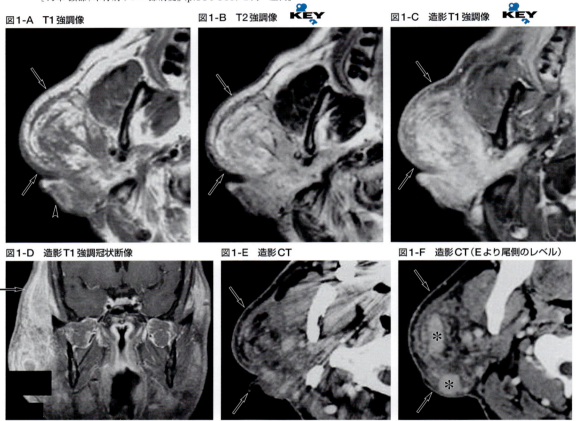

図1-A　T1強調像
図1-B　T2強調像
図1-C　造影T1強調像
図1-D　造影T1強調冠状断像
図1-E　造影CT
図1-F　造影CT（Eより尾側のレベル）

画像の読影

　T1強調像にて，右耳下腺領域を主座として境界不明瞭に浸潤する病変が認められ，皮下から表皮に進展している（図1-A；→）．高信号の脂肪を巻き込むように含有し，脂肪以外の成分では筋の信号とほぼ等信号である．被膜の肥厚も伴い，また後方の耳介の肥厚を伴っている（図1-A；▶）．T2強調像にて腫瘤の形成もみられるが（図1-B；→），正常耳下腺との境界は不明瞭である．造影後は，脂肪成分を除き耳下腺組織と同等に著明な増強効果を呈する（図1-C；→）．造影T1強調冠状断像では，病変は側頭筋にも浸潤し腫大している（図1-D；→）．なお，対側の側頭筋も腫大している．

　造影CTにて，右耳下腺を侵す浸潤性腫瘤がみられる（図1-E, F；→）．結節状に増強効果のみられる成分も認められ，腺内リンパ節と考えられる（図1-F；＊）．

木村病の一般的知識と画像所見

　木村病は1948年に木村らが報告した疾患で，好酸球浸潤を伴う大小不同のリンパ濾胞構造や，平坦な内皮細胞からなる血管増生および線維化を特徴とする．軟部好酸球性肉芽腫とも呼

ばれる[1]．アジア（特に日本，中国）で多く，欧米では稀とされる．男性に有意に多く，発症年齢は特に20〜40代に多いと報告されている[1]．局在部位は耳下腺（27%）を最多として，頸部（16%），上腕（16%），顎下腺（13%），頬部（11%），鼠径部（10%）と続く[2]．孤立または多発性の皮下腫瘤（平均3cm）と頸部リンパ節腫大（同側発生が多い）として現れ，搔痒，倦怠感，発熱を伴うことがある．経過は慢性で時に10年以上に及び，寛解と増悪を繰り返す．悪性転化は認められない．病因は明らかではないが，自己免疫の関与が推察されている．末梢血での好酸球増多（10〜70%）とIgE増加（800〜3,500IU/ml）を示す[3]．合併症としてはネフローゼなどの腎機能障害がある[2]．

画像所見 いずれの部位でも，皮下組織を主座とした浸潤性の進展を呈する境界不明瞭な腫瘤として認められる[4]．このため，病変内部に脂肪がしばしば混在する[3]．また，病変内部や周囲にリンパ節腫大（p.314-315参照）や血管構造を認める．耳下腺領域では片側性が多いが，両側性もしばしば認める．また病変深部には耳下腺実質が保たれることがある．

造影CTでは中等度の増強効果を認める．MRIでは，T1強調像で骨格筋とほぼ等信号，T2強調像で不均一な高信号，造影MRIでは不均一な中等度の増強効果を示すことが多いが，信号や増強効果は血管増生と線維化の度合いにより様々である．ダイナミック造影では漸増性の増強効果を示すことが多い．拡散強調像では高信号，ADCは低値となる[4]．

通常は美容上の観点から外科的治療が選択され，その他，ステロイド投与，シクロスポリン，シクロホスファミド，放射線治療なども組み合わせて治療されるが，再発率は高い[2]〜[4]．

鑑別診断のポイント

鑑別診断には耳下腺悪性腫瘍，悪性リンパ腫，皮膚悪性腫瘍，サルコイドーシス，angiolymphoid hyperplasia with eosinophilia（ALHE，▶NOTE）などが含まれる．耳下腺病変の分布が浅部から隣接する皮下組織を中心とし，病変内部に取り込まれた脂肪が観察可能な場合は，木村病を考慮する．ただし，画像のみでは耳下腺・皮膚悪性腫瘍との鑑別が難しいことがあるため，臨床経過や末梢血好酸球，IgE値と併せて総合的に判断する．

サルコイドーシスはリンパ節腫大が先行することが多く，肺門部リンパ節腫脹を伴うことが多い．

悪性リンパ腫は木村病に比して信号強度や造影効果が均一である点，ADC値が低い点，皮下病変を欠く点，比較的早い臨床経過をとる点が鑑別点となる．

> **NOTE**
> **angiolymphoid hyperplasia with eosinophilia（ALHE）**
> 頭頸部（主に耳介および耳周囲や被頭髪部）に好発する稀な原因不明の皮膚疾患で，木村病と組織学的に混同されていたが，別の疾患概念である．豊富な好酸性の細胞質を伴い，大型の核を有する腫大した類上皮細胞様の内皮細胞からなる血管増生が特徴である．木村病の病理像はリンパ濾胞の形成などリンパ増殖が主体であり，増生血管も平坦な血管内皮細胞が特徴であり，ALHEのそれとは異なる．性差はなく，臨床像は紅色丘疹を主体とした皮膚変化（真皮が主座）である．腫瘤径は1cm前後と木村病に比して小さく，また易出血性であるのが特徴である．

参考文献
1) 海野真記，前田正幸：木村氏病 Kimura's disease．豊田圭子（編著）；まるわかり頭頸部領域の画像診断．学研メディカル秀潤社，p.386-387，2015．
2) 石井正則：木村氏病について−4例の経験と本邦429例の統計的観察−．耳鼻展望 25: 407-416, 1982.
3) Horikoshi T, Motoori K, Ueda T, et al: Head and neck MRI of Kimura disease. Br J Radiol 84: 800-804, 2011.
4) Park SW, Kim HJ, Sung KJ, et al: Kimura disease: CT and MRI imaging findings. AJNR 33: 784-788, 2012.

222　Ⅲ．唾液腺

炎症性疾患・他　リンパ上皮嚢胞
lymphoepithelial cyst

中井雄大，豊田圭子

症例1　40代，男性．左耳下部腫脹．HIV不明．

症例2　20代，男性．右耳下部腫脹．4年前に発赤，腫脹，圧痛を認め，慢性耳下腺炎といわれた．その後腫瘤が度々増大．HIV不明．

図1　造影CT

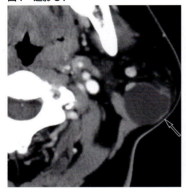

図2-A　造影CT

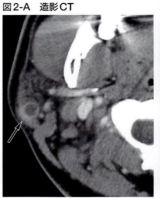

図2-B　脂肪抑制T2強調冠状断像

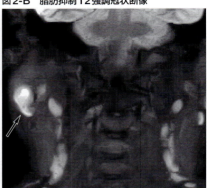

症例3　50代，男性．カンジダ舌炎を契機にHIV陽性が判明．

図3-A　脂肪抑制T2強調像

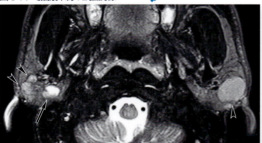

図3-B　拡散強調像

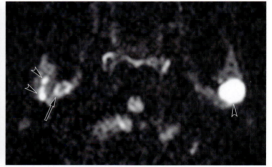

図3-C　脂肪抑制造影T1強調像

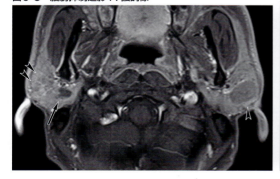

図3-D　脂肪抑制T2強調像

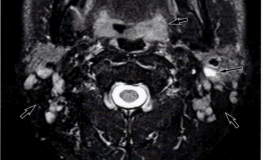

参考文献
1) 佐藤百合子，小村　健，原田浩之・他：耳下腺に発生したリンパ上皮性嚢胞の3例．口腔病会誌 75: 162-167, 2008.
2) Sujatha D, Babitha K, Prasad RS, et al: Parotid lymphoepithelial cysts in human immunodeficiency virus: a review. J Laryngol Otol 127: 1046-1049, 2013.

画像の読影

【症例1】 造影CTで左耳下腺に単房性嚢胞性病変を認める．外側部で若干壁が厚い（図1；→）．

【症例2】 造影CTで右耳下腺に嚢胞性病変を認めるが，壁は厚く，外側部分に充実成分を認める（図2-A；→）．脂肪抑制T2強調像では，充実部はリンパ節と同等の信号を呈している（図2-B；→）．摘出され，内容物の漏出による炎症性変化を伴うリンパ上皮嚢胞と診断された．

【症例3】 両側耳下腺にT2強調像で高信号を呈する嚢胞性病変がみられる（図3-A～D；→）．T2強調像で軽度高信号，かつ拡散強調像で著明な高信号を呈し，増強効果を有する充実性病変も多発している（図3-A～C；▶）．充実部はADCも低下していた（非提示）．左扁桃の軽度腫大や両側多発リンパ節腫大（図3-D；➜）もみられる．アデノイドの腫大は軽度であったが，内部に小嚢胞を伴い，左扁桃にも小嚢胞がみられた（非提示）．生検ではリンパ節を疑う成分のみであり，抗ウイルス治療とともに縮小・消退がみられたことから，リンパ上皮性病変と診断された．

リンパ上皮嚢胞の一般的知識と画像所見

リンパ上皮嚢胞の発生には，リンパ節内導管上皮細胞迷入説と，胎生期の鰓裂由来説があるが，組織学的な導管上皮の存在や内容液の成分から前者がより有力とされる．耳下腺腫瘍の0.3～3.8％を占め，50～60代に好発し，性差はない．主訴は耳下部腫脹が大半である．疼痛や増大を示す際は，感染や外傷との関与が示唆されている[1]．

画像所見は非特異的で，薄壁の単房性嚢胞としてみられる．T1強調像で低信号，T2強調像で高信号が基本だが，内部の角化物や感染によって種々の信号をとり，液面形成がみられることもある．感染した場合は壁の肥厚や周囲脂肪織濃度上昇が，破裂した場合は嚢胞の虚脱や周囲の炎症がみられる．治療は外科的切除が第一選択となる[1]．

HIV感染者でもリンパ上皮嚢胞が発生する．成因は不明だが，リンパ節内外のリンパ増殖性病変が導管を閉塞，もしくは上皮組織を封入することで発生するとされる．成人の3～6％，小児の30％でみられるが，AIDS発症前でもみられるため，早期診断の契機として重要である．病変は多くが両側かつ多発性で，数mm～5cm程度までの緩徐に増大する無痛性腫瘤としてみられる[2]．画像的には嚢胞だけでなく，腺内リンパ節腫大や，充実部と嚢胞の混在したリンパ上皮性病変もみられうる．内部に隔壁を伴うことがあり，充実部の程度に応じて増強効果を示す．まとまった報告はないが，その他のリンパ上皮性病変と同様に，充実部は拡散制限を呈する可能性が考えられる（図3-B）．全例ではないが，腺外病変として扁桃・アデノイド腫大，頸部リンパ節腫大を伴うことが多い．リンパ上皮嚢胞は唾液腺だけでなく，口腔底部，扁桃，甲状腺，胸郭内，膵でも関連が報告されている．治療は抗ウイルス療法，放射線治療，硬化療法などがある．

鑑別診断のポイント

単発性の場合，貯留嚢胞，類皮嚢胞，第一鰓裂嚢胞，Warthin腫瘍や神経鞘腫の嚢胞変性などは鑑別が難しいが，年齢，性別，局在，喫煙歴，わずかな充実部などを参考にする．多発性の場合は，まずHIV抗体の検索を促すことが最も重要である．鑑別にはSjögren症候群，サルコイドーシス，Warthin腫瘍，リンパ腫，リンパ節転移などが挙がる．Sjögren症候群では頸部リンパ節は腫大しにくく，嚢胞は実質内に発生する．サルコイドーシスは基本的に充実性であり，他領域の所見が参考になる．Warthin腫瘍は多発しても無数にみられることはない．リンパ腫は鑑別が難しいが，治療に対する反応や増大速度を参考にする．

炎症性疾患・他　がま腫
ranula

北島美香

症例1 10代前半，男児．1か月前に左口腔底部の腫脹を自覚．食事時の同部の疼痛あり．

図1-A　T2強調像（口腔底レベル）　　図1-B　T2強調冠状断像（口腔底レベル）

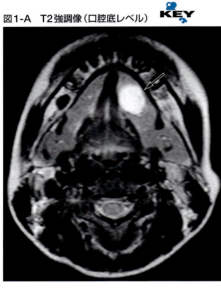
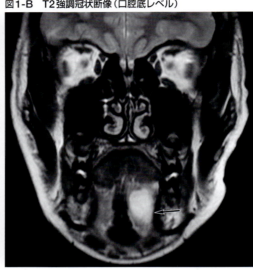

症例2 10代前半，女児．1週間前に口腔底部の腫瘤に気づく．

図2-A　T2強調像（口腔底レベル）　　図2-B　T2強調冠状断像（口腔底レベル）

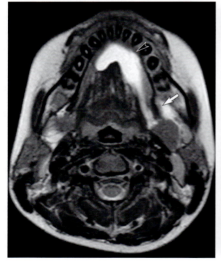
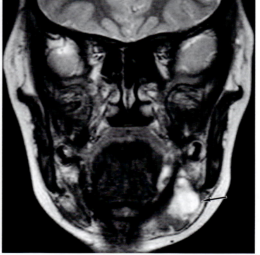

症例3 20代，男性．左顎下部の腫瘤．

図3　造影CT

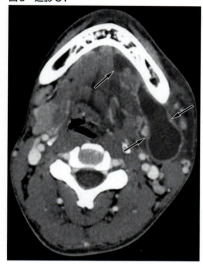

画像の読影

【症例1：単純性がま腫（舌下型）】 左舌下間隙に限局する，T2強調像で高信号の単房性囊胞性病変（図1-A, B；→）を認める．内部に増強効果は認めない（非提示）．

【症例2：潜入性がま腫（舌下–顎下型）】 T2強調像で，左顎下間隙（図2-B；→）から左顎舌骨筋（図2-A；⇨）を挟んで，両側舌下間隙内に進展する囊胞性腫瘤（図2-A；▶）を認める．

【症例3】 造影CTにて，左顎下間隙から舌下間隙に進展するリング状に増強される囊胞性腫瘤（図3；→）を認める．囊胞壁は肥厚している．手術にて，感染を伴ったがま腫と診断された．

がま腫の一般的知識と画像所見

　がま腫は，舌下腺あるいは口腔底の小唾液腺に由来する貯留囊胞であり，成人若年に好発する．原因は外傷，炎症，医原性などがある．
　がま腫は，舌下間隙に限局する舌下型（単純性）がま腫（simple ranula）と，腫瘤が顎舌骨筋を越えて顎下部，オトガイ下部，あるいは頸部に進展する潜入性がま腫（diving ranula）に分けられる．

画像所見 舌下型がま腫は，舌下間隙に限局した囊胞性病変として認められる（図1）．潜入性がま腫は，顎下間隙を中心とした囊胞性腫瘤として認められ，顎下型がま腫とも呼ばれる（図2）．潜入性がま腫では，病変本体から舌下間隙に向かって尾のように突出する形態（tail sign）を認めることがある．顎下間隙と舌下間隙の間には顎舌骨筋が存在するが，後方では筋膜がなく，舌下間隙の病変が増大すると顎下間隙に容易に進展する．がま腫は病変の部位で術式が異なるため，単純型か潜入型かの言及，病変の範囲の同定は重要である．

　がま腫の多くは単房性であり，感染を伴うと囊胞壁が肥厚する（図3）．巨大ながま腫では，舌下間隙，顎下間隙以外にも進展しうる[1)2)]．

鑑別診断のポイント

［囊胞性リンパ管腫］ 出生時に50％が，2歳までに90％程度が発見される．多房性で隔壁を有し，内部の出血や高蛋白濃度を反映してMRIで様々な信号を示すことが多い．

［類表皮囊胞］ CTでは境界明瞭な均一な囊胞様の低吸収，MRIではT1強調像で低信号，T2強調像で液体様の高信号である．被膜には増強効果はあっても軽度である．

> **NOTE**
> **がま腫の治療**
> がま腫の治療は，舌下型では開窓術や囊胞摘出が行われるが，顎下型では開窓術，穿刺吸引の他，硬化療法や舌下腺摘出なども行われる．

参考文献

1) Kurabayashi T, Ida M, Yasumoto M, et al: MRI of ranulas. Neuroradiology 42: 917-922, 2000.
2) Macdonald AJ, Salzman KL, Harnsberger HR: Giant ranula of the neck: differentiation from cystic hygroma. AJNR 24: 757-761, 2003.

炎症性疾患・他　唾石症
sialolithiasis

北島美香

症例1 60代，女性．口腔違和感．

図1　単純CT

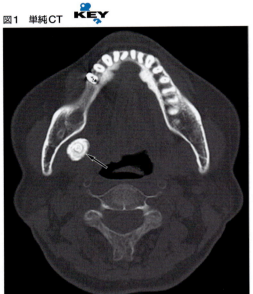

症例2 80代，女性．頬部から顎下の腫脹と疼痛，口腔底部の著しい腫脹あり．

図2-A　単純CT

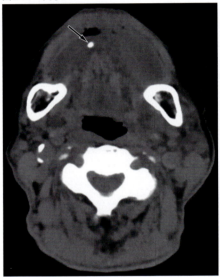

図2-B　単純CT

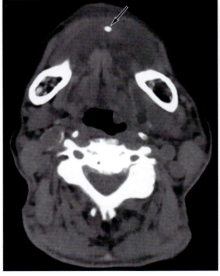

図2-C　造影CT

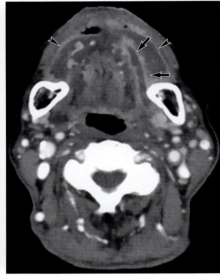

画像の読影

【症例1】　顎下腺内に単純CTで同心円状の高吸収の病変を認め（図1；→），顎下腺内唾石の所見である．顎下腺の腫大や萎縮は認めない．

【症例2】　単純CTにて，両側顎下正中部に2つの唾石を認める（図2-A, B；→）．造影CTでは左顎下腺管の拡張を認め，顎下腺管の増強効果（図2-C；➡）も認める．左顎下腺は腫大している（非提示）．唾石の顎下腺管閉塞により生じた逆行性感染に起因する急性顎下腺炎の合併が疑われる．両側顎下－舌下間隙の浮腫状の腫脹（図2-C；▶）も認める．

唾石症の一般的知識と画像所見

唾石の本態は唾液由来のリン酸カルシウムの結晶で，導管内の脱落上皮や異物が核となる．唾石の80〜90％は顎下腺に，10〜20％が耳下腺に，1〜7％が顎下腺に生じる．稀に小唾液腺にも発生することがある．顎下腺は大唾液腺の中で粘稠度が高く，また唾液腺管も長く，唾石ができやすい．唾石症は顎下腺炎の原因として最多である．

顎下腺唾石は顎下腺管内か腺内かで分類され，85％はWharton管に生じる．うち30％が導管開口部，20％が中間部，35％が顎舌骨筋後縁の屈曲部に生じる．典型的な症状は，摂食時の顎下腺の腫大と疼痛（唾疝痛）である．

唾石による顎下腺管の閉塞により逆行性に感染が広がり，急性顎下腺炎や膿瘍形成を生じ，周囲組織へ炎症が波及すると，蜂窩織炎を生じる．

画像所見　唾石の局在，大きさ，形態の評価にはCTが有用であり，小さな唾石を検出するには薄いスライス厚での撮影が必要である．

MRIでは拡張した導管を認め，唾石は低信号で認められることが多い．

鑑別診断のポイント

特徴的な症状やCTでの所見から，他の疾患と鑑別を要することは少ないが，石灰化や骨化の形態によっては，石灰化・骨化を来す唾液腺腫瘍との鑑別が必要となる場合がある．

唾液腺腫瘍で石灰化・骨化を認める場合は，多形腺腫である可能性が高いとされるが，粘表皮癌や腺房細胞癌などの悪性腫瘍にも石灰化の頻度が高いとされる．各々の唾液腺腫瘍の特徴は，該当の項目を参照されたい．

> **NOTE**
>
> **唾石症におけるMRI**
>
> MRIでは，唾石に合併する顎下腺炎や周囲の炎症の評価に優れる．特に顎下腺の評価には，脂肪抑制T2強調像やSTIR像が有用であり，活動性の炎症では高信号を呈する．炎症が長期化すると，唾液腺に脂肪浸潤や萎縮を認める[1]．

参考文献

1) Sumi M, Izumi M, Yonetsu K, et al: The MR imaging assessment of submandibular gland sialoadenitis secondary to siaolithiasis: Correlation with CT and histopathologic findings. AJNR 20: 1737-1743, 1999.

炎症性疾患・他　IgG4関連疾患
IgG4-related disease

上谷浩之，北島美香

症例1　50代，男性．数年前から両側眼瞼腫脹，視力低下．

図1-A　T2強調像

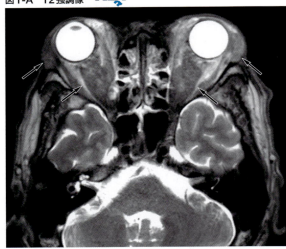

図1-B　造影T1強調像

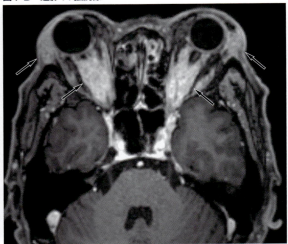

図1-C　脂肪抑制造影T1強調冠状断像

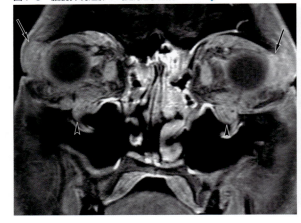

図1-D　脂肪抑制造影T1強調冠状断像

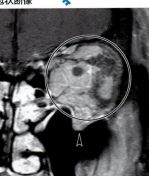

画像の読影

【症例1】両側涙腺が腫脹し，視神経周囲の眼窩内脂肪織に増強効果を呈する軟部腫瘤を認める（図1-A～C；→，図1-D；○印）．T2強調像（図1-A）では灰白質と等信号〜やや低信号を示す．両側眼窩下管にも腫瘤形成を認める（図1-C, D；▶）．涙腺からの生検で，IgG4関連疾患と診断した．

症例2 30代，男性．顔面や体幹に皮疹あり．

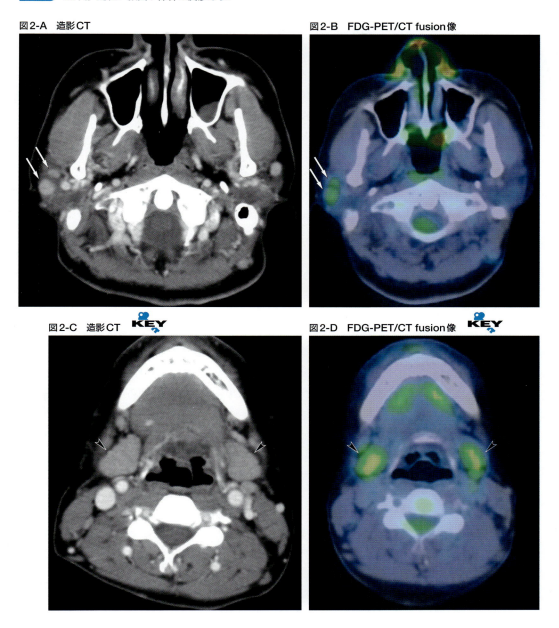

図2-A　造影CT

図2-B　FDG-PET/CT fusion像

図2-C　造影CT

図2-D　FDG-PET/CT fusion像

【症例2】　造影CTで，右耳下腺に比較的均一に増強される境界明瞭な腫瘤を2か所認め（図2-A；⇨），FDG-PETではSUV$_{max}$ = 1.9の淡い集積を認める（図2-B；⇨）．両側顎下腺は軽度腫大し（図2-C；▶），同部にもFDG-PETではSUV$_{max}$ = 1.9の淡い集積を認める（図2-D；▶）．体幹部皮疹からの生検により，IgG4関連疾患と診断した．

IgG4関連疾患の一般的知識と画像所見

　IgG4関連疾患は，IgG4陽性形質細胞とリンパ球浸潤と線維化を特徴とした，単一または多臓器に腫瘤様病変を呈する疾患である．原因は不明であるが，自己免疫やアレルギー疾患と考えられている．多くの例で血清IgG4が高値となるが，IgG4関連疾患に特異的ではなく，組織学的にIgG4関連疾患と証明された症例の20～40%は血清IgG4が正常であるという報告もある．IgG4関連の自己免疫性膵炎と同様の病変は全身の多臓器に発生し，特に頭頸部領域は好発部位であり，下垂体や髄膜，唾液腺，涙腺，眼窩，甲状腺に病変を認める[1]．

　臨床症状は比較的軽度で，発熱やCRP上昇などは認めないことが多い．画像検査にて，偶発的に臓器腫脹として発見されることも多い．ステロイド治療への反応は多くの例で良好である．IgG4関連疾患患者で悪性リンパ腫や膵癌などの発生が数例報告されているが，これらが悪性転化するかどうかは不明である．

　厚生労働省によるIgG4関連疾患包括診断基準2011を▶NOTEに示した[2]．

　IgG4関連の膵炎患者の約40%に，両側性で無痛性の腫脹を特徴とする唾液腺または涙腺浸潤を合併する．かつてMikulicz病とされていた涙腺または唾液腺の無痛性腫脹や，Küttner腫瘍とされていた顎下腺の慢性硬化性唾液腺炎は，Sjögren症候群の亜型とされていたこともあったが，現在ではIgG4関連疾患と考えられている．Mikulicz病は，涙腺，顎下腺，舌下腺，耳下腺のうち，少なくとも2か所以上で通常，無痛性腫脹を認める特発性疾患で，CTでは均一な吸収値や増強効果，MRIのT2強調像では比較的低信号，T1強調像で均一な低信号と増強効果が特徴である．Küttner腫瘍は比較的稀で，片側または両側顎下腺の硬い腫脹として報告され，時に耳下腺にも病変を認める．病理学的にはIgG4陽性形質細胞浸潤を伴う線維硬化性唾液腺炎が特徴的で，線維化はMikulicz病よりも目立つが，画像所見は類似する．

　眼窩領域のIgG4関連疾患は，最初に涙腺に病変を認めることが多く，通常は両側性で唾液腺腫脹を伴うことが一般的である．特発性眼窩炎症（または炎症性偽腫瘍）は，IgG4関連疾患の一部であるという報告もある．眼窩病変は片側または両側性で眼窩全体に及ぶこともあれば，涙腺や外眼筋，視神経の一部に限局することもある．特に，三叉神経領域の神経周囲進展もしばしば認める[3]．眼窩腫瘤はCTで軟部影を認め，均一に増強され，MRIでは線維化を反映してT2強調像で比較的低信号，ADC値は高値となる傾向がある．

　IgG4関連の甲状腺疾患は，Riedel甲状腺炎と，線維化を呈する橋本病の亜型の2つのタイプが報告されている．無痛性の硬い甲状腺腫瘤が特徴で，CTでは限局性またはびまん性の低吸収域で正常甲状腺より増強効果に乏しい．

　IgG4関連疾患ではリンパ節腫脹を伴うことが多く，頭頸部領域も好発部位である．リンパ節腫脹で発見されることもあるが，通常は他臓器のIgG4関連疾患の画像検査で同定されることが多い．悪性リンパ腫やCastleman病，リンパ節転移などが鑑別に挙がるが，IgG4関連疾患のリンパ節病変は比較的サイズが小さく（＜2cm），発熱や体重減少を伴わないことが多い．

鑑別診断のポイント

[Sjögren症候群]　リンパ球浸潤を伴う唾液腺腫脹はIgG4関連疾患と共通し，両側性の場合は画像上の鑑別がやや困難であるが，臨床，病理所見が異なる．

[悪性リンパ腫]　両側性の場合は，画像上の鑑別がやや困難．

[サルコイドーシス]　両側性の場合は，画像上の鑑別がやや困難．

[悪性唾液腺腫瘍]　片側性の唾液腺病変では，鑑別がやや困難．

NOTE

IgG4関連疾患包括診断基準2011

以下の表のうち，
1) ＋2) ＋3) を満たすもの：確定診断群 (definite)，
1) ＋3) を満たすもの：準確診群 (probable)，
1) ＋2) を満たすもの：疑診群 (possible) とする．

ただし，できる限り組織診断を加えて，各臓器の悪性腫瘍（癌，悪性リンパ腫など）や類似疾患（Sjögren症候群，原発性硬化性胆管炎，Castleman病，二次性後腹膜線維症，多発血管炎性肉芽腫症，サルコイドーシス，好酸球性多発血管炎性肉芽腫症など）と鑑別することが重要である．

本基準により確診できない場合にも，各臓器の診断基準により診断が可能である．

表　IgG4関連疾患包括診断基準2011

【臨床診断基準】
1) 臨床的に単一または複数臓器に特徴的なびまん性あるいは限局性腫大，腫瘤，結節，肥厚性病変を認める．
2) 血液学的に高IgG4血症（135mg/d*l*以上）を認める．
3) 病理組織学的に以下の2つを認める．
　① 組織所見：著明なリンパ球，形質細胞の浸潤と線維化を認める．
　② IgG4陽性形質細胞浸潤：IgG4/IgG陽性細胞比40%以上，かつIgG4陽性形質細胞が10/HPFを超える．

（厚生労働省 岡崎班・梅原班，文献2）を元に作成）

参考文献

1) Martínez-de-Alegría A, Baleato-González S, García-Figueiras R, et al: IgG4-related disease from head to toe. RadioGraphics 35: 2007-2025, 2015.
2) 厚生労働省難治性疾患克服研究事業 症例研究分野，IgG4関連全身硬化性疾患の診断法の確立と治療方法の開発に関する研究班，新規疾患，IgG4関連多臓器リンパ増殖性疾患（IgG4＋MOLPS）の確立のための研究班：IgG4関連疾患包括診断基準2011．日内会誌101: 795-804, 2012.
3) 藤田晃史，藤井裕之，中村仁康・他：頭頸部領域のIgG4関連疾患の画像診断．画像診断 33: 364-372, 2013.

唾液腺腫瘍 多形腺腫
pleomorphic adenoma

上谷浩之, 北島美香

症例1 70代, 女性. 10年前から左側頸部腫瘤を自覚.

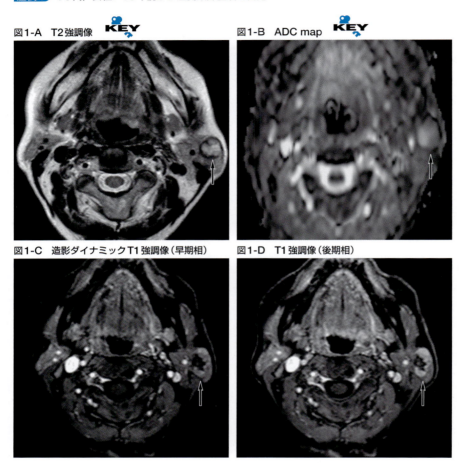

図1-A　T2強調像
図1-B　ADC map
図1-C　造影ダイナミックT1強調像(早期相)
図1-D　T1強調像(後期相)

症例2 60代, 女性. 左耳下腺腫瘤を指摘.

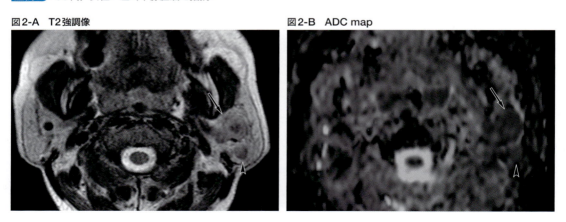

図2-A　T2強調像
図2-B　ADC map

画像の読影

【症例1】 T2強調像で左耳下腺に境界明瞭な分葉状腫瘤を認め，辺縁に低信号の被膜様構造を認める（図1-A；→）．内部は高信号である．ADC値は$2.0×10^{-3}mm^2/sec$と高値で（図1-B；→），造影ダイナミックMRIでは辺縁優位に遷延性の増強効果を認めた（図1-C，D；→）．手術で多形腺腫と診断された．

【症例2】 T2強調像で左耳下腺浅葉に境界明瞭な腫瘤を認め，高信号と低信号が混在する（図2-A；→）．ADC値は$0.88×10^{-3}mm^2/sec$（図2-B；→）とやや低値である．背側にも結節を認める（図2-A，B；▶）．造影ダイナミックMRIでは遷延性の増強効果を認めた（非提示）．T2強調像の信号や腫瘤の多発，ADC値が低値であることから術前はWarthin腫瘍を疑ったが，手術で耳下腺腹側の腫瘤は多形腺腫，背側はリンパ節と診断された．

多形腺腫の一般的知識と画像所見

多形腺腫は唾液腺腫瘍の中で最多で，唾液腺良性腫瘍の約70〜80%を占める．84%は耳下腺，8%は顎下腺，6.5%は小唾液腺，0.5%は舌下腺に発生する．小唾液腺腫瘍の約半数は悪性であるが，多形腺腫は小唾液腺腫瘍の中でも最多である．耳下腺では90%が顔面神経の外側に発生する．40代以降の女性に多い[1]．

典型的には，緩徐に進行する無痛性腫瘤として認める．腫瘤サイズは数mm〜数cmと様々である．名前のとおり多様性があり，腺管形成や索状，充実成分からなる上皮系細胞や，粘液腫様間質や軟骨様間質からなる筋上皮性細胞などから形成される．壊死や出血，硝子化，石灰化，稀に骨化成分も存在する．通常は単発で，Warthin腫瘍やオンコサイトーマと異なり，多発（多中心性発生）は稀である．

画像所見 画像上は，境界明瞭な卵円形で様々な厚さの被膜を伴うことが多い．CTでは辺縁平滑，境界明瞭な分葉状腫瘤で，周囲の耳下腺実質よりやや高吸収であるが，時にやや低吸収で嚢胞と紛らわしいことがある．造影後は小さな腫瘤は均一に増強されることが多いが，大きな腫瘤では不均一で増強不良域を伴うことが多い．

MRIではT1強調像で低信号，T2強調像で高信号，被膜はT2強調像で低信号に描出されることが多い．造影ダイナミックMRIでは遷延性の増強効果を呈し，ADC値は高い傾向にある[2]．一方，粘液腫様間質成分が少なく，上皮系成分が多い場合は早期濃染と後期相で洗い出しを呈し，ADC値が低値となり，Warthin腫瘍や悪性腫瘍との鑑別が困難となる[3]．

再発は1〜50%程度と報告によって様々だが，初回の手術手技に依存する．腫瘤摘出術や術中の被膜損傷は再発率が高く，耳下腺摘出術など安全域をとった手術が必要である．また，軟骨／粘液様間質成分が豊富な症例は，上皮系成分の多い多形腺腫よりも再発しやすい．

鑑別診断のポイント

[Warthin腫瘍] 中高年男性の耳下腺下極に好発し，多形腺腫より多発傾向にある．ADC値は低く，造影ダイナミックMRIでは早期濃染と後期相での洗い出しを呈する傾向にある．$^{99m}TcO_4^-$シンチグラフィでは集積することが多い．

[多形腺腫由来癌] 悪性成分は被膜を越えて浸潤する傾向にある．また，多形腺腫は通常ADC値が高く悪性成分は低いため鑑別に有用であるが，図2のようなADC値が低値の多形腺腫との鑑別は困難である．

参考文献

1) Som PM, et al: Epithelial tumors pleomorphic adenoma (benign mixed tumor) and carcinoma ex pleomorphic adenoma (malignant mixed tumor). *In* Som PM, Cutin HD (eds); Head and neck imaging, vol. 2, 4th ed. Mosby, St. Louis, p.2067-2076, 2002.
2) Habermann CR, Arndt C, Graessner J, et al: Diffusion-weighted echo-planar MR imaging of primary parotid gland tumors: is a prediction of different histologic subtypes possible? AJNR 30: 591-596, 2009.
3) 加藤博基, 兼松雅之, 水田啓介・他: 耳下腺疾患のCT，MRI. 画像診断 33: 314-327, 2013.

唾液腺腫瘍 多形腺腫由来癌
carcinoma ex pleomorphic adenoma

上谷浩之, 北島美香

症例 50代, 女性. 左耳下腺摘出術後, 多形腺腫由来癌と診断され, その約1か月後のMRI.

図1-A T2強調像

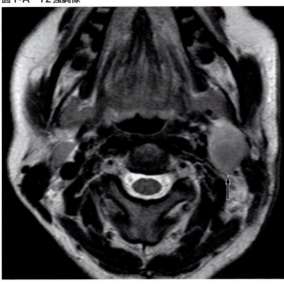

図1-B 造影T1強調像

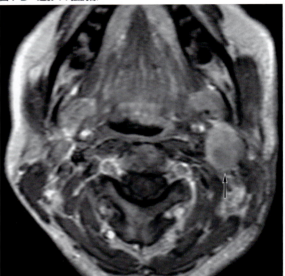

図1-C 拡散強調像

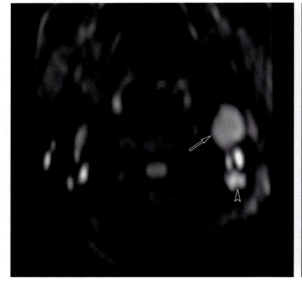

図1-D ADC map

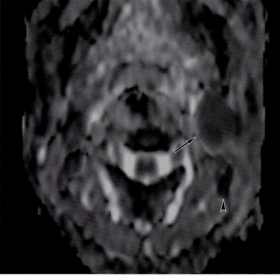

画像の読影

術後約1か月後のMRIで，左耳下腺摘出部周囲に，T2強調像でやや不均一な高信号を呈する腫瘤を認め（図1-A；→），造影T1強調像でやや不均一な増強効果を認める（図1-B；→）．拡散強調像では高信号で（図1-C；→），ADC値は0.96×10^{-3} mm^2/secと低値であった（図1-D；→）．その背側にも，拡散強調像で高信号，ADC mapで低信号の結節を認めた（図1-C, D；▶）．手術により，いずれも多形腺腫由来癌のリンパ節転移と診断された．

多形腺腫由来癌の一般的知識と画像所見

多形腺腫由来癌は多形腺腫が存在している，または術後部に癌が発生するものである．好発年齢は60〜80代である．多形腺腫の経過中，5年以下で1.5％，15年以上では9.5％が悪性化する．悪性成分は，通常は腺癌であることが多い．緩徐進行性であったものが急速増大した場合や疼痛，顔面神経麻痺，皮膚の硬化などが出現した場合は悪性化を疑う[1]．

発生部位は耳下腺，顎下腺，口蓋の順に多く，発症時リンパ節転移は25％に認める．組織型は様々であるが，腺癌NOS (adenocarcinoma, not otherwise specified) あるいは唾液腺管癌が多い．予後は不良で，5年生存率は40％程度である．

画像所見 悪性化を疑う画像所見は辺縁不整と浸潤性進展である．多形腺腫を疑う所見が病変の一部に認められる場合は診断可能であるが，多形腺腫の痕跡が明らかでない場合，診断は難しい[2]．比較的大きな多形腺腫では，出血や壊死を反映して内部信号が不均一になることはありうるため，悪性化との鑑別にはならない．T1強調像やT2強調像でやや低信号となる傾向がある．多形腺腫はADC値が高値であるが，悪性成分は低値となる傾向にある[3]．

多形腺腫由来癌に関連する悪性病変について，▶NOTEに示す．

鑑別診断のポイント

[多形腺腫] 悪性成分の比率が少なく，多形腺腫成分内に悪性化病変が限局していれば，鑑別困難．

[他の唾液腺由来癌] 悪性成分が全体に及ぶと，鑑別が困難．

> **NOTE** 多形腺腫に関連する悪性病変
>
> 多形腺腫に関連する悪性病変には3病型があり，多形腺腫由来癌の他に，悪性混合腫瘍（癌肉腫），転移性多形腺腫がある．
>
> 悪性混合腫瘍は癌と肉腫の両者の成分を有し，予後不良である．画像での特異的所見はなく，内部不均一な高度浸潤性腫瘤として認められる．
>
> 転移性多形腺腫は組織学的には良性所見であるが，遠隔転移病巣を形成する，きわめて稀な病型である．臨床的には低悪性度病変と認識されている．

参考文献

1) Som PM, et al: Epithelial tumors pleomorphic adenoma (benign mixed tumor) and carcinoma ex pleomorphic adenoma (malignant mixed tumor). *In* Som PM, Cutin HD (eds); Head and neck imaging, vol. 2, 4th ed. Mosby, St. Louis, p.2067-2076, 2002.
2) 加藤博基，兼松雅之，水田啓介・他: 耳下腺疾患のCT, MRI. 画像診断 33: 314-327, 2013.
3) Kato H, Kanematsu M, Mizuta K, et al: Carcinoma ex pleomorphic adenoma of the parotid gland: radiologic-pathologic correlation with MR imaging including diffusion-weighted imaging. AJNR 29: 865-867, 2008.

唾液腺腫瘍 Warthin腫瘍
Warthin tumor

上谷浩之, 北島美香

症例1 70代, 男性. 右頸部腫瘤.

図1-A　STIR冠状断像　KEY
図1-B　造影T1強調像（早期相）　KEY
図1-C　造影T1強調像（後期相）

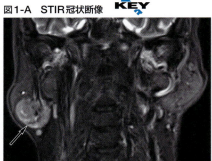
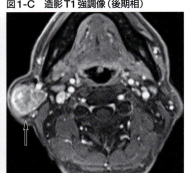

図1-D　$^{99m}TcO_4^-$シンチグラフィplanner像
図1-E　$^{99m}TcO_4^-$シンチグラフィSPECT/CT fusion像　KEY

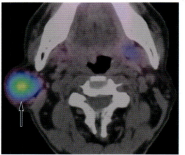

症例2 40代, 男性. 左耳下腺腫瘤.

図2-A　T2強調像
図2-B　拡散強調像　KEY
図2-C　ADC map　KEY

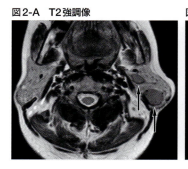
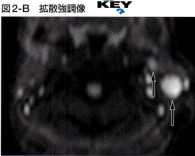
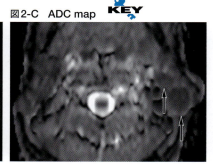

参考文献
1) Som PM, et al: Warthin's tumors. *In* Som PM, Cutin HD (eds); Head and neck imaging, vol. 2, 4th ed. Mosby, St. Louis, p.2076-2082, 2002.
2) Habermann CR, Arndt C, Graessner J, D et al: Diffusion-weighted echo-planar MR imaging of primary parotid gland tumors: is a prediction of different histologic subtypes possible? AJNR 30: 591-596, 2009.
3) 加藤博基, 兼松雅之, 水田啓介・他: 耳下腺疾患のCT, MRI. 画像診断33: 314-327, 2013.

画像の読影

【症例1】 STIR冠状断像で，右耳下腺下極に境界明瞭で内部やや不均一な高信号主体の腫瘤を認める（図1-A；→）．造影ダイナミックMRIでは，早期濃染（図1-B；→）と後期洗い出し（図1-C；→）を認める．$^{99m}TcO_4^-$シンチグラフィで腫瘤に集積が亢進している（図1-D，E；→）．手術によりWarthin腫瘍と診断された．

【症例2】 左耳下腺下極にT2強調像で境界明瞭な腫瘤を2か所認め（図2-A；→），拡散強調像で比較的均一な高信号を示したが（図2-B；→），ADC値は$0.74×10^{-3}mm^2/sec$と低値である（図2-C；→）．手術によりWarthin腫瘍と診断された．

Warthin腫瘍の一般的知識と画像所見

Warthin腫瘍は耳下腺良性腫瘍の中で多形腺腫に次いで多く，全唾液腺上皮性腫瘍の4～15%，全耳下腺腫瘍の4～10%を占める．わが国では40歳以上の男性に多い（男：女＝約6：1）．喫煙や放射線被ばくとの関連性がある．唾液腺に多発することがあり，5～14%は両側性である[1]．

通常は円形または卵円形の境界明瞭な無痛性腫瘤で，偶発的に発見されることも多い．組織学的には様々なリンパ組織性間質や上皮成分を含む．上皮成分としては，好酸性顆粒状成分や乳頭状に突出する成分を含む上皮に裏打ちされた囊胞性構造を有する．薄い被膜を有することもある．悪性化はきわめて稀で，1%以下である．成因に関しては明らかではないが，耳下腺内外のリンパ節内への異所性腺上皮の迷入や，二次性リンパ球増殖を伴う腺腫様あるいは化生性上皮増殖とする説がある．Epstein-Barrウイルスの関与も示唆されている．再発率や悪性化の頻度は低いため，治療は耳下腺浅層切除術や腫瘍核出術が推奨されている．

画像所見 耳下腺浅葉下極に好発する境界明瞭な球形または卵円形腫瘤としてみられ，2～4cm程度で発見されることが多い．CTで比較的均一なやや低吸収を呈し，粗大な石灰化は稀だが，囊胞形成をしばしば認める．T2強調像で充実成分はリンパ組織間質を反映してやや低信号となることが多いが，囊胞成分は高信号となる．ADC値は通常低値で，悪性腫瘍との鑑別が困難である[2]．造影ダイナミックMRIでは，早期濃染と後期洗い出しが特徴である．Warthin腫瘍では，ミトコンドリアの豊富な好酸性細胞に$^{99m}TcO_4^-$シンチグラフィで集積が亢進する．他の唾液腺腫瘍で集積が亢進するものはオンコサイトーマのみで，多形腺腫など唾液腺腫瘍の鑑別に有用である．ただし，サイズが小さく囊胞変性が多いと偽陰性となり，造影ダイナミックMRIや拡散強調像を用いたMRIの方が，$^{99m}TcO_4^-$シンチグラフィより診断能が高いという報告がある[3]．

鑑別診断のポイント

[多形腺腫] 造影ダイナミックMRIでは遷延性の増強効果を呈し，ADC値は高い傾向にあるが，粘液腫様間質成分が少なく，上皮系成分が多い場合は鑑別が困難である．$^{99m}TcO_4^-$シンチグラフィでは集積しない．

[オンコサイトーマ] $^{99m}TcO_4^-$シンチグラフィで集積する．造影ダイナミックMRIでの早期濃染パターンやADC値が低い点などもWarthin腫瘍と類似する．T2強調像や造影T1強調像で正常耳下腺と同等の信号となる．

[唾液腺悪性腫瘍] 平均するとWarthin腫瘍よりはADC値が高いが，組織型や悪性度により異なるため，鑑別が困難なことがある．

238　Ⅲ．唾液腺

唾液腺腫瘍　耳下腺内顔面神経鞘腫
intraparotid facial nerve schwannoma

前田正幸

症例 60代，女性．左頬粘膜の違和感にて受診．MRIで左耳下腺の腫瘤を指摘された．患者に顔面神経麻痺は認めていない．

図1-A　T1強調像

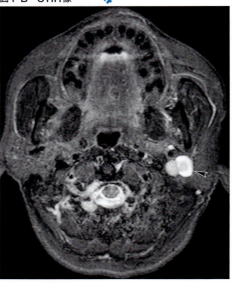

図1-B　STIR像

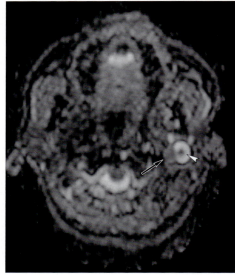

図1-C　ADC map

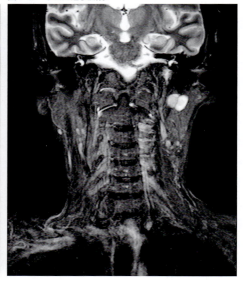

図1-D　STIR冠状断像

NOTE
顔面神経の温存
　顔面神経麻痺のない耳下腺内顔面神経鞘腫の切除により，顔面神経麻痺を生じることがあるため，術中に顔面神経との連続性が明らかであり，被膜を有する腫瘍であることが確認されれば，神経機能温存を第一に考慮して，腫瘍切除については慎重を期するべきであるとされている[2]．

画像の読影

- T1強調像では，左耳下腺深葉に辺縁整のダンベル状の低信号腫瘤を認める．内側の部分は，外側よりも少し信号が高い（図1-A；→）．
- STIR像では，外側の腫瘤は辺縁が高信号の"target sign"を示している（図1-B；▶）．
- ADC mapでは，target signを示す中心部分（図1-C；▷）と，ダンベル状の内側の部分（図1-C；→）のADC値はtarget sign辺縁部よりも低い．
- STIR冠状断像（図1-D）では腫瘍上部が茎乳突孔へ向かっているという所見は認めない．

　本例は針生検では診断がつかず，手術を行うことになった．術中に腫瘍と顔面神経との連続性が明らかであったため，腫瘍切除は行わず，生検だけ行い，神経鞘腫の病理所見を得た．

耳下腺内顔面神経鞘腫の一般的知識と画像所見

　顔面神経鞘腫の中で耳下腺に局在するものは，全顔面神経鞘腫の6.8～9％とされている[1]．
　また，耳下腺内顔面神経鞘腫は非常に稀で，全耳下腺腫瘍の約1％といわれる[2]．術前診断は難しく，針生検では神経由来の腫瘍と示唆できるのは22％にすぎない[2]．また，CTやMRIで神経鞘腫と示唆できたのは8.4％にすぎない[2]．実際，耳下腺内顔面神経鞘腫の画像所見は多くの場合非特異的であり，術前診断として多形腺腫と診断されることが多い．しかしながら，以下に挙げるMRI所見がみられた場合には，耳下腺内顔面神経鞘腫が示唆されるため，注意すべきである．

　画像所見　神経鞘腫を示唆するMRI所見としてtarget signがある（図1-B）．T2強調像やSTIR像にて，中央のやや低信号部と辺縁の高い信号部を示すtarget状の形態が特徴的とされている[3]．他に，冠状断MRIで腫瘍が茎乳突孔へ向かっているという所見は顔面神経鞘腫を疑う所見である[3]．成書には強調されていないが，文献上の画像をみると，時に本例のようなダンベル状または瓢箪状の形態を認めるため[2)〜4)]，この形態も顔面神経鞘腫を示唆する所見といえるかもしれない（図1-A〜D）．

　なお，顔面神経鞘腫が側頭骨内顔面神経管へ進展していなければ顔面神経麻痺は生じないため，この症状がないからといって顔面神経鞘腫を否定できない[2]（▶NOTE）．

鑑別診断のポイント

　STIR像やT2強調像でのtarget signは，顔面神経鞘腫を示唆する所見として重要である．また冠状断像にて，腫瘍走行が茎乳突孔へ向かっているかどうかも参考になる所見であり，顔面神経管との連続性が明らかな場合には，顔面神経鞘腫を強く疑う．腫瘍の形態がダンベル状・瓢箪状であるかどうかも診断の参考になる．

参考文献

1) Saravakos P, Papapetropoulos N, Vgenopoulou S, et al: Intraparotid facial nerve schwannoma in a 12-year-old child. Report of a case and review of the literature. Int J Pediatr Otorhinolaryngol Extra 10: 45-48, 2015.
2) Zhang GZ, Su T, Xu JM, et al: Clinical retrospective analysis of 9 cases of intraparotid facial nerve schwannoma. J Oral Maxillofac Surg 74: 1695-1705, 2016.
3) Shimizu K, Iwai H, Ikeda K, et al: Intraparotid facial nerve schwannoma: a report of five cases and an analysis of MR imaging results. AJNR 26: 1328-1330, 2005.
4) Lee DW, Byeon HK, Chung HP, et al: Diagnosis and surgical outcomes of intraparotid facial nerve schwannoma showing normal facial nerve function. Int J Oral Maxillofac Surg 42: 874-879, 2013.

唾液腺腫瘍 腺様嚢胞癌
adenoid cystic carcinoma

杉浦 剛

症例1 50代，男性．右耳下腺の腫脹と右顔面の運動麻痺を主訴として来院．耳下腺悪性腫瘍が疑われた．

図1-A　T1強調像　　図1-B　T2強調像 KEY　　図1-C　造影T1強調像 KEY

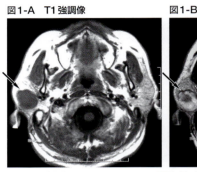
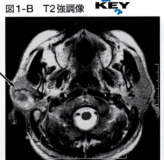
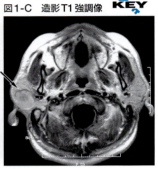

図1-D　PET　　図1-E　PET-CT

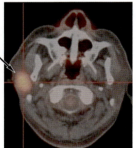

NOTE
唾液腺腫瘍における生検

唾液腺腫瘍は腫瘍構造が複雑であり，病理診断であっても困難な場合がある．小唾液腺腫瘍の診断は口腔内から生検が可能であり，比較的容易といえるが，大唾液腺腫瘍の生検は困難で，針生検（fine needle biopsy；FNB）における診断の報告があるが，複雑な組織構造のわずかな一部のみを採取するため，診断精度については疑問があるとされており，画像診断の役割は大きい．

症例2 80代，女性．右舌下腺部に腫瘤と舌の疼痛を主訴として来院．舌下腺腫瘍が疑われた．

図2-A　T1強調像　　図2-B　T2強調像 KEY　　図2-C　造影T1強調像 KEY

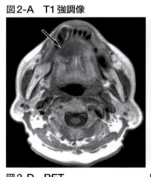

図2-D　PET　　図2-E　PET-CT

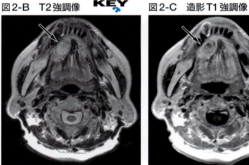

参考文献

1) Wee HE, Azhar R, Tang PY, et al: Diagnostic pitfall: Adenoid cystic carcinoma of the tongue presenting as an isolated hypoglossal nerve palsy, case report and literature review. Int J Surg Case Rep 25: 102-105, 2016.
2) Kim D, Kim W, Lee J, et al: Pretreatment maximum standardized uptake value of (18)F-fluorodeoxyglucose positron emission tomography as a predictor of distant metastasis in adenoid cystic carcinoma of the head and neck. Head Neck 38: 755-761, 2016.
3) Kitamoto E, Chikui T, Kawano S, et al: The application of dynamic contrast-enhanced MRI and diffusion-weighted MRI in patients with maxillofacial tumors. Acad Radiol 22: 210-216, 2015.

画像の読影

【症例1】 右耳下腺内に比較的境界明瞭な病変（被膜構造を示す低信号線が一部不鮮明），辺縁は平滑で一部分葉状を示す（図1-A～E；→）．T1強調像（図1-A）にて均一低信号，T2強調像（図1-B）にて不均一な中等度信号（small cystic lesionがみられない），造影T1強調像（図1-C）にて不均一な中等度の造影効果，ダイナミック造影T1強調像time intensity curve（TIC）分析にて急増平坦もしくは漸減型であった．PETおよびPET-CT所見（図1-D，E）にて右耳下腺内にSUV＝6.1の強い集積を示す．画像診断にて腺様嚢胞癌（鑑別診断：多形腺腫）と診断後，腫瘍切除術を行い，病理診断として腺様嚢胞癌の確定診断を得た．

【症例2】 右舌下腺内に比較的境界な病変を認める．辺縁は平滑である（図2-A～E；→）．T1強調像（図2-A）にて均一低信号，T2強調像（図2-B）にて不均一な中等度信号（small cystic lesionがみられない），造影T1強調像（図2-C）にて不均一な中等度の造影効果，TIC分析にて急増平坦型であった．PETおよびPET-CT（図2-D，E）にて右耳下腺内にSUV＝6.0の強い集積を示す．画像診断にて腺様嚢胞癌（鑑別診断：多形腺腫）と診断後，口腔内から生検を行い，腺様嚢胞癌との病理診断を得た．

腺様嚢胞癌の一般的知識と画像所見

腺様嚢胞癌は大・小唾液腺に発生する，きわめて悪性度の高い唾液腺悪性腫瘍である．性差はやや女性に多く（女性：男性＝1.2：1），60代に好発する．全頭頸部悪性腫瘍の1～2％，全唾液腺悪性腫瘍の10～15％，小唾液腺腫瘍の22％を占めると報告されている．

臨床的には緩徐な増殖を示す一方，局所における著明な浸潤と神経周囲浸潤を特徴とし，約70％の腺様嚢胞癌症例に神経周囲浸潤がみられるとする報告もある．このため，疼痛や運動障害などの神経症状を主訴とする．顎下腺や舌下腺原発では，舌下神経麻痺や舌の疼痛，耳下腺原発では顔面神経麻痺を呈し，不定愁訴や顔面神経麻痺などの神経疾患として治療されている場合もあるので，神経症状については腫瘍の存在の精査が必須である[1]．

予後はきわめて不良で，5年，10年，15年生存率はそれぞれ71％，54％，37％（平均生存期間11.2年）である．長期経過後，肺，骨，肝への転移を認める．本腫瘍は，初診時には腫瘍発生から数年経過していることも稀でない．既に遠隔転移を認めることがあり，PET-CTによる全身精査は必須である．PET-CTのSUV$_{max}$を指標に遠隔転移を予測する試みもされている[2]．外科的拡大切除のみが唯一の治療法であり，放射線治療が補助的に行われることもある．化学療法については確立されたものがない．病理組織学的には管状，篩状，充実型に分類され，充実型が最も予後が悪いとされる．

画像所見 CT，MRIが用いられるが，MRIが最も有用である．T2強調像の信号強度は腫瘍細胞密度に依存し，低信号不均一～高信号均一まで様々である．TIC解析による診断の有用性が報告されている．腺様嚢胞癌におけるTICパターンは急増平坦型，急増漸減型であることが多い[3]．FDG-PETは陰性もしくは中等度集積となることが多い．これには，大唾液腺における生理的なFDG集積が影響していると考えられる．

鑑別診断のポイント

唾液腺腫瘍と非腫瘍性病変の鑑別は，発生部位と触診から比較的容易である．周囲に明らかな浸潤傾向がみられる場合には，悪性腫瘍の鑑別は触診上も画像上も容易である．しかし，多くの唾液腺腫瘍は緩徐な増殖を示し，腺体内腫瘍や低悪性度病変では各種のモダリティにおいても低信号となることが多く，診断が困難である．特に腺様嚢胞癌と多形腺腫の鑑別は，低信号病変については鑑別困難となる．TIC解析は，これらの鑑別に有用である．良性腫瘍では単調増加型が多く，悪性腫瘍では急増平坦もしくは急増漸減型である．神経症状などの臨床症状を見逃さずに適切に診断することが肝要である．

唾液腺腫瘍 唾液腺導管癌
salivary duct carcinoma

川原健太, 中山秀樹

症例 50代, 男性. 左側顎下部の腫瘤. (図1-A, C, F：文献1)より転載)

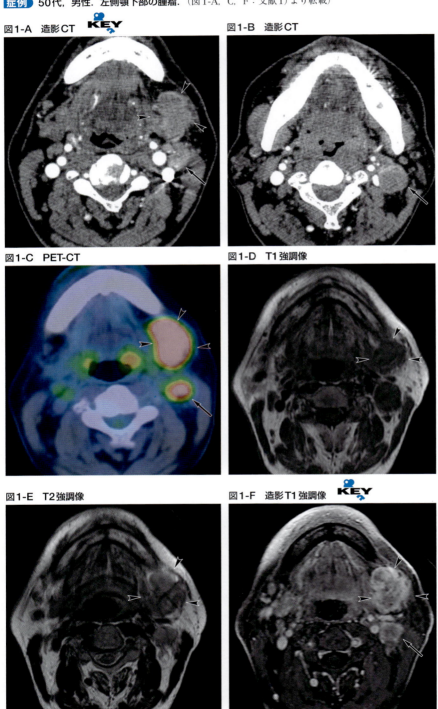

図1-A 造影CT
図1-B 造影CT
図1-C PET-CT
図1-D T1強調像
図1-E T2強調像
図1-F 造影T1強調像

画像の読影

造影CTにおいて，左側顎下腺から外側にリング状に増強効果を示す腫瘍性病変を認める（図1-A；▶)[1]．左側上内頸静脈リンパ節は内部低吸収を認め，リンパ節転移を示唆する（図1-A, B；→)．PET-CTではSUV$_{max}$＝11.6の異常集積を示しており（図1-C；▶)[1]，左側顎下リンパ節は腫大し腫瘍性病変と一塊になっている．また左側上内頸静脈リンパ節にも異常集積を認め，転移が疑われる（図1-C；→)．顎下腺レベルのMRIでは，T1強調像では低信号（図1-D；▶)，T2強調像では境界不明瞭な中等度〜低信号（図1-E；▶)，造影T1強調像では辺縁優位に不均一な増強効果を示す（図1-F；▶)．顎下リンパ節も同様の増強パターンを示す（図1-F；→)[1]．

唾液腺導管癌の一般的知識と画像所見

唾液腺導管癌（salivary duct carcinoma；SDC）は唾液腺悪性腫瘍の1〜3%を占める非常に稀な疾患であり，早期に局所再発や所属リンパ節転移，遠隔転移を来す悪性度の高い予後不良な腫瘍である[2]．その多くが50歳以上の男性に発症し（男性：女性＝4：1)，好発部位は耳下腺で約75%と最も多いが，顎下腺にも約10%で発症する[2]．治療は外科的切除が第一選択であり，術後放射線療法が有効との報告もある一方で，局所再発や遠隔転移に対する化学療法の有効性は確立されておらず，標準治療がないのが現状である[2)3]．5年生存率は42〜55%ときわめて低く[2)3]，また近年多くの分子標的治療薬が開発され，それらの効果に期待が寄せられている[1]．SDCは病理学的に乳管癌と類似しており，human epidermal receptor 2（HER2）の過剰発現が61〜100%に認められ，その発現と予後との関連が報告されており，これらをターゲットとした治療が試みられている[4]．

画像所見 CTとMRIにおいて高度浸潤性の発育様式を反映して，高頻度に壊死組織を伴った境界不明瞭な腫瘍として描出されるという特徴がある（▶NOTE)．CTでは約50%で様々な大きさの石灰化を認めたとの報告もある[5)6]．一般的にT1強調像では均一な低信号，T2強調像では中等度〜低信号を示し，低信号であるほど高悪性度腫瘍ともいわれており，良性腫瘍との鑑別にも有効との報告もある[7]．また脂肪抑制T2強調像や造影T1強調像では，腫瘍性病変は高信号を示し，病巣の進展範囲をとらえることが可能である．

鑑別診断のポイント

唾液腺相当部において，T2強調像で中等度〜低信号強度を示す境界不明瞭な腫瘤を認め，石灰化，壊死，頸部リンパ節転移を認める場合には本疾患を疑う必要がある．

> **NOTE**
> **唾液腺導管癌の遠隔転移**
> CT, MRI所見において比較的境界明瞭な腫瘍として描出されることもある．約53%で遠隔転移を認めたとの報告もあり[5]，中でも肺への転移が非常に多いといわれている．

参考文献

1) Kawahara K, Hiraki A, Yoshida R, et al: Salivary duct carcinoma treated with cetuximab-based targeted therapy: A case report. Mol Clin Oncol 6: 886-892, 2017.
2) Jaehne M, Roeser K, Jaekel T, et al: Clinical and immunohistologic typing of salivary duct carcinoma: a report of 50 cases. Cancer 103: 2526-2533, 2005.
3) Shinoto M, Shioyama Y, Nakamura K, et al: Postoperative radiotherapy in patients with salivary duct carcinoma: clinical outcomes and prognostic factors. J Radiat Res 54: 925-930, 2013.
4) Limaye SA, Posner MR, Krane JF, et al: Trastuzumab for the treatment of salivary duct carcinoma. Oncologist 18: 294-300, 2013.
5) Weon YC, Park SW, Kim HJ, et al: Salivary duct carcinomas: clinical and CT and MR imaging features in 20 patients. Neuroradiology 54: 631-640, 2012.
6) 尾尻博也：12章 唾液腺．唾液導管癌．頭頸部の臨床画像診断学，改訂第3版．南江堂，p.800-802, 2016.
7) Som PM, Biller HF: High-grade malignancies of the parotid gland: identification with MR imaging. Radiology 173: 823-826, 1989.

IV 鼻・副鼻腔

総論 鼻・副鼻腔の正常画像解剖

矢野貴徳

鼻・副鼻腔領域には炎症性病変や腫瘍など様々な疾患が発生するが，その診断においてはCTやMRIなどの画像診断が重要な役割を果たしている．鼻・副鼻腔の形態には個体差が大きく，多種の正常変異もみられることでかなり複雑になるが，画像診断を行う上で，その基本構造を理解しておくことが重要である．

▶ **鼻腔**(nasal cavity)（図1，2）

鼻腔は外鼻孔から背側の後鼻孔を経て上咽頭に続く空洞である．上部は狭く，その上壁は前頭鼻骨部，篩骨部（篩板），蝶形骨部よりなる．下部は上部より広く，下壁は上顎骨口蓋突起，口蓋骨，軟口蓋により形成される．正中には鼻中隔が存在し，鼻腔は左右に分割される．鼻中隔は鼻中隔軟骨，篩骨垂直板，鋤骨で構成される．

外側壁には凹凸があり，内下方に屈曲する鼻甲介が突出している．上中下の3つの鼻甲介が存在し，下鼻甲介は最も大きく，血管腔に富む粘膜を有している．それぞれの鼻甲介下方に上・中・下鼻道が形成される．上鼻道には後篩骨蜂巣からの排泄口がある．上鼻甲介後上方には蝶篩陥凹が存在し，蝶形骨洞からの排泄を受ける．中鼻道上部には頭側の篩骨胞からの洞口が複数認められる．

A 上顎洞中央レベル
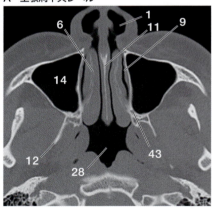

B 翼口蓋窩レベル
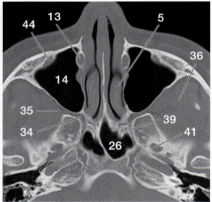

C 篩骨洞レベル
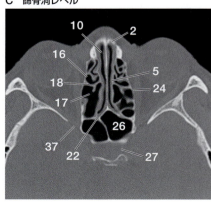

D 前頭洞レベル
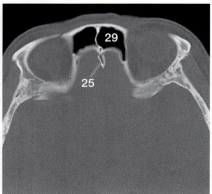

図1 鼻・副鼻腔の正常CT（骨条件）

1：鼻前庭，2：鼻骨，
5：中鼻甲介，6：下鼻甲介，
9：下鼻道，10：総鼻道，
11：鼻中隔，12：翼突板，
13：鼻涙管，14：上顎洞，
16：前篩骨洞，17：後篩骨洞，
18：中鼻甲介基板，
22：蝶篩陥凹，24：紙様板，
25：鶏冠，26：蝶形骨洞，
27：トルコ鞍，28：上咽頭腔，
29：前頭洞，34：翼口蓋窩，
35：翼上顎裂，36：側頭下窩，
37：上眼窩裂，39：翼突管，
41：卵円孔，43：大口蓋管，
44：眼窩下管

この下方には半月裂孔があり，前篩骨蜂巣および上顎洞からの排泄を受ける．前頭洞からは直接または篩骨漏斗を介した排泄を受ける．下鼻道は最も広い鼻道で，前部に鼻涙管が開口している．

▶ **上顎洞（maxillary sinus）**

上顎洞は副鼻腔の中で最も大きく，上顎骨内にピラミッド型の空洞を形成している（図1，2）．上壁は眼窩下壁で，中央付近に上顎神経が走行する管状構造（眼窩下管）が存在する．内側壁は鼻腔の下外側壁に相当する．曲線状の後外側壁により，側頭下窩と境界される．下壁は上顎骨歯槽部で形成されており，大臼歯歯根は円錐状に隆起している．上顎洞内には4か所の陥凹（頬骨陥凹，口蓋陥凹，上顎結節陥凹，歯槽陥凹）が存在する．内側壁には上顎裂孔という大きな骨欠損があるが，同部は篩骨，口蓋骨垂直板，涙骨，下鼻甲介により被覆されている．篩骨の鉤状突起の下方では，鼻粘膜，洞粘膜により被覆されている．上顎洞の内側上部に自然口があり，篩骨漏斗から半月裂孔へ粘液は排泄される[1]．

▶ **篩骨洞（ethmoid sinus）**

篩骨洞は複数の小胞からなる蜂巣状の構造で，篩骨両外側の骨塊内に存在する（図1，2）．5つの骨性基板が存在し，中鼻甲介に連続する基板が最も重要で，これにより前篩骨蜂巣，後篩骨蜂巣に分割される．前篩骨蜂巣は後篩骨蜂巣に比べて小さく，数は多い．前篩骨蜂巣群からは前頭陥凹，篩骨漏斗，中鼻道へ粘液は排泄され，後篩骨蜂巣群からは上鼻道，最上鼻道，蝶篩陥凹へ排泄され

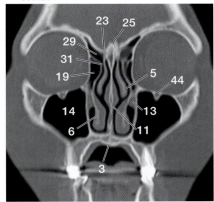
A 鼻涙管レベル

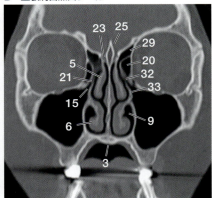
B 上顎洞自然口レベル

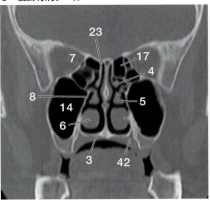
C 後篩骨洞レベル

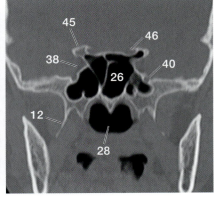
D 蝶形骨洞レベル

図2 鼻・副鼻腔の正常CT冠状断像（骨条件）
3：硬口蓋，4：上鼻甲介，
5：中鼻甲介，6：下鼻甲介，
7：上鼻道，8：中鼻道，
9：下鼻道，11：鼻中隔，
12：翼突板，13：鼻涙管，
14：上顎洞，15：上顎洞自然口，
17：後篩骨洞，19：鼻堤，
20：篩骨胞，21：篩骨漏斗，
23：篩板，25：鶏冠，
26：蝶形骨洞，28：上咽頭腔，
29：前頭洞，31：鼻前頭管，
32：半月裂孔，33：鉤状突起，
38：下眼窩裂，40：正円孔，
42：大口蓋孔，44：眼窩下管，
45：前床突起，46：視神経管

Ⅳ. 鼻・副鼻腔

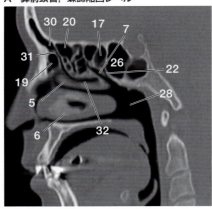
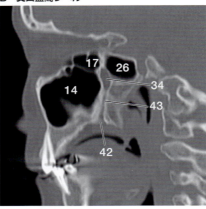

A　鼻前頭管，蝶篩陥凹レベル　　B　翼口蓋窩レベル

図3　鼻・副鼻腔の正常CT矢状断像（骨条件）
5：中鼻甲介，6：下鼻甲介，7：上鼻道，14：上顎洞，17：後篩骨洞，19：鼻堤，20：篩骨胞，22：蝶篩陥凹，26：蝶形骨洞，28：上咽頭腔，30：前頭陥凹，31：鼻前頭管，32：半月裂孔，34：翼口蓋窩，42：大口蓋孔，43：大口蓋管

る．正常変異として，篩骨外にも蜂巣形成がみられることがある．

　前頭陥凹の前方にはagger nasi cell（鼻堤），眼窩の内下方にはHaller cell，蝶形骨洞の前方にはOnodi cellが形成される．また，鼻甲介や鉤状突起にも含気腔が形成されることもある[2]．篩骨洞の上壁は薄い篩板で，嗅神経が通る多数の小孔が開いている．外側壁は，紙様板と呼ばれる薄い骨壁により，眼窩と境界されている．篩骨中央には垂直方向の骨構造が存在し，篩板上方には鶏冠が突出し，篩板より下方には鼻中隔を構成する垂直板がある．

▶ 蝶形骨洞（sphenoid sinus）

　蝶形骨洞は，後鼻胞が蝶形骨体に膨出することにより発生する．3歳頃より含気がみられるようになり，後下方へ拡大していく．形状には個体差が大きく，蝶形骨大翼，蝶形骨小翼，翼突板，前床突起まで含気腔が広がるものもある．腹側では篩骨洞と骨壁を共有する．上壁は前頭蓋底からトルコ鞍下壁，外側壁は眼窩尖部から海綿静脈洞，後壁は斜台，下壁は上咽頭天蓋に相当する．骨壁は薄く，周囲の構造物が陥入することにより，それらの同定が可能となる．腹側上部に洞口があり，粘液は鼻腔後上部の蝶篩陥凹に排泄される．

▶ 前頭洞（frontal sinus）

　前頭洞は前頭骨内板と外板の間にある空洞で，左右1対存在するが，非対称性のことが多い（図1-D）．また個体差が大きく，小さなものは5mm径大から，大きなものは蝶形骨大翼まで広がるものもある．下壁は眼窩上壁に相当し，後壁は前頭蓋底に相当する．前頭陥凹は砂時計状の狭窄をもつ構造で，前頭洞と中鼻道前部の間に存在する[3]．発生には，前頭陥凹からのものと前篩骨蜂巣からのものがあり，それぞれ粘液は排泄路が異なる[4]．前者は前頭陥凹から中鼻道へ，後者は鼻前頭管より篩骨漏斗を介して中鼻道へ排泄される．

▶ ostiomeatal unit（OMU：洞口鼻道系）

　副鼻腔から鼻道への粘液排泄路には，鼻腔の前部と後部の主に2つの領域がある．洞口鼻道系はその領域の機能単位を指す[5]．前部のOMUの構成要素には，鼻前頭管，篩骨漏斗，鉤状突起，篩骨胞，上顎洞自然口，半月裂孔，中鼻道が含まれる．篩骨漏斗は篩骨胞と鉤状突起の間の間隙で，上内側は半月裂孔，下外側は自然口に連なる（図2-B）．半月裂孔は鉤状突起と篩骨胞の間のS字

状の溝で，ここに鼻前頭管，上顎洞，前篩骨洞の開口部がある（図3-A）．鉤状突起は鼻腔外側から上方に伸びる曲線状の骨構造で，上前方で眼窩内側壁，頭蓋底に接合するが，その部位により，前頭洞からの排泄路が異なってくる．これらの構造はCT冠状断像で良好に描出される．

▶ 鼻・副鼻腔周囲の構造

1. 翼口蓋窩（pterygopalatine fossa）

翼口蓋窩は，上顎洞後壁と蝶形骨翼状突起の間にあるピラミッド状の間隙である（図1-B, 3-B）．外側は翼上顎裂を通り側頭下窩へ，内側は蝶口蓋孔を経て，鼻腔へ通じる．下方は翼口蓋管で，口腔へ連続する．前上方には上眼窩裂があり，上背側では正円孔，翼突管を経て，中頭蓋窩へ通ずる．内部には，顎動脈終末枝，上顎神経，翼突管神経，翼口蓋神経節，脂肪組織がある．悪性腫瘍の神経周囲進展がみられる部位であり，骨壁や内部構造を注意深く観察する必要がある．

2. 蝶口蓋孔（sphenopalatine foramen）

鼻腔外側後部にある小孔で，鼻腔と翼口蓋窩を連絡する．内部を蝶口蓋動脈，鼻口蓋神経，上顎神経の後鼻枝が通る．

3. 大口蓋孔（greater palatine foramen）

上顎骨内側後部には大口蓋溝があり，口蓋骨の同名の溝と合わさり，垂直な大口蓋管が形成されている（図3-B）．大口蓋動静脈，大口蓋神経は大口蓋管を通り，下端の大口蓋孔から出て，口蓋に分布する．

4. 眼窩下管（infraorbital canal）

下眼窩裂から伸びる眼窩下溝が連続して眼窩下管となり，上顎洞上壁に入り，前面の眼窩下孔に通じる（図2-A）．内部を眼窩下神経，眼窩下動脈が通る．

解剖名

1	鼻前庭　nasal vestibule	16	前篩骨洞　anterior ethmoid sinus	31	鼻前頭管　nasofrontal duct
2	鼻骨　nasal bone	17	後篩骨洞　posterior ethmoid sinus	32	半月裂孔　hiatus semilunaris
3	硬口蓋　hard palate	18	中鼻甲介基板　basal lamella	33	鉤状突起　uncinated process
4	上鼻甲介　superior turbinate	19	鼻堤　agger nasi	34	翼口蓋窩　pterygopalatine fossa
5	中鼻甲介　middle turbinate	20	篩骨胞　ethmoid bulla	35	翼上顎裂　pterygomaxillary fissure
6	下鼻甲介　inferior turbinate	21	篩骨漏斗　ethmoid infundibulum	36	側頭下窩　infratemporal fossa
7	上鼻道　superior meatus	22	蝶篩陥凹　sphenoethmoidal recess	37	上眼窩裂　superior orbital fissure
8	中鼻道　middle meatus	23	篩板　cribriform plate	38	下眼窩裂　inferior orbital fissure
9	下鼻道　inferior meatus	24	紙様板　lamina papyracea	39	翼突管　pterygoid canal
10	総鼻道　common meatus	25	鶏冠　crista galli	40	正円孔　foramen rotundum
11	鼻中隔　nasal septum	26	蝶形骨洞　sphenoid sinus	41	卵円孔　foramen ovale
12	翼突板　pterygoid plate	27	トルコ鞍　sellar turcica	42	大口蓋孔　greater palatine foramen
13	鼻涙管　nasolacrimal duct	28	上咽頭腔　epipharynx	43	大口蓋管　greater palatine canal
14	上顎洞　maxillary sinus	29	前頭洞　frontal sinus	44	眼窩下管　inferior orbital canal
15	上顎洞自然口　maxillary ostium	30	前頭陥凹　frontal recess	45	前床突起　anterior clinoid process
				46	視神経管　optic canal

参考文献

1) Rao VM, el-Noueam KI: Sinonasal imaging. Anatomy and pathology. Radiol Clin North Am 36: 921-939, 1998.
2) Earwaker J: Anatomic variants in sinonasal CT. RadioGraphics 13: 381-415, 1993.
3) Som PM, Brandwein M: Sinonasal cavities: The ostiomeatal complex and functional endoscopic surgery. In Som PM, Curtin HD (eds); Head and neck imaging, 4th ed. Mosby, St. Louis, p.149-173, 2003.
4) Wallace R, Salazar JE, Cowles S: The relationship between frontal sinus drainage and osteomeatal complex disease: a CT study in 217 patients. AJNR 11: 183-186, 1990.
5) Stammberger HR, Kennedy DW, Bolger WE, et al: Paranasal sinus: anatomic terminology and nomenclature. Ann Otol Rhinol Laryngol Suppl 167: 7-16, 1995.

急性鼻副鼻腔炎
acute rhinosinusitis

門田善仁, 平井俊範

症例1 10代, 男性. 左上眼瞼腫脹. 前頭部痛に続いて, 次第に左眼瞼が腫脹してきた.

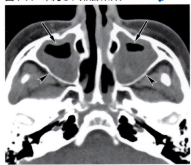

図1-A 単純CT(軟部条件)

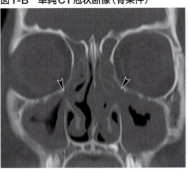

図1-B 単純CT冠状断像(骨条件)

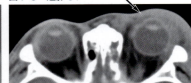

図1-C 造影CT

症例2 50代, 男性. 左上眼瞼腫脹があり, 近医眼科受診し, 点眼薬処方. 数日後の再診にて, 眼瞼腫脹増悪に加え, 眼瞼下垂, 左眼球上転障害の出現を認めた.

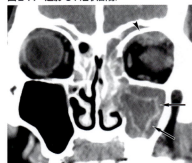

図2-A 造影CT冠状断像

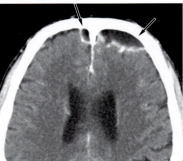

図2-B 造影CT

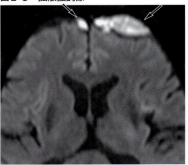

図2-C 拡散強調像

画像の読影

【症例1】 単純CTで, 両側上顎洞内に液面形成(図1-A;→)と粘膜肥厚(図1-A;▶)が示唆される軟部影を認める. 骨壁の破壊や慢性変化を示唆するような骨壁肥厚はみられない. 単純CT冠状断像では, 両側の洞口鼻道系は閉塞し(図1-B;▶), 罹患腔は上顎洞以外にも, 左側優位に両側前篩骨蜂巣, 前頭洞まで及んでいる. また, 造影CTでは左眼窩内脂肪織の吸収値上昇が認められ, 左上眼瞼は腫脹している(図1-C;→). 明らかな膿瘍形成を疑う腫瘤性病変はみられない.

その後, 抗菌薬による点滴加療にて, 臨床症状は軽快した.

【症例2】 造影CT冠状断像で, 左上顎洞, 篩骨洞, 前頭洞に軟部組織が充満し, 炎症を伴う粘膜に沿って造影効果が認められる(図2-A;→). その骨壁側の低吸収域は粘膜下浮腫で, 中心部の低吸収域は貯留液である. 罹患洞骨壁の破壊はみられない. 左眼窩内では, 眼窩上壁の骨膜下に造影効果を有する軟部影が認められ(図2-A;▶), 眼窩骨膜下膿瘍を疑う. 頭蓋内では, 造影CTで前頭骨内側に辺縁に増強効果を有する低吸収域が認められ(図2-B;→), 同部は拡散強調像で高信号を示し(図2-C;→), 硬膜下蓄膿を疑う.

その後, 視力障害, 巣症状なく, 緊急内視鏡下副鼻腔手術を施行. 術後, 全身抗菌薬投与にて, 眼症状, 硬膜外膿瘍ともに改善した.

急性鼻副鼻腔炎の一般的知識と画像所見[1)2)]

　急性鼻副鼻腔炎は"急性に発症し，発症から4週間以内の鼻副鼻腔の感染症で，鼻閉，鼻漏，後鼻漏，咳嗽といった呼吸器症状を呈し，頭痛，頬部痛，顔面圧迫感などを伴う疾患"と定義されている．上気道のウイルス感染が発端となることが多く，数日後には細菌感染に移行することが多い．主要な起炎菌はインフルエンザ菌，肺炎球菌の2菌種であり，薬剤耐性を有する場合が多い．急性鼻副鼻腔炎は急性鼻炎による粘膜肥厚で，上顎洞自然口や篩骨漏斗，中鼻道，蝶篩陥凹などの副鼻腔からの排泄経路が遮断されることで生じる．上顎洞，篩骨洞，前頭洞の順で罹患率が高い．さらに，眼窩内や頭蓋内などの副鼻腔外へと炎症が続発することがあり，眼窩内や頭蓋内の合併症は小児や青年期に好発する．眼窩内合併症は篩骨蜂巣の炎症に多く，これは眼窩との間の紙様板が菲薄である点，前および後篩骨静脈に弁がない点が炎症の眼窩波及を容易にするためと考えられる．頭蓋内合併症は前頭洞の炎症で起こりやすく，これは洞の後壁粘膜と硬膜の間に豊富な導出血管が存在し，これらに静脈弁が欠落しているため，副鼻腔と板間静脈や硬膜静脈洞との間に双方向の血流があること，また，板間層は血流に富んでおり，板間静脈を通して化膿性血栓が硬膜に波及すること，さらに副鼻腔と頭蓋内を隔てる骨壁がきわめて薄く，炎症波及が容易であることが原因と考えられている．

　急性鼻副鼻腔炎の診断は，臨床症状，鼻内所見が優先される．単純X線撮影における診断能は上顎洞を除いて十分ではなく，眼窩内や頭蓋内の合併症が疑われる際や症状の強い症例，保存的治療抵抗例，再発例などでCT，MRIが推奨され，特に，頭蓋内合併症病変が疑われる場合はMRIが勧められる[3)]．撮像範囲は副鼻腔周辺の症状に合わせて，広い範囲の撮像を試みる．

画像所見　罹患洞内の液面形成やバブル状の空気像，粘膜肥厚が認められる．炎症を伴った粘膜と液体貯留は，CTでともに低吸収を示し，MRIではT1強調像で低信号，T2強調像で高信号を示す．造影検査にて粘膜が増強される．しかし，画像上の副鼻腔内異常所見は特異度が低く，上気道炎患者や頭部・頭頸部検査などでも偶発的に認められることがある．

鑑別診断のポイント

　慢性副鼻腔炎の急性増悪が鑑別となるが，慢性副鼻腔炎では慢性変化によって生じる，骨壁肥厚，鼻腔内のポリポーシス，粘液瘤やポリポーシスによる骨壁のリモデリング，副鼻腔発達不良による洞内狭小化などの所見が併存する．

NOTE

急性鼻副鼻腔炎の合併症
1) 骨髄炎：Pott's puffy tumor（前頭骨膜下膿瘍）
2) 眼窩内合併症：①眼瞼・眼窩蜂巣炎，②眼窩骨膜下膿瘍，③上眼静脈血栓性静脈炎，④視神経周囲炎，視神経炎，⑤tension orbit
3) 頭蓋内合併症：①硬膜外蓄膿，②髄膜炎，③硬膜下蓄膿，④脳炎，脳膿瘍，⑤海綿静脈洞血栓症，内頸動脈狭窄，偽性動脈瘤
4) その他：①涙腺膿瘍，②鼻中隔膿瘍，②側頭下窩膿瘍

参考文献

1) 日本鼻科学会（編）；急性副鼻腔炎ガイドライン追補版（2013）パブリックコメント用暫定版．〈http://www.jrs.umin.jp/pdf/as_guideline_demo_20140224.pdf〉
2) 栗原宜子：急性鼻副鼻腔炎．画像診断 35: 20-30, 2015.
3) 日本医学放射線学会（編）；頭頸部 CQ28 腫瘍以外の副鼻腔疾患にMRIを勧めるか？　画像診断ガイドライン2016年版，第2版．金原出版，p.138-139, 2016.

252　Ⅳ．鼻・副鼻腔

歯性上顎洞炎
odontogenic maxillary sinusitis

生嶋一朗

症例1　60代，男性．蓄膿症の既往，右頰部痛，歯痛．

図1-A　口内法X線写真

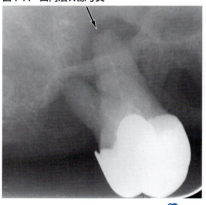

図1-B　パノラマX線写真

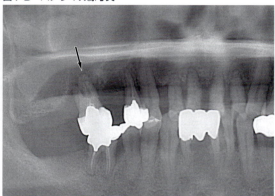

図1-C　単純CT curved MPR像

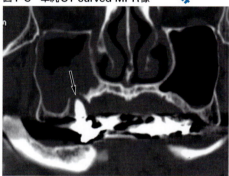

症例2　50代，男性．左上顎歯痛．

図2-A　単純CT再構成矢状断像

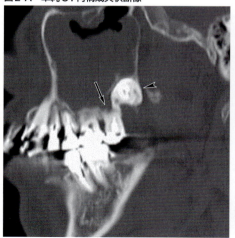

図2-B　単純CT再構成冠状断像

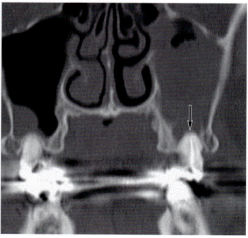

画像の読影

【症例1】 口内法X線写真では第1大臼歯根尖周囲に透亮像を認め（図1-A；→），歯根周囲炎が疑われるが，上顎洞との関連は評価が困難である．パノラマX線写真および単純CTの下顎骨のラインに沿った再構成（curved MPR）像において，第1大臼歯根尖周囲に歯周囲炎を疑う広範な骨吸収（図1-B，C；→）を認める．上顎洞底との骨の境界は不明瞭，上顎洞内には軟部影を認め，歯性上顎洞炎が疑われる．CTにおいて歯周囲の透亮像と上顎洞の交通が，より正確に評価できる．後日，抗菌薬の投与と根管治療が施行され，症状の改善を認めた．

【症例2】 単純CT矢状断像，冠状断像において左側上顎洞内は軟部組織が充満しており（図2-A，B；→），上顎洞炎が疑われる．左側上顎逆性埋伏智歯を認め（図2-A；▶），智歯歯冠部と上顎第2大臼歯根部周囲に根尖病変を思わせる透亮像を認め，左側上顎洞との連続性が途絶，歯性上顎洞炎が疑われた．抗菌薬の投与にて症状は改善しており，後日，第2大臼歯と智歯は抜歯予定である．

歯性上顎洞炎の一般的知識と画像所見

上顎洞炎の5～38％が歯根部，歯性上顎洞炎と報告されている．上顎臼歯部の歯根嚢胞，辺縁性歯周炎，治療後の抜歯窩やインプラント感染などの歯性病変が，上顎洞に波及して生じる上顎洞炎であり，近年では未処置のう蝕からの発症は減少，根管処置後の根尖病変によるものの頻度が高くなっている．臨床的に多い誘因としては，感冒罹患と再度の歯科治療である．発症は片側性である．症状としては，膿性鼻汁，頬部・顔面痛，顔面圧迫感などが認められる．

原因歯としては，上顎洞と近接する大臼歯の頻度が高い．第1大臼歯の頻度が最も高く23％，第3大臼歯が17％，第2大臼歯が4％と続く．小臼歯は6％程度であり，第2小臼歯の頻度が高い．犬歯は1％未満である[1)2)]．

画像所見 パノラマX線撮影では罹患部の上顎洞の透過性低下が認められ，根尖病変を診断することで歯性上顎洞炎の可能性が示唆されるが，パノラマ撮影で歯性病変と上顎洞との交通の同定が困難なことがあり，CTやコーンビームCTが交通の同定に有用である．

歯性病変と上顎洞との交通が認められると，歯性上顎洞炎の診断が確定する．画像診断で重要なことは歯科治療との関連を含め，どのような病態で歯性上顎洞炎を来しているのかを診断することと，どの歯が原因歯であるかを同定することである．

鑑別診断のポイント

片側性上顎洞炎をみた場合，歯性上顎洞炎の他，悪性疾患，真菌性副鼻腔炎を除外することが重要である．歯性上顎洞炎は歯根病変を同定し，上顎洞との交通を評価する．真菌性副鼻腔炎は歯根病変に併発することがあるため，真菌性副鼻腔炎を疑っても歯根病変を評価することが重要である．

参考文献

1) Scheinfeld MH, Shifteh K, Avery LL, et al: Teeth: what radiologists should know. RadioGraphics 32: 1927-1944, 2012.
2) Simuntis R, Kubilius R, Vaitkus S: Odontogenic maxillary sinusitis: a review. Stomatologija 16: 39-43, 2014.

慢性副鼻腔炎
chronic sinusitis

門田善仁,平井俊範

症例 70代,男性.長年続く後鼻漏あり.

図1-A　単純CT(軟部条件)
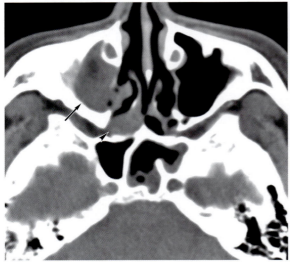

図1-B　単純CT(骨条件)
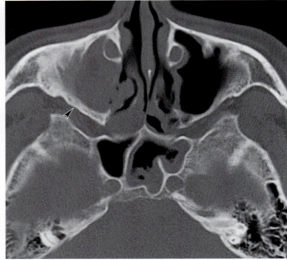

図1-C　単純CT冠状断像(軟部条件)
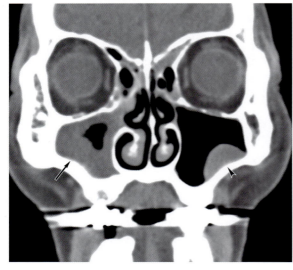

図1-D　単純CT冠状断像(骨条件)
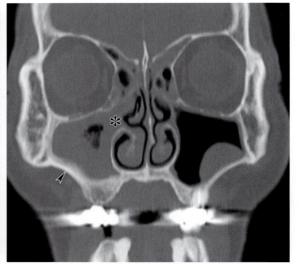

画像の読影

単純CTで，右上顎洞では洞壁に沿った粘膜肥厚が認められる（図1-A, C；→）．骨壁は全体に肥厚し（図1-B, D；▻），洞容積はやや小さくなっている．単純CT冠状断像では，右側洞口鼻道系は軟部組織によって閉塞している（図1-D；＊）．右上顎洞内以外にも，蝶形骨洞（図1-A）や前頭洞，篩骨洞（図1-C）にも粘膜肥厚がみられる．右後鼻孔上部（図1-A；▻）や左上顎洞内（図1-C；▻）には，貯留嚢胞や鼻茸を考える軟部組織病変を認める．骨破壊や罹患洞の異常な拡大はみられない．

その後，内視鏡下副鼻腔手術を施行．術後，マクロライド療法を行い，経過良好である．

慢性鼻副鼻腔炎の一般的知識と画像所見

慢性副鼻腔炎は，副鼻腔炎の症状である鼻漏，後鼻漏，鼻閉，嗅覚障害が3か月以上持続し，画像上，副鼻腔に陰影を認める場合に診断される[1]．

慢性副鼻腔炎は，好中球の浸潤が主体の慢性化膿性副鼻腔炎や，好酸球が主体のアレルギー性副鼻腔炎，好酸球性副鼻腔炎，アレルギー性真菌性副鼻腔炎の他，真菌性副鼻腔炎，歯性副鼻腔炎，副鼻腔気管支症候群といった様々な要因が挙げられる．

わが国では，これまで好中球浸潤を優位とする慢性副鼻腔炎が多かったが，1990年頃から確立されたマクロライド療法と内視鏡下副鼻腔手術の導入により，治療成績は飛躍的に向上した．その一方で，現在，経過や臨床的特徴が異なる好酸球性副鼻腔炎が増加している．国際的には，鼻茸の有無によって慢性副鼻腔炎は細分化されているのみであるが[2]，わが国ではさらに，鼻茸を有した症例で好酸球性副鼻腔炎の選別が重要となっており，近年，診断基準が作成された[3]．

画像所見 慢性副鼻腔炎では，病変範囲の確認や術前のロードマップ，治療後変化の確認のために撮像が行われることが多い．画像所見としては，罹患洞は慢性炎症によって副鼻腔骨壁に骨膜炎，骨炎が生じ，骨壁の肥厚，硬化を認める．骨壁の肥厚は既存構造に沿っており，骨壁の変形は少ない[4]．最終的には，罹患洞の狭小化がみられることもある[5]．洞内部では副鼻腔粘膜の肥厚がみられ，その他，貯留嚢胞，鼻茸，分泌物貯留を認めることがある．いずれも通常はCTで低吸収，MRIのT1強調像で低信号，T2強調像で高信号を示すが，分泌物貯留は蛋白濃度に依存して，CTで高吸収，T1強調像で高信号，T2強調像で低信号を呈することもある．

鑑別診断のポイント

洞内部がT2強調像で低信号を呈する時は，本症と真菌性副鼻腔炎との鑑別は容易ではないが，洞の拡大やCTで石灰化を示す場合は後者を考慮する．

参考文献

1) 日本鼻科学会（編）；第1章 定義．副鼻腔炎診療の手引き．金原出版，p.11-12, 2007.
2) Fokkens WJ, Lund VJ, Mullol J, et al: European position paper on rhinosinusitis and nasal polyps 2012. Rhinol Suppl 23: 1-298, 2012.
3) 藤枝重治，坂下雅文，徳永貴広・他: 好酸球性副鼻腔炎：診断ガイドライン（JESREC Study）．日耳鼻会報 118: 728-735, 2015.
4) Savy L, Lloyd G, Lund VJ, et al: Optimum imaging for inverted papilloma. J Laryngol Otol 114: 891-893, 2000.
5) Mafee MF, Tran BH, Chapa AR: Imaging of rhinosinusitis and its complications: plain film, CT, and MRI. Clin Rev Allergy Immunol 30: 165-186, 2006.

好酸球性副鼻腔炎
eosinophilic sinusitis

門田善仁，平井俊範

症例1 50代，女性．成人発症の気管支喘息あり，吸入療法中．慢性副鼻腔炎を指摘され，マクロライド少量長期投与が行われるも改善なし．嗅覚障害あり．好酸球10.7%．

図1-A 単純CT（軟部条件）　　図1-B 単純CT（骨条件）

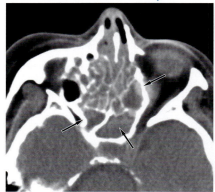

図1-C 単純CT冠状断像（軟部条件）　　図1-D 単純CT冠状断像（骨条件）

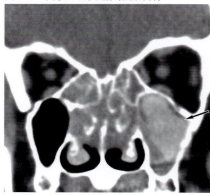
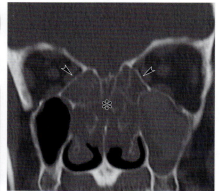

症例2 60代，男性．数年前から気管支喘息に対して内服，吸入療法中．両側鼻閉，鼻汁あり，慢性副鼻腔炎の指摘あり．好酸球7.2%．

図2-A T1強調冠状断像　　図2-B 脂肪抑制T2強調冠状断像

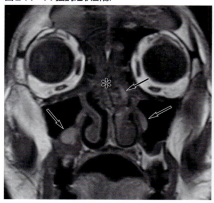
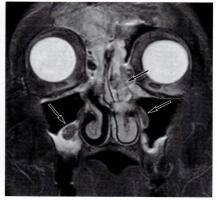

画像の読影

【症例1】 単純CTで，粘膜肥厚や鼻茸を示す低吸収域の他に，好酸球性ムチンを示す濃淡を有した高吸収域が混在して認められる（図1-A，C；→）．単純CT骨条件で，両側篩骨洞（図1-B，D；►は後篩骨洞），嗅裂（図1-B，D；＊），蝶形骨洞，左上顎洞といった広範囲の副鼻腔における含気消失が認められる．

その後，内視鏡下副鼻腔手術が施行され，好酸球性副鼻腔炎の診断であった．術後，ステロイド内服も併用した保存的治療により経過良好で，経過観察中．

【症例2】 MRIで嗅裂（図2-A；＊）や篩骨洞を優位とした粘膜肥厚が認められる．粘膜肥厚や鼻茸を示すT2強調像での高信号域の他に，好酸球性ムチンを示すT1強調像での高信号，T2強調像での低信号域が混在して認められる（図2-A，B；→）．

その後，ステロイド内服を併用した保存的治療により症状改善，経過観察中．

好酸球性副鼻腔炎の一般的知識と画像所見

好酸球性副鼻腔炎は2001年に提唱された新しい疾患概念で，従来の慢性副鼻腔炎に有効なマクロライド療法と内視鏡下副鼻腔手術に対して抵抗性・易再発性で，末梢血中の好酸球増加，鼻茸中に著明な好酸球浸潤がみられる[1]．患者数は慢性副鼻腔炎全患者の約1割と推定されている[2]．成人発症で，気管支喘息患者やアスピリン不耐症患者に多く，嗅覚障害を伴い，内視鏡所見で多発性の鼻茸や粘稠性の分泌物貯留を認め，画像では両側性で篩骨洞優位の病変分布を示すといった特徴を有する．前述した慢性副鼻腔炎（p.254-255参照）とは治療方針が異なり，経口ステロイド薬内服が行われ，再発鼻茸にも著効する．近年，診断基準（表）および重症度分類が作成され[2)3)]，その項目にはCTにおける病変分布が含まれている．

画像所見 両側性の篩骨洞を優位とした病変分布で，特に後篩骨洞，嗅裂での病変が特徴的とされる[4]．この病変分布は，好酸球性副鼻腔炎における中鼻甲介の内外側に多発性の鼻茸が生じることに起因する．洞内には，好酸球性ムチンという粘稠な液貯留がみられ，CTで高吸収を示し，T1強調像で周囲粘膜と等～高信号，T2強調像で低信号を呈するのが特徴的である[5]．

鑑別診断のポイント

鑑別として，喘息患者に多く合併するアレルギー性鼻炎に伴う副鼻腔炎も篩骨洞優位の分布を示すが，前篩骨洞病変が高度であっても，後篩骨洞や嗅裂病変は軽度であることが多い[4]．また，アレルギー性真菌性鼻副鼻腔炎も粘膜に好酸球の浸潤があり，好酸球性ムチンを伴う副鼻腔炎で，好酸球性ムチン内の真菌証明によって診断がなされる．この疾患は病変がしばしば片側性で，洞骨壁の欠損や希薄化といった骨変化がみられることが多い[5]．

表　好酸球性副鼻腔炎の診断基準項目

項目	スコア
病側：両側	3点
鼻茸あり	2点
篩骨洞陰影／上顎洞陰影≧1	2点
血中好酸球（%）	
2＜　≦5%	4点
5＜　≦10%	8点
10%＜	10点

スコアの合計：11点以上を好酸球副鼻腔炎とする．確定診断は組織中好酸球数：70個以上．
（文献2）より転載）

参考文献

1) 春名眞一，鴻 信義，柳 清・他：好酸球性副鼻腔炎（eosinophilic sinusitis）．耳鼻展望 44: 195-201, 2001.
2) 藤枝重治，坂下雅文，徳永貴広・他：好酸球性副鼻腔炎：診断ガイドライン（JESREC Study）．日耳鼻会報 118: 728-735, 2015.
3) Tokunaga T, Sakashita M, Haruna T, et al: Novel scoring system and algorithm for classifying chronic rhinosinusitis: the JESREC Study. Allergy 70: 995-1003, 2015.
4) 石戸谷淳一，塩野 理，佐久間康徳：好酸球性副鼻腔炎のCT画像．アレルギー・免疫 19: 830-837, 2012.
5) 松脇由典：アレルギー性真菌性鼻副鼻腔炎の画像所見．アレルギー・免疫 19: 614-623, 2012.

258   Ⅳ. 鼻・副鼻腔

血瘤腫
organized hematoma, hematocele blood boil

福間大喜，中山秀樹

症例 60代，女性．右側上顎歯肉の腫脹を主訴に受診．（文献1）より転載）

図1-A　造影CT
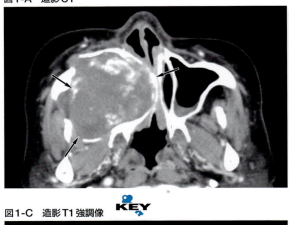

図1-B　T1強調像
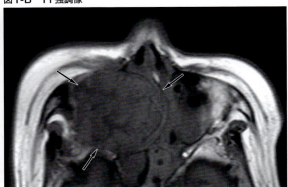

図1-C　造影T1強調像
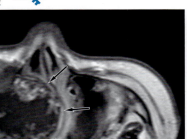

図1-D　T2強調像
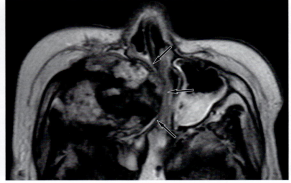

画像の読影

造影CTでは，右側上顎洞を主座とした7×5×6cm大の病変を認める（図1-A；→）．鼻中隔は圧排され左側に偏位し，右側眼窩底も上方へ圧排され挙上し，病変内部に強い不均一な増強効果を認め，血流豊富な病変であることが示唆される．

MRI所見では，T1強調像（図1-B；→）で低信号を呈し，造影T1強調像（図1-C）で不均一に増強され，T2強調像（図1-D）で内部不均一，低信号部と高信号部の混在する病変を認める．また，造影T1強調像，T2強調像にて上顎洞粘膜の描出が確認される（図1-C，D；→）．

摘出物は肉芽組織と血腫の器質化物より構成されていた．凝血塊，壊死組織，新生血管の形成を示す血腫と，一部に多数の好中球の集簇からなる膿瘍や炎症性肉芽組織で形成されていた[1]．

血瘤腫の一般的知識と画像所見

血瘤腫とは臨床病名であり，副鼻腔に発生する易出血性良性腫瘤と定義されている．

成因についてはいまだ不明な点も多く，明らかな定説はないが，血管腫，外傷，炎症などが原因で閉鎖腔内に出血が起こり，壊死，線維組織増生，硝子化変性，血管新生，血管拡張の悪循環により腫瘤が形成されるという説もある[2]．

本例においては，鼻出血や上顎洞における外傷，炎症，腫瘍，手術の既往もなく，全身的にも高血圧の既往はあるものの，出血性素因はなく，明らかな成因は不明であった[2]．

本症の88例を検索した結果，54：34の割合で男性に多く，年齢では10～40代に多いと報告されている[3]．

臨床症状としては，鼻出血，鼻閉，鼻汁の順に多く，その他，頬部腫脹，頬部痛，流涙や眼球突出などの眼症状が報告されている．本例においても，軽度の鼻閉感および鼻汁，頬部腫脹に加えて，眼症状として間欠性外斜視，上下斜視，眼瞼下垂を認めたが，複視は認めず，眼圧も正常であった．

画像所見 CTでは上顎洞における膨張性骨破壊像を認めるが，これは病変が発育緩慢であることを示唆する所見である[2]．MRIでは，T1強調像で大部分は低信号でやや不均一な像を呈し，造影T1強調像で不均一に造影される領域を認める．T2強調像では，副鼻腔内の出血，壊死，硝子様変性を反映し，高信号部と低信号部の混在した不均一な信号を示し，境界は明瞭である[4]．造影T1強調像とT2強調像で上顎洞粘膜が描出される[1,5]．拡散強調像やダイナミック・スタディは，治療法（術前塞栓術の必要性など）の決定の一助になりうる．

鑑別診断のポイント

上顎洞悪性腫瘍との鑑別において，CTで上顎洞における膨張性骨破壊像を認め，MRIの造影T1強調像とT2強調像で，上顎洞粘膜が描出される所見が重要である[1,5]．

参考文献

1) 福間大喜，難波亜弥，中元雅史・他：上顎洞から口腔内に進展した血瘤腫の1例．日口腔外会誌 62: 169-173, 2016.
2) 尾崎正義，酒井俊一，池田 寛：鼻腔・副鼻腔血瘤腫25例．耳喉 49: 55-60, 1977.
3) 重田泰史，和田弘太，鴻 信義・他：上顎洞血瘤腫12症例の臨床的検討．耳鼻展望 48: 8-14, 2005.
4) Omura G, Watanabe K, Fujishiro Y, et al: Organized hematoma in the paranasal sinus and nasal cavity--imaging diagnosis and pathological findings. Auris Nasus Larynx 37: 173-177, 2010.
5) Kim EY, Kim HJ, Chung SK, et al: Sinonasal organized hematoma: CT and MR imaging findings. AJNR 29: 1204-1208, 2008.

260　Ⅳ. 鼻・副鼻腔

貯留嚢胞
retention cyst

東 美菜子，平井俊範

症例 70代，男性．特に症状はなく，舌癌術後の経過観察目的で画像検査を施行．

図1-A　単純CT

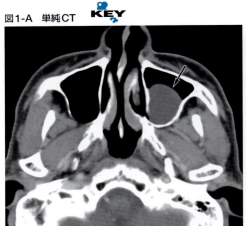

図1-B　T2強調冠状断像

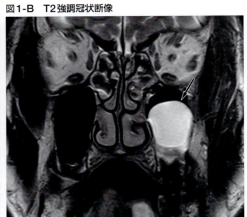

図1-C　T2強調像　　　　　　　　　　　図1-D　T1強調像

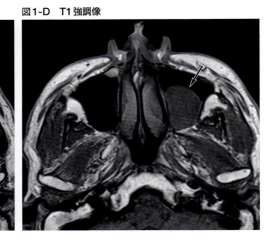

図1-E　脂肪抑制造影T1強調像

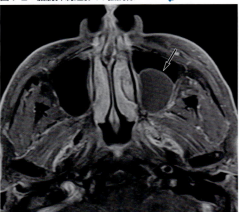

画像の読影

単純CTで，左上顎洞内に水より軽度高吸収な内部均一の囊胞性腫瘤を認める（図1-A；→）．T2強調像では高信号（図1-B, C；→），T1強調像で水よりはやや高信号を示す（図1-D；→）．脂肪抑制造影T1強調像（図1-E）では，明らかな増強効果は指摘できない．

貯留囊胞の一般的知識と画像所見

貯留囊胞は，洞粘膜の粘液腺の開口が閉塞して生じる膨張性の囊胞性病変で，緩徐に増大し，内部は概ね粘液で占められる[1]（図2）．10人中1人に偶発的にみられるものとされる．上顎洞の下極に発生することが多いとされ，起始部中心に可動性を有し，重力方向に移動し，上顎洞底部から半球状またはドーム状に認めることが多い．

画像所見 内部は水分が多く，蛋白質を含むことが少ないため，CTでは内部均一な低吸収を示し，MRIではT1強調像で低〜等信号，T2強調像で高信号を示すことが多い．骨壁を圧排進展することは稀で，囊胞壁は薄く，内部・壁いずれも造影効果はみられない．

鑑別診断のポイント

貯留囊胞と，鼻・副鼻腔の粘膜が炎症性腫脹や過形成を来した慢性疾患である鼻茸との鑑別は，画像上困難とされるが，鼻茸は中鼻道発生の頻度が高く，両側性・多発性が多いとされ，造影後に索状の増強効果を伴うことがある．また，内部の蛋白濃度が上昇すると，CTで内部の吸収値が上昇し，T1強調像で高信号，T2強調像で低信号となるため，貯留囊胞との鑑別の一助となる．

また，洞内に大きく充満する場合は粘液瘤との鑑別を要するが，囊胞壁と洞壁の間に気腔を認めた場合は貯留囊胞となる．

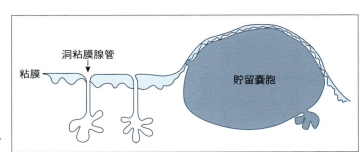

図2 貯留囊胞のシェーマ
洞粘膜の粘液栓の開口部が閉塞し，貯留囊胞が形成される．

> **NOTE**
> **貯留囊胞の原因**
> 臨床症状がなく経過し，しばしば偶発的に発見されるが，原因としては慢性感染が最も多い．次いで，アレルギー性副鼻腔疾患や外傷，手術などがあるが，原因不明のこともある．

参考文献

1) Som PM, Brandwein-Gensler MS, Kassel EE, et al: Section 1 Midface and sinonasal cavities. Chapter 3 Inflammatory disease of the sinonasal cavities. *In* Som PM, Curtin HD: Head and neck imaging 1-volume set, 5th ed. p.192, Elsevier, Amsterdam, 2011.

真菌性副鼻腔炎
fungal sinusitis

生嶋一朗

症例1 70代，男性．左視力低下，既往歴に糖尿病あり．

図1-A　造影CT冠状断像　　図1-B　脂肪抑制造影T1強調像　　図1-C　T2強調冠状断像

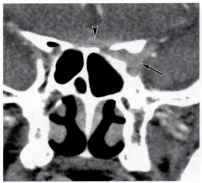 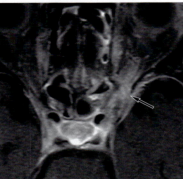 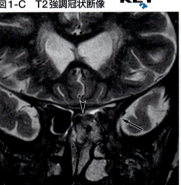

症例2 50代，男性．鼻閉感，異臭，頭痛．

図2-A　単純CT　　図2-B　T2強調像

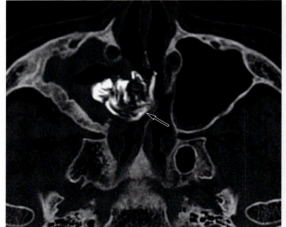 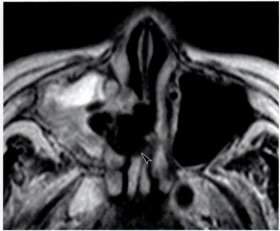

参考文献
1) Aribandi M, McCoy VA, Bazan C 3rd: Imaging features of invasive and noninvasive fungal sinusitis: a review. RadioGraphics 27: 1283-1296, 2007.
2) Nomura K, Asaka D, Nakayama T, et al: Sinus fungus ball in the Japanese population: clinical and imaging characteristics of 104 cases. Int J Otolaryngol 2013: 731640, 2013.

画像の読影

【症例1：急性浸潤型】 造影CTにて左眼窩漏斗部に造影効果が認められ（図1-A；→），周囲の骨破壊性変化を認める．前頭底部硬膜の肥厚，増強効果が認められる（図1-A；▶）．造影T1強調像では左視神経周囲に造影効果が認められる（図1-B；→）．T2強調像では左眼窩漏斗部に低信号腫瘤を認め（図1-C；→），篩骨洞左側にも低信号域が認められる（図1-C；▶）．T2強調像での低信号域は，真菌を示唆する所見と考えられる．

篩骨洞真菌症の視神経，頭蓋底部浸潤が疑われ，後篩骨開放術を施行，病理でアスペルギルスが証明された．抗菌薬を投与するも治療の反応は不良であり，左眼の視力はほぼ消失している．

【症例2：菌球】 単純CT（図2-A）では右上顎洞に軟部影が充満し，上顎洞壁は全周性に軽度硬化肥厚している．慢性副鼻腔炎が疑われる．内部には粗大な石灰化がみられる（図2-A；→）．MRIではT2強調像において，右上顎洞内に高信号域を認め，内側には低信号域を認める（図2-B；▶）．CTでの粗大石灰化，T2強調像での著明な低信号域は真菌球を示唆する所見と考えられ，真菌性副鼻腔炎が疑われる．

上顎洞病巣切除が施行され，病理でアスペルギルスが証明された．

真菌性副鼻腔炎の一般的知識と画像所見

真菌性副鼻腔炎は，急性浸潤型，慢性浸潤型，菌球，アレルギー性の4つの臨床病型に分類される．

急性浸潤型は免疫状態が低下した状態で発症し，臨床経過は4週間以内である．副鼻腔壁の骨浸潤，周囲軟部組織の浸潤を認め，眼窩内や頭蓋内への浸潤がみられることもあり，治療が遅れると致死的となる．

慢性浸潤型は臨床経過が4週間以上であり，免疫状態はほぼ正常である．画像所見は急性浸潤型とほぼ同様である．

菌球は正常な免疫状態の高齢者，女性に多い．慢性副鼻腔炎の症状や無症状のこともあり，単発の副鼻腔発症が多い．ほとんどが上顎洞に発症するが，蝶形骨洞に生じることもある．歯性上顎洞炎を併発する頻度が比較的高い．菌球は，CTにて高吸収，MRI T2強調像にて著明な低信号を呈するのが特徴的である．真菌が産生する鉄分やマンガン，菌糸内の石灰化により，T2値が低下すると考えられる[1)2)]．

アレルギー性は，真菌を抗原としたI型およびIII型アレルギー反応によって副鼻腔炎を発症する．若年者に好発し，アトピーや喘息の合併が過半数に認められる．副鼻腔粘膜に好酸球の浸潤がみられ，副鼻腔内には真菌とともに好酸球が豊富なムチンを認める．通常は複数の副鼻腔に発症する．片側性，両側性いずれもあり，篩骨洞発症が最も多く，次いで上顎洞，前頭洞，蝶形骨洞の順である．鼻腔内病変を伴うことが多い．

鑑別診断のポイント

CTにおいては，副鼻腔に高吸収域，石灰化を認めた場合に本症状を疑う．慢性副鼻腔炎では異栄養性石灰化（dystrophic calcification）を認めることがあるが，石灰化が副鼻腔辺縁に認められるため，鑑別が可能である．MRI T2強調像での著明な低信号が，真菌の検出に有用である．浸潤型では副鼻腔壁の破壊が認められるが，骨の脱灰がごく軽度の場合もあり，骨壁を越えたわずかな軟部影が眼窩や頭蓋内に認められるのを見逃さないことが重要である．

粘液瘤
mucocele

東 美菜子，平井俊範

症例 60代，男性．3年前より右眼球突出を自覚していたが放置，右視力低下を自覚して受診．

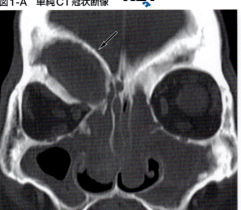

図1-A　単純CT冠状断像

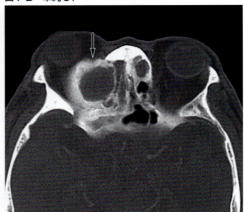

図1-B　単純CT

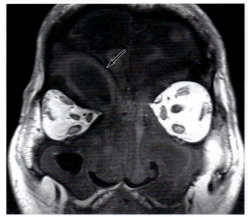

図1-C　T1強調冠状断像

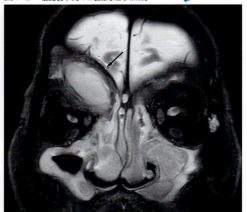

図1-D　脂肪抑制T2強調冠状断像

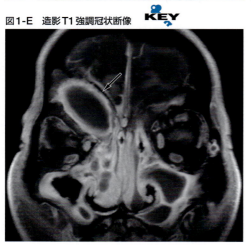

図1-E　造影T1強調冠状断像

画像の読影

単純CTでは，右前頭洞は膨隆し，囊胞様の腫瘤性病変を認め，右眼窩上壁が圧排されている他，右眼球は突出している（図1-A, B；→）．この病変内部は，T1強調像で軽度低信号（図1-C；→），脂肪抑制T2強調像で高信号（図1-D；→）を示し，辺縁は造影T1強調像で増強効果を伴っている（図1-E；→）．

粘液瘤の一般的知識と画像所見

粘液瘤は，副鼻腔に発生する良性の囊胞性病変で，腫瘍や術後変化，炎症，外傷，粘液分泌などによって副鼻腔の自然孔が閉鎖して生じる分泌液貯留とされる[1]．成人に多い．前頭洞の発生が6割と最も多く，3割が篩骨洞，残りが上顎洞，蝶形骨洞の順といわれている．無症候性の期間が長く，緩徐に粘液が貯留して増大し，洞の膨張から壁骨の破壊に至り，周囲臓器への圧迫症状を引き起こす．発生する洞の位置や膨張・骨侵食の程度によって，疼痛や鼻閉，複視，視力低下，眼球突出などがみられ，頭蓋内・眼窩内など副鼻腔外進展を生じうる．感染を合併すると膿瘤（pyocele）となる．

画像所見 MRIでは内部の性状により信号は様々で，蛋白濃度が低い場合はT1強調像で低信号，T2強調像で高信号と水に近い信号を呈する．一方，時間が経過すると内容成分が濃縮するため，蛋白濃度が高くなるにつれ，T1強調像で等〜高信号を示すようになり，粘稠度がさらに上昇すればT2強調像で低信号を呈するようになる．炎症を伴う場合は，造影すると辺縁のみ増強される．

CTでは洞内は増強効果を伴わない軟部影に占拠され，粘液や菌球を示す高吸収域が含まれることもある．周囲の洞壁は膨張性変化を示し，骨の菲薄化や欠損像を伴う．骨の評価にCTは必須で，特に頭蓋内や眼窩内への進展評価において重要である．

鑑別診断のポイント

MRIでは，内容物の性状によってはT1強調像，T2強調像でいずれも低信号を示す場合もあり，その際は，真菌性を含む慢性鼻副鼻腔炎やポリポーシス，急性期の出血との鑑別が必要となる．また，扁平上皮癌や悪性リンパ腫などの腫瘍性病変は浸潤性骨破壊を呈するが，粘液瘤は膨張性であるため，鑑別の一助となる．

> **NOTE**
> **注意すべき粘液瘤の発生部位**
> Onodi cell（蝶形骨洞の外側または上方に存在する最後部篩骨蜂巣）や，含気を伴った前床突起にも発生することがあり，視力障害を起こすことがあるので，注意が必要である．

参考文献

1) Topdag M, Iseri M, Sari F, et al: Paranasal sinus mucoceles: our clinical experiments. Int J Clin Exp Med 8: 18518-18522, 2015.

266　Ⅳ. 鼻・副鼻腔

術後性上顎嚢胞
postoperative maxillary cyst

東 美菜子，平井俊範

症例1　60代，女性．両側副鼻腔術後．

図1-A　単純CT

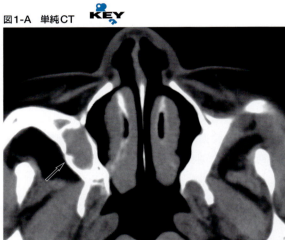

図1-B　単純CT冠状断像

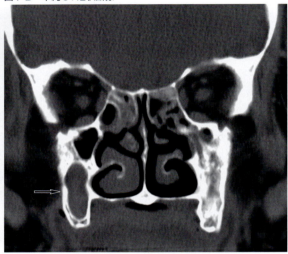

症例2　70代，男性．両側副鼻腔術後．

図2-A　T2強調像

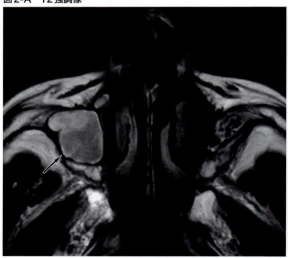

図2-B　T1強調像

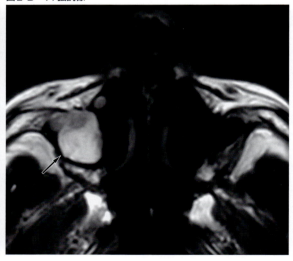

画像の読影

【症例1】 単純CTでは，右上顎洞術後部には内部不均一な囊胞性腫瘤を認め（図1-A, B；→），周囲骨の硬化を伴っている．

【症例2】 右上顎洞術後部には囊胞性腫瘤を認め（図2-A, B；→），内部は，腹側にT2強調像（図2-A）で不均一な高信号，T1強調像（図2-B）で軽度低信号を示す部分と，背側に，T2強調像で不均一な軽度低信号，T1強調像で高信号を示す部分が確認できる．

術後性上顎囊胞の一般的知識と画像所見

術後性上顎囊胞は，術後性頰部囊胞といわれ，副鼻腔根治術（Caldwell-Luc術など）を受けた患者の上顎洞領域に，術後生じる膨張性の囊胞性病変である．術後，上顎洞には前壁の骨欠損辺縁から後壁にかけて増殖する肉芽やその線維化，または骨増殖が起こり，上顎洞内腔の虚脱と二次性骨壁肥厚を示す．その後，洞内に残存した副鼻腔粘膜によって閉鎖腔が形成され，この内部に分泌物が貯留し拡大したものが，術後性上顎囊胞である[1]．この他，術後のある時期までは鼻腔と交通をもつ術後腔が，閉鎖腔と化して囊胞を形成する場合もある．多くが術後10数年〜20年後に発症するとされる．単房性・多房性のいずれもみられ，両側性もある．

囊胞の形成される位置により生じる症状は異なり，頰部症状（疼痛，重圧感，緊満感など），眼症状（眼痛，眼圧迫感など），口腔症状（歯痛，歯牙違和感など），鼻部症状などがある．

画像所見 CTでは，初期のものは術後肥厚した骨壁内に存在するが，膨張性に発育するに従い，周囲骨の菲薄化や欠損像を認める．囊胞内部は水と同様の性状を示し，CTでは低吸収，MRIではT1強調像で低信号，T2強調像で高信号を示すが，内容物が粘稠，高蛋白になると，T1強調像で高信号，T2強調像で低信号になる．

鑑別診断のポイント

上顎洞に進展した歯原性囊胞との鑑別を要することがある．歯根囊胞は歯根部を中心に囊胞性変化を生じ，濾胞性囊胞（原始囊胞，含歯性囊胞）は上顎洞壁とともに二重の骨壁を形成し，歯原性腫瘤であることの鑑別となる．また，エナメル上皮腫は内部に充実成分を有する．

> **NOTE**
> **内視鏡下副鼻腔手術（ESS）の普及**
> 近年は，内視鏡下副鼻腔手術（endoscopic sinus surgery；ESS）の普及により，副鼻腔根治術を選択される症例が減少し，また，抗菌薬治療により手術適応になるほどの重度の副鼻腔炎になる症例も減少しているため，術後性上顎囊胞をみる機会は減少している．

参考文献

1) Iinuma T, Tanaka T, Kase Y, et al: On the postoperative mucocele of the maxillary sinus and its simulating cases. A clinical treatise. Nippon Jibiinkoka Gakkai Kaiho 95: 665-673, 1992.

鼻・副鼻腔扁平上皮癌
squamous cell carcinoma of nose, paranasal sinus

小玉隆男

症例 70代，男性．数か月前から，口腔内の腫脹を自覚した．

図1-A 造影CT
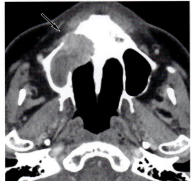

図1-B 単純CT（骨表示）
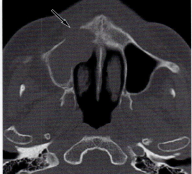

図1-C 造影CT冠状断MPR像
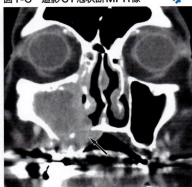

図1-D T1強調像
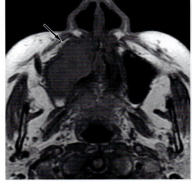

図1-E T2強調像

図1-F 造影T1強調像
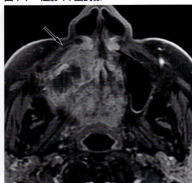

図1-G 拡散強調像
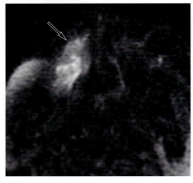

> **NOTE**
>
> **神経周囲進展（perineural spread）**
>
> 　神経周囲進展は頭頸部腫瘍の進展形式として重要であり，鼻・副鼻腔腫瘍では三叉神経の上顎神経（V2）に多い．腺様嚢胞癌での頻度が高いが，扁平上皮癌でも生じ，悪性リンパ腫，悪性黒色腫，浸潤性真菌症などに伴うこともある．通常は求心性に進展するが，翼口蓋神経節などを介して遠心性に進展する場合もある．神経周囲進展の画像所見としては，神経の肥厚や造影増強効果，神経が通過する孔あるいは管の拡大，周囲脂肪組織の消失などが挙げられる．神経そのものの異常が画像上不明瞭で，翼口蓋窩やMeckel腔に腫瘤を形成する場合もある．
>
> 　翼口蓋窩には上顎神経の神経節があり，同部への浸潤には注意が必要である．また，下眼窩神経や後上歯槽枝などのV2の分枝を介して，同神経節に腫瘤を形成する場合がある．同部の病変は，海綿静脈洞やMeckel腔などへ進展しうる．翼口蓋窩には脂肪組織が存在し，CTやMRIにおいて同部の脂肪が不明瞭化している際には，何らかの病的状態を考慮する必要がある．

画像の読影

造影CTにて，右上顎洞の腹側下部を中心とした増強効果を有する腫瘍性病変が認められる（図1-A；→）．骨表示で明らかなように上顎洞前壁に骨欠損がみられ（図1-B；→），増強される病変が頰部皮下へ進展している．造影CT冠状断MPR像では，硬口蓋の骨破壊と口蓋への腫瘍進展が明らかである（図1-C；→）．

MRIでは右上顎洞の腫瘍性病変は，T1強調像およびT2強調像で非特異的な信号強度を示し（図1-D, E；→），造影検査では不均一な増強効果が認められる（図1-F；→）．拡散強調像では高信号を示し（図1-G；→），apparent diffusion coefficient（ADC）値は0.9程度であった．生検で扁平上皮癌と診断され，化学放射線療法が施行された．

鼻・副鼻腔扁平上皮癌の一般的知識と画像所見

鼻・副鼻腔癌で最も多いのは上顎洞で，鼻腔，篩骨洞がこれに次ぐとされる．組織学的には約80％が扁平上皮癌であり，その他の癌腫として腺癌，腺様嚢胞癌，粘表皮癌，未分化癌などが挙げられる．臨床症状は発生部位や進展様式によって様々であるが，本例のような歯槽部を中心とした病変では，口腔内の腫脹などで発症する場合がある．大きくなるまで自覚症状を来さない部位であり，進行例が多い．

副鼻腔はリンパ流が少なく，リンパ節転移や遠隔転移の頻度は少ない．このため，予後を規定する最も重要な因子は，原発巣の局所進展（T分類）である．頭頸部癌取扱い規約では，上顎洞および鼻腔・篩骨洞原発の病変におけるT分類がそれぞれ規定されている（表1）[1]．頻度が低いこともあり，前頭洞および蝶形骨洞原発の病変については規定されていない．上顎洞癌に関しては，後上部病変の予後不良なことが古くから知られており，内側眼角と下顎角を結ぶ平面（Ohngren線）が切除可能なラインとして提唱されていた．手術法の進歩などによって手術可能範囲は拡大しているが，眼窩尖端，硬膜，脳，中頭蓋窩，三叉神経第2枝以外の脳神経，上咽頭，斜台への浸潤がみられる場合（T4bに相当）は，手術困難な場合が多い．なお，鼻腔・篩骨洞腫瘍は，篩骨洞天蓋の構造から容易に頭蓋内へ進展するため，上顎洞癌と比べて予後不良とされている．

鼻・副鼻腔外への進展形式として，骨破壊などを伴う直接浸潤と神経周囲進展（▶NOTE）が挙げられる．この領域における神経周囲進展では，三叉神経枝を介した進展に留意する必要がある．特に，翼口蓋神経節を介した進展が重要である[2]．

癌が上顎洞や篩骨洞後壁に浸潤すると，リンパ節転移の頻度がある程度高くなり，まず外側咽頭後リンパ節（Rouviereリンパ節）に転移することが多い．N分類は他の頭頸部癌とほぼ同様である（表2）[1]．

画像所見 鼻・副鼻腔癌の画像診断としては，CTおよびMRIが必要である[3]．ただ，画像所見は非特異的で，病理組織学的な診断は困難な場合も多い．生検などによる病理診断が比較的容易な部位でもあり，画像診断の主たる目的は病変進展範囲など病期の正確な評価にある．特に，眼窩，篩板から頭蓋底，翼口蓋窩，側頭下窩などへの進展に留意する必要がある．

骨破壊などの評価にはCTが優れている．マルチスライスCTを用いた検査が好ましく，可能な限り造影検査を施行する．骨および軟部アルゴリズムでの再構成を行い，多断面再構成（multiplanar reconstruction；MPR）を併用することで，腫瘍進展の詳細な評価が可能となる．1mm程度の薄いスライス厚での評価が望まれる．腫瘍病変は造影増強効果を有する軟部組織

表1 鼻・副鼻腔癌のT分類

	上顎洞	鼻腔・篩骨洞
TX	原発腫瘍の評価が不可能	
T0	原発腫瘍を認めない	
Tis	上皮内癌	
T1	上顎洞粘膜に限局する腫瘍．骨吸収または骨破壊を認めない	骨浸潤の有無に関係なく，鼻腔または篩骨洞の1亜部位に限局する腫瘍
T2	骨吸収または骨破壊のある腫瘍．硬口蓋および／または中鼻道に進展する腫瘍を含むが，上顎洞後壁および翼状突起に進展する腫瘍を除く	骨浸潤の有無に関係なく，鼻腔または篩骨洞の2つの亜部位に浸潤する腫瘍，または鼻腔および篩骨洞の両方に浸潤する腫瘍
T3	上顎洞後壁の骨，皮下組織，眼窩底または眼窩内側壁，翼状窩，篩骨洞のいずれかに浸潤する腫瘍	眼窩内側壁または眼窩底，上顎洞，口蓋，篩板のいずれかに浸潤する腫瘍
T4a	眼窩内容前部，頬部皮膚，翼状突起，側頭下窩，篩板，蝶形洞，前頭洞のいずれかに浸潤する腫瘍	眼窩内容前部，外鼻の皮膚，頬部皮膚，前頭蓋窩（軽度進展），翼状突起，蝶形洞，前頭洞のいずれかに浸潤する腫瘍
T4b	眼窩尖端，硬膜，脳，中頭蓋窩，三叉神経第二枝以外の脳神経，上咽頭，斜台のいずれかに浸潤する腫瘍	

（文献1）より転載）

表2 鼻・副鼻腔癌のN分類

Nx	所属リンパ節転移の評価が不可能
N0	所属リンパ節転移なし
N1	同側の単発性リンパ節転移で，最大径が3cm以下
N2	
N2a	同側の単発性リンパ節転移で，最大径が3cmを超えるが6cm以下
N2b	同側の多発性リンパ節転移で，最大径が6cm以下
N2c	両側あるいは対側のリンパ節転移で，最大径が6cm以下
N3	最大径が6cmを超えるリンパ節転移

注：正中リンパ節は同側リンパ節である．
（文献1）より転載）

腫瘤としてみられるが，腫瘍と随伴する炎症性変化などとの鑑別・分離が困難な場合も多い．

　性状や進展範囲の評価にはMRIが有用である．T1強調像，T2強調像，造影検査が基本的な撮像法で，冠状断などを含む多断面での撮像が必要である．近年，高速スピンエコーを用いた3D撮像法が普及しており，それを用いた薄いスライス厚での評価，およびMPRでの評価が可能となっている．拡散強調像は細胞密度を反映し，ADCが細胞密度と逆相関することが知られている．頭頸部の腫瘍性病変の評価においても必須の撮像法であり，扁平上皮癌を含む悪性腫瘍はADC低値を示すことが多く，良性病変との鑑別に有用である．ただ，蛋白濃度の高い液体なども拡散低下を示すことがあり，注意を要する．なお，この領域は磁化率アーチファクトの影響を受けやすいので，通常のsingle shot echo planar imaging (EPI) を用いた拡散強調像よりも，non-EPIの撮像法が好ましい．脂肪織や骨髄などへの浸潤を評価するには，脂肪抑制の併用も必要である（脂肪抑制T2強調像，脂肪抑制造影T1強調像）．通常のchemical saturationを用いた脂肪抑制法は磁場不均一の影響を受けやすいので，short TI inversion recovery (STIR) や3 point Dixon法を用いた撮像（IDEALなど）が有用である．骨髄浸潤の診断にはT1強調像も必要である．扁平上皮癌は血流豊富なことが多く，血流評価もその診断や治療後経過観察に有用である．dynamic contrast enhancement (DCE), dynamic susceptibility contrast enhancement (DSCE), arterial spin labeling (ASL), intravoxel incoherent motion (IVIM) などの様々な手法が検討されている．

鑑別診断のポイント

鼻・副鼻腔扁平上皮癌と鑑別すべき疾患は多様であり，他の癌腫（腺癌，腺様囊胞癌，粘表皮癌，未分化癌など），悪性リンパ腫，悪性黒色腫，嗅神経芽腫，形質細胞腫，転移性腫瘍などの悪性腫瘍が挙げられる．多くの場合，これらを画像所見から鑑別することは困難である．

[悪性リンパ腫] 細胞密度がより高く，単純CTで筋肉と同程度〜軽度高吸収を示すことが多い．T2強調像で比較的低信号を示し，造影検査で均一な増強効果を示すことや，ADCが扁平上皮癌と比べて低値を示す点も鑑別の一助になる（図2）．また，扁平上皮癌と比べて低血流を示すことが多い．

[悪性黒色腫] メラニン含有量が高いと，T1強調像で高信号を示す（図3）．

[嗅神経芽腫] 容易に頭蓋内へ進展し，頭蓋内で囊胞成分を伴うことが多いとされている．

また，骨破壊・脱灰を伴う良性病変として，乳頭腫，浸潤性アスペルギルス症などの真菌症，多発血管炎性肉芽腫症（Wegener肉芽腫症）などが挙げられる．

[乳頭腫] 乳頭腫では内反性乳頭腫が最も高頻度であり，MRIのT2強調像や造影T1強調像で脳回状の所見（convoluted cerebriform pattern）を呈するのが特徴とされている．乳頭腫には扁平上皮癌などを合併することがあり（2〜27%），注意を要する．

---

 ❶ 50代，女性．悪性リンパ腫．

| 図2-A 造影CT冠状断MPR像 | 図2-B T2強調冠状断像 | 図2-C 造影T1強調冠状断像 | 図2-D 拡散強調像 |

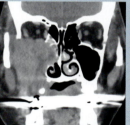 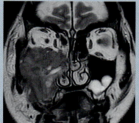 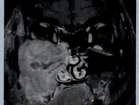 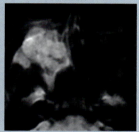

A〜D：骨破壊を伴った腫瘍性病変で，扁平上皮癌との鑑別は困難である．ただ，大きな病変であるにもかかわらず比較的内部が均一であること，T2強調像（B）での信号が低いこと，拡散低下が顕著であること（D：ADCは0.6程度と低値であった）などから，悪性リンパ腫が疑われた．

---

❷ 60代，男性．悪性黒色腫．

図3-A T1強調像　　図3-B T2強調像

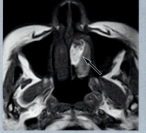 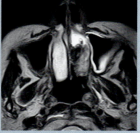

A，B：T1強調像で特徴的な高信号を示す（A：→）．T2強調像（B）では，低信号と高信号が混在している．

参考文献

1) 日本頭頸部癌学会（編）；VI. 部位別臨床病期分類およびその付属事項．2. 鼻腔および副鼻腔．頭頸部癌取扱い規約，第5版．金原出版，p.35-36, 2012.
2) Tashi S, Purohit BS, Becker M, et al: The pterygopalatine fossa: imaging anatomy, communications, and pathology revisited. Insights Imaging 7: 589-599, 2016.
3) Eggesbø HB: Imaging of sinonasal tumours. Cancer Imaging 7: 136-152, 2012.

V 顎関節

総論 顎関節の正常画像解剖と機能

金田 隆, 平原尚久, 村岡宏隆, 澤田絵理

▶ 顎関節の解剖と機能

　顎関節は,下顎骨と頭蓋骨である側頭骨との間の左右で1対の関節である(図1).この関節は,下顎頭,側頭骨の下顎窩および関節結節の骨組織と,関節円板から構成されている.これら顎関節は,結合組織よりなる関節包によって包まれている.関節包の内面は滑膜によって覆われており,顎関節がスムーズに動くための滑液を分泌している.滑液には運動をスムーズにさせる作用だけではなく,滑膜への栄養供給や老廃物の排泄の役割がある.

　関節円板は密な膠原線維性結合組織からなっていて,血管や神経の分布はない.また,上方からみると,下顎頭と関節面に適合した卵円形を呈している.矢状断面からみると,前方肥厚部,中央狭窄部,後方肥厚部がみられ,その後方は血管や神経に富んだ後部結合組織とつながっている.

　顎関節周囲には靱帯があり,外側靱帯,副靱帯(蝶下顎靱帯,茎突下顎靱帯)がある.外側靱帯は顎関節にある唯一の靱帯であり,関節包外前方に位置し,顎関節の外側への逸脱を防止する.起始部は側頭下面,蝶形骨翼状突起外側板外面で,停止部は関節円板および下顎頭部の翼突筋窩である.

　画像検査には,単純X線検査,パノラマX線検査,顎関節造影検査,CT,MRI検査がある.従来からX線検査が行われてきたが,MRI検査の普及により,現在ではMRI検査が顎関節症の日常臨床において多く用いられている.

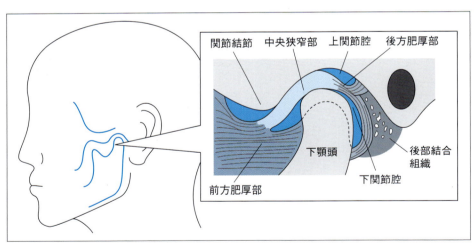

図1　顎関節矢状断のシェーマ

▶ 顎関節のMRIにおける正常像

- 閉口時,関節円板の位置は,中央狭窄部が10時の位置,後方肥厚部が12時の位置にくる(図2-A).開口時では,関節円板は下顎頭と関節結節の間に中央狭窄部がくる(図2-B).
- 下顎頭には十分な滑走移動がみられ,通常,関節結節を越えて移動する(図2-B).
- 皮質骨には連続性がみられ,骨の変形や骨髄信号の異常は伴わない.
- T2強調像において,上下関節腔にjoint effusion(関節腔内に貯留する滑液)はみられない(図2-C).
- プロトン密度強調冠状断像において,内外側転位はみられない(図2-D).

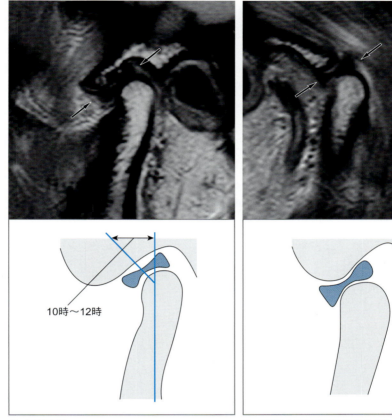

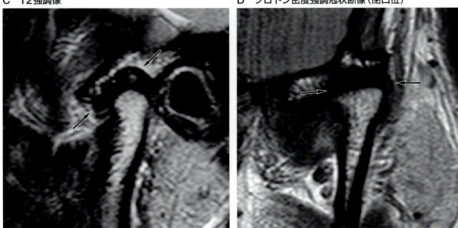

図2 顎関節のMRI正常像

A, B：閉口時，関節円板の位置は，中央狭窄部が10時の位置，後方肥厚部が12時の位置にくる（A；→）．開口時では，関節円板は下顎頭と関節結節の間に中央狭窄部がくる（B；→）．

B：下顎頭には十分な滑走移動がみられ，通常，関節結節を越えて移動する．皮質骨には連続性がみられ，骨の変形や骨髄信号の異常は伴わない．

C：T2強調像において，上下関節腔にjoint effusionはみられない（→）．

D：プロトン密度強調冠状断像において，内外側転位はみられない（→）．

▶顎関節の単純CT再構成像における正常像

下顎頭は下顎窩の正常な位置にみられる(閉口時,図3).

健常者の下顎頭形態は,矢状断では指の側面観に近く,頭頂部は丸みを帯びた形態を呈する(図3-A).下顎窩は,下顎頭の外形に応じた緩やかな凹みとしてみられ,最深部は1mm程度の薄い骨として確認される.一方,関節隆起の関節面は1層の皮質骨に裏打ちされ,内部には比較的疎な海綿骨がみられる.これら下顎窩や関節隆起内面には小腔がみられることもある.冠状断像では,下顎頭内部に均一な骨梁構造がみられる(図3-B).

A 単純CT矢状断再構成像(骨表示)　　B 単純CT冠状断像(骨表示)

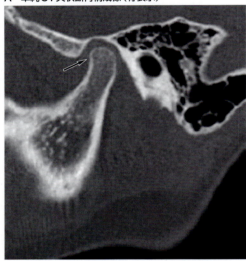 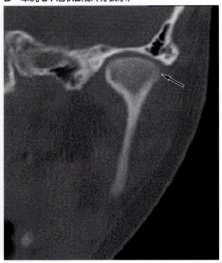

図3 顎関節のCT正常像
A:健常者の下顎頭形態は,矢状断では指の側面観に近く,頭頂部は丸みを帯びた形態を呈する(→).下顎窩は,下顎頭の外形に応じた緩やかな凹みとしてみられ,最深部は1mm程度の薄い骨として確認される.一方,関節隆起の関節面は1層の皮質骨に裏打ちされ,内部には比較的疎な海綿骨がみられる.これら下顎窩や関節隆起内面には小腔がみられることもある.
B:冠状断像では,下顎頭内部に均一な骨梁構造がみられる(→).

|参|考|文|献|
1) 多田信平(監),尾尻博也,酒井 修(編);頭頸部のCT・MRI,第2版.メディカル・サイエンス・インターナショナル,p.290-311, 2012.
2) Westesson PL, Yamamoto M, Sano T, et al: Temporomandibular joint. *In* Som PM, Curtin HD (eds); Head and neck imaging, 4th ed. CV Mosby, St. Louis, p.995-1053, 2003.

総論 顎関節疾患の分類

金田 隆, 平原尚久, 村岡宏隆, 澤田絵理

　顎関節症とは, 顎関節や咀嚼筋の疼痛, 関節雑音, 開口障害ないし顎運動異常を主要症候とする慢性疾患群の総括的診断名である（表1）[1]. 顎関節症は顎関節疾患の中で最も高い頻度で認められるが, 多くの顎関節疾患のひとつであるということを認識すべきであり, また, 同様の症状を伴う他の疾患との鑑別診断を行う必要がある（表2）[2].

表1　顎関節症の病態分類（2013年 日本顎関節学会）（文献1）より転載）

- 咀嚼筋痛障害　myalgia of the masticatory muscle（Ⅰ型）
- 顎関節痛障害　arthralgia of the temporomandibular joint（Ⅱ型）
- 顎関節円板障害　temporomandibular joint disc derangement（Ⅲ型）
    a. 復位性　with reduction
    b. 非復位性　without reduction
- 変形性顎関節症　osteoarthrosis/osteoarthritis of the temporomandibular joint（Ⅳ型）

註1：重複診断を承認する.
註2：顎関節円板障害の大部分は, 関節円板の前方転位, 前内方転位あるいは前外方転位であるが, 内方転位, 外方転位, 後方転位, 開口時の関節円板後方転位などを含む.
註3：間欠ロックの基本的な病態は復位性関節円板前方転位であることから, 復位性顎関節円板障害に含める.

表2　顎関節・咀嚼筋の疾患あるいは障害（2014年 日本顎関節学会）（文献2）より転載）

A. 顎関節の疾患あるいは障害　temporomandibular joint diseases or disorders
1. 先天異常・発育異常　congenital or growth abnormality
    1) 下顎骨関節突起欠損　aplasia of the condylar process
    2) 下顎骨関節突起発育不全　hypoplasia of the condylar process
    3) 下顎骨関節突起肥大　hyperplasia of the condylar process
    4) 先天性二重下顎頭　congenital bifid condyle
2. 外傷　trauma
    1) 顎関節脱臼　luxation of the temporomandibular joint
    2) 骨折（下顎骨関節突起, 下顎窩, 関節隆起）
        fracture of the condylar process, articular fossa and/or articular eminence
3. 炎症　inflammation
    1) 非感染性顎関節炎　noninfectious arthritis, sprains, strains
    2) 感染性顎関節炎　infectious arthritis
4. 腫瘍および腫瘍類似疾患　neoplasm and allied diseases
5. 顎関節強直症　ankylosis of the temporomandibular joint
    1) 線維性　fibrous
    2) 骨性　osseous
6. 上記に分類困難な顎関節疾患　unclassified other diseases of the temporomandibular joint
    （特発性下顎頭吸収　idiopathic progressive condylar resorption など）

B. 咀嚼筋の疾患あるいは障害　masticatory muscle diseases or disorders
1. 筋萎縮　amyotrophia
2. 筋肥大　myopachynsis
3. 筋炎　myositis
4. 線維性筋拘縮　myofibrotic contracture
5. 腫瘍　neoplasia
6. 咀嚼筋腱・腱膜過形成症　masticatory muscle tendon-aponeurosis hyperplasia

C. 顎関節症（顎関節・咀嚼筋の障害）　most common temporomandibular disorders

D. 全身疾患に起因する顎関節・咀嚼筋の疾患あるいは障害　temporomandibular joint and/or masticatory muscle diseases or disorders caused by systemic diseases
1. 自己免疫疾患　autoimmune diseases
    （関節リウマチ＊ rheumatoid arthritis of the temporomandibular joint など）
2. 代謝性疾患　metabolic diseases（痛風＊＊ gouty arthritis of the temporomandibular joint など）

註1：咀嚼筋の疾患あるいは障害については, 比較的発現がみられ, 鑑別可能なものだけを挙げた.
註2：2001年改訂の顎関節疾患の分類の外傷性顎関節炎は, 3. 炎症　1）非感染性顎関節炎に含める.
註3：＊, ＊＊の用語は, それぞれ国家試験出題基準のリウマチ性顎関節炎, 痛風性顎関節炎と同義である.

参考文献

1) 日本顎関節学会：顎関節症の病態分類（2013年）. 日顎誌 26: 125, 2014.
2) 日本顎関節学会：顎関節・咀嚼筋の疾患あるいは障害（2014年）. 日顎誌 26: 124, 2014.

顎関節強直症
temporomandibular joint (TMJ) ankylosis

金田 隆, 平原尚久, 村岡宏隆, 澤田絵理

症例 70代, 女性. 開口障害および顎運動障害を主訴に来院. 左下顎関節部に, 数年前の外傷既往がある.

図1-A　単純CT修正矢状断像（骨表示, 右側顎関節）

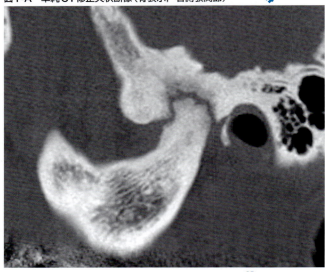

図1-B　単純CT修正矢状断像（骨表示, 左側顎関節）

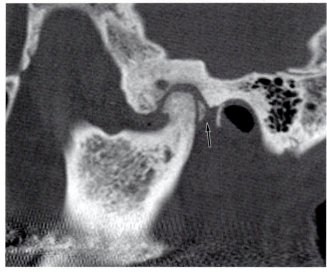

画像の読影

単純CT（図1）では，両側下顎頭において，下顎頭および関節窩は変形し，著明な骨硬化像による，濃度上昇を認める．また，左下顎頭に著明な棘形成，骨折線を認める（図1-B；→）．

顎関節強直症の一般的知識と画像所見

顎関節の関節面が線維性または骨性に癒着癒合し，関節可動性が著しく制限または喪失した状態を顎関節強直症という．原因としては，隣接組織の感染症による炎症波及，下顎骨骨髄炎の下顎頭部への波及，または若年者の下顎頭部における骨折などの外傷により，関節構造の瘢痕化ならびに病的化骨が後遺して生じる[1]．

臨床的には強度の開口障害のため，摂食や咀嚼，会話などの日常生活に大きな障害を来す．さらに歯磨きなどの口腔清掃が困難になることから，口腔衛生状態悪化に伴ううう蝕による歯の崩壊が起こりやすい．

画像診断ではCT検査が第一選択となる．線維性強直では下顎頭，下顎窩の骨面の粗糙化が顕著にみられ，わずかな軟組織による間隙がみられる．そして，進行によって間隙は骨に置換され，骨性強直症に移行する．MRIでは，骨間の間隙は，各シーケンスで低信号を示し，関節液などもみられないことが多い．また，関節円板は，線維性癒着の段階で確認できなくなることが多い[2]．

画像所見

- 下顎頭の著明な変形，骨形成がみられる（片側性が多い）．
- 関節腔相当部の一部または全体の消失がみられる．
- 線維性の強直症の場合は単純X線写真では診断が難しく，顎関節腔造影やMRIが有効である．

鑑別診断のポイント

CTにて，下顎頭および関節窩に著明な骨硬化像がみられる．また，MRIで関節円板は，線維性癒着の段階で確認できなくなることが画像診断のポイントである．

鑑別診断として，変形性顎関節症が挙げられる．

参考文献

1) Aridsson LZ, Smith HJ, Flatø B, et al: Temporomandibular joint findings in adults with long-standing juvenile idiopathic arthritis: CT and MR imaging assessment. Radiology 256: 191-200, 2010.
2) Westesson PL, Yamamoto M, Sano T, et al: Temporomandibular joint. *In* Som PM, Curtin HD (eds); Head and neck imaging, 4th ed. CV Mosby, St. Louis, p.995-1053, 2003.

280　V．顎関節

顎関節リウマチ
rheumatoid arthritis (RA) of TMJ

金田　隆，平原尚久，村岡宏隆，澤田絵理

症例　40代，女性．開口障害，顎運動障害を主訴に来院．

図1-A　プロトン密度強調像（閉口位）

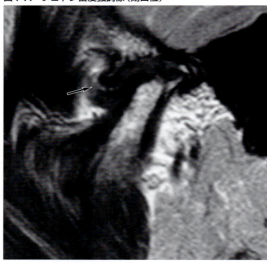

図1-B　プロトン密度強調像（開口位）

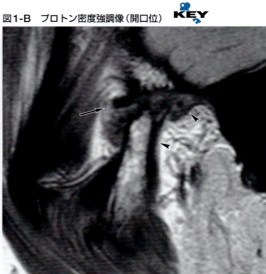

図1-C　T2強調像（閉口位）

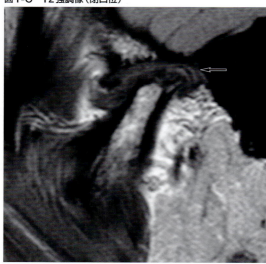

図1-D　プロトン密度強調冠状断像（閉口位）

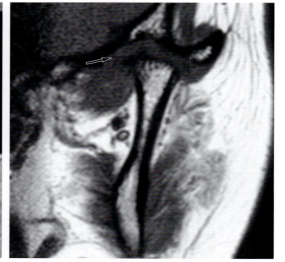

画像の読影

　プロトン密度強調像では，閉口時，関節円板は変形し，前方に転位しており（図1-A；→），開口時において下顎頭は関節結節を越えておらず，関節円板は復位していない（図1-B；→）．また，下顎頭に形態異常がみられ，著しい肉芽組織の増生と骨髄信号に異常がみられる（図1-B；▶）．T2強調像にて，上関節腔には点状のjoint effusionがみられる（図1-C；→）．関節円板の内側転位もみられる（図1-D；→）．

顎関節リウマチの一般的知識と画像所見

　顎関節リウマチは慢性，非化膿性，炎症性の疾患で，自己免疫に関連したものであるといわれている．25～35歳の女性に多く，臨床症状には全身倦怠感，発熱，貧血，体重減少，Sjögren症候群などがある．膝関節に好発し，両側性に生じる傾向があり，本症の患者の75%では顎関節の症状がみられるとされている．

　顎関節リウマチは関節滑膜の非特異的炎症を特徴とする自己免疫疾患であり，肉芽組織の増生（パンヌス）を主体とし，軟骨や骨の吸収，破壊により関節の変形を来す[1]．

　通常は手足から発生し，顎関節が罹患する頻度は2～86%とされている．初発が顎関節ということは非常に稀である[2]．

画像所見　検査はCTやMRIが有効であり，画像所見として下顎頭の骨吸収や平坦化，骨髄信号の異常がみられ，関節円板は正常な位置を示すことが多い．肉芽組織の増生，骨吸収，破壊による関節の著しい変形がみられる．

　また，近年，16歳以下で発症する原因不明の小児慢性関節炎とされていた若年性突発性関節炎が顎関節でも報告があり，画像所見は下顎頭の骨吸収や平坦化がみられるとされている[2]．

鑑別診断のポイント

　患者の顎関節リウマチの既往がポイントとなり，画像単独では変形性顎関節症との鑑別は困難な場合が多い．

　MRIにおいて下顎頭の変形，骨吸収，信号異常がみられる．T2強調像では信号の上昇がみられ，造影効果もみられる．また，著明なパンヌスがみられることが多い．単純X線写真では下顎頭，下顎窩や関節隆起内面の骨吸収，関節隙の狭小化がみられ，重症例では臼歯部の早期接触による前歯部の開口が生じる．

参　考　文　献

1) Westesson PL, Yamamoto M, Sano T, et al: Temporomandibular joint. *In* Som PM, Curtin HD (eds); Head and neck imaging, 4th ed. CV Mosby, St. Louis, p.995-1053, 2003.
2) Aridsson LZ, Smith HJ, Flatø B, et al: Temporomandibular joint findings in adults with long-standing juvenile idiopathic arthritis: CT and MR imaging assessment. Radiology 256: 191-200, 2010.

V. 顎関節

ピロリン酸カルシウム結晶沈着症（偽痛風）
pseudogout

島本博彰，村上秀明

症例 60代，女性．10年前より左耳前部の腫脹を自覚．他院で施行した頭部MRIにて左顎関節に腫瘤を認めたため，紹介受診．初診時，左耳前部の腫脹や開口時痛，関節雑音，開口障害は認めなかった．特記すべき既往歴はなかった．

図1-A　パノラマX線写真

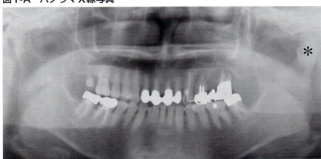

図1-B　開口P-A X線写真

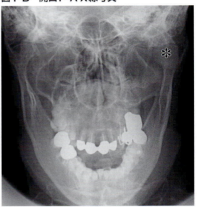

図1-C　T1強調像

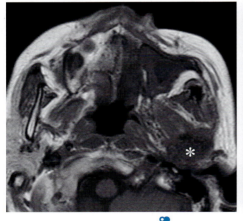

図1-D　脂肪抑制T2強調像

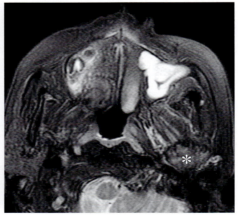

図1-E　脂肪抑制造影T1強調像

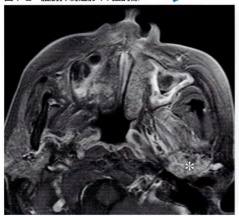

図1-F　脂肪抑制造影T1強調矢状断像

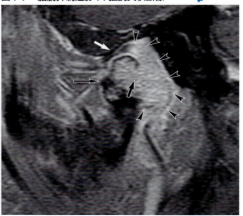

画像の読影

パノラマX線写真および開口P-A X線写真では，左側下顎頭のX線不透過性の亢進（図1-A，B；＊）を認める．

MRIでは，左側下顎頭にT1強調像で一部無信号領域を伴う低信号（図1-C；＊），T2強調像で一部無信号領域を伴う不均一な高信号（図1-D；＊），造影T1強調像で一部無信号領域を伴う不均一な造影効果（図1-E；＊）を示す25×15×20mm大の腫瘤を認める．

造影T1強調矢状断像では，下顎頭から後方および上方に病変が連続していることがわかる（図1-F；▶）．下顎頭後方の皮質骨は断裂（図1-F；→）し，下顎頭前面の変形性骨変化（図1-F；→）を認める．関節窩には明らかな骨変化は認めず（図1-F；⇨），関節円板の位置異常，上下関節腔の拡大も認めない．

ピロリン酸カルシウム結晶沈着症（偽痛風）の一般的知識と画像所見

偽痛風は，関節腔内あるいは関節周囲へのピロリン酸カルシウム二水和物結晶の沈着を伴う非感染性の関節炎である[1]．膝・手・股・肩・肘関節に好発し，顎関節では稀である[2]．通常は片側性に起こる[3]．

症状は関節の疼痛と腫脹で，痛風の尿酸結晶沈着と類似する急性症状を示すことがあるが，通常は痛風ほど重症でなく，無症状の場合もある[4]．結晶の沈着物が多くなればなるほど関節や軟骨が石灰化するため，運動障害を来す．性差はなく，70歳前後の高齢者に起こる．

原因は不明であるが，50歳以下では遺伝性疾患や代謝性疾患が原因となることがある．

治療は外科的切除であるが，コルチコステロイドの関節内注入，またはNSAIDs（non-steroidal anti-inflammatory drugs）の経口投与が急性症状の軽減に有効である[3]．コルヒチンの経口投与は急性症状を軽減し，症状発現の予防に効果的である[3]．

画像所見 単純X線写真で下顎頭周囲に多数の顆粒状のX線不透過像を認める．MRIではT1強調像にて低信号，T2強調像にて高信号で，内部に多数の塊状の無信号域が存在する．結晶沈着は関節内に留まらず，関節周囲組織にも及ぶ．下顎頭や関節窩の変形性骨変化や，著明な硬化性骨変化がみられ，その場合はCTが有用である．MRIでは軟組織の腫脹，周囲筋組織の浮腫がみられることがある．

鑑別診断のポイント

滑膜性軟骨腫症と類似するが，病変内の不透過像は滑膜性軟骨腫症より細かく，広範囲に分布する．また，滑膜性軟骨腫症の不透過像は辺縁部が皮質骨様になることがある．

骨棘が分離した変形性関節症や軟骨肉腫とも鑑別が必要であるが，肉腫では著明な骨破壊を生じることがあり，重要な鑑別点となる．

参考文献

1) Nakagawa Y, Ishibashi K, Kobayashi K, et al: Calcium pyrophosphate deposition disease in the temporomandibular joint: report of two cases. J Oral Maxillofac Surg 57: 1357-1363, 1999.
2) Aoyama S, Kino K, Amagasa T, et al: Differential diagnosis of calcium pyrophosphate dihydrate deposition of the temporomandibular joint. Br J Oral Maxillofac Surg 38: 550-553, 2000.
3) Perschbacher S: Temporomandibular joint abnormalities. In White SC, Pharoah MJ (eds); Oral radiology: principles and interpretation 7th ed. Elsevier, St. Louis, p.514-515, 2014.
4) Zweifel D, Ettlin D, Schuknecht B, et al: Tophaceuos calcium pyrophosphate dihydrate deposition disease of the temporomandibular joint: the preferential site? J Oral Maxillofac Surg 70: 60-67, 2012.

284　V. 顎関節

化膿性顎関節炎
suppurative arthritis of TMJ

金田 隆，平原尚久，村岡宏隆，澤田絵理

症例 60代，女性．顎関節部の疼痛，開口障害を主訴に来院．

図1-A　プロトン密度強調矢状断像
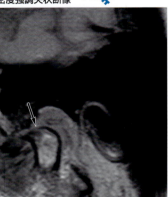

図1-B　T2強調矢状断像
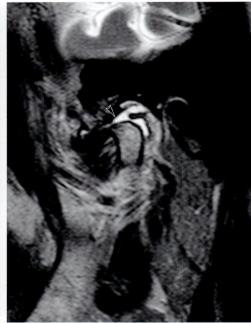

図1-C　STIR像
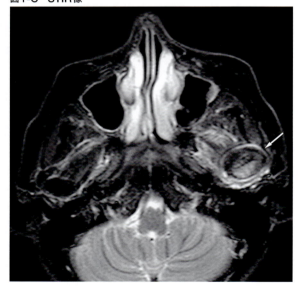

画像の読影

プロトン密度強調矢状断像では，下顎頭前縁部に骨棘形成がみられる（図1-A；→）．下顎頭皮質骨の連続性は消失しており，骨髄信号の異常もみられる．

T2強調矢状断像では，上下関節腔にjoint effusionがみられる（図1-B；▶）．

STIR像では，左下顎頭周囲にパンヌス形成もみられる（図1-C；⇨）．

化膿性顎関節炎の一般的知識と画像所見

化膿性顎関節炎は，ブドウ球菌，連鎖球菌，緑膿菌，放線菌，淋菌，結核菌などの細菌感染によって生じる．顎関節部あるいはその隣接部の化膿巣からの直接的な細菌感染による場合が多い．また，上記以外の部位の化膿巣からの血行性による細菌感染による場合もある．

一般に本病変は，はじめは滑膜炎として発生するが，その発症は近年の抗菌薬の普及によって著しく減少している．通常は片側性に起こり，顎関節部では発赤，腫脹，発熱，疼痛がみられ，顎運動は著しく制限される[1]．

組織学的には，滑膜にうっ血，水腫，白血球浸潤，膿瘍形成などがみられる．また，関節腔には漿液や膿汁の滲出が起こる．炎症が強くなると関節軟骨の変性，壊死，吸収が生じ，また，骨の亀裂，露出，吸収も認められ，関節表面に滑膜からのパンヌスの形成がみられる．

炎症が軽快すると，滑膜から肉芽組織の増殖が起こり，後に線維化して関節の線維性強直，さらには骨性強直が発生することもある．治療は，抗菌薬の投与，関節腔内の洗浄，切開排膿である．

画像所見 X線写真上，早期では変化はみられないが，病変が進むと滲出液や膿汁のために関節腔の拡大がみられるようになり，さらに病変が進行すると，下顎頭や下顎窩の表層は粗糙になり，下顎頭に骨多孔症が認められるようになる．

画像検査としてはMRIが有効で，下顎頭の骨棘形成や下顎頭皮質骨の連続性の消失，骨髄信号の異常などがみられる．また，関節腔にはjoint effusionもみられる．パンヌスがみられることもある．

鑑別診断のポイント

MRIにて，顎関節周囲の炎症によるjoint effusionが著明にみられる．また，一般臨床検査にて，白血球数の増加およびCRPの上昇がみられることもポイントとなる．

鑑別診断として，顎関節リウマチが挙げられる．

参考文献

1) Murakami K, Matsumoto K, Iizuka T: Suppurative arthritis of the temporomandibular joint: report of a case with special reference to arthroscopic observations. J Maxillofac Surg 12: 41-45, 1984.

286　V. 顎関節

滑膜性軟骨腫症
synovial chondromatosis of TMJ

金田　隆，平原尚久，村岡宏隆，澤田絵理

症例　50代，女性．顎関節部の疼痛，開口障害を主訴に来院．

図1-A　単純CT矢状断像（骨表示）

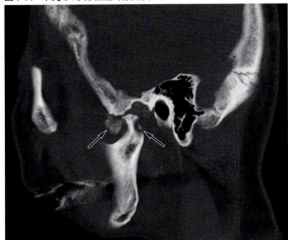

図1-B　単純CT像（骨表示）

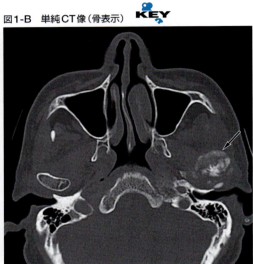

図1-C　プロトン密度強調矢状断像

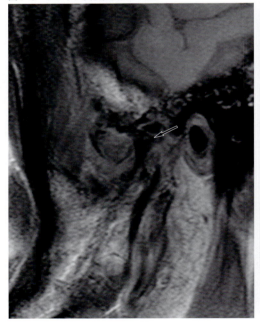

図1-D　T2強調矢状断像

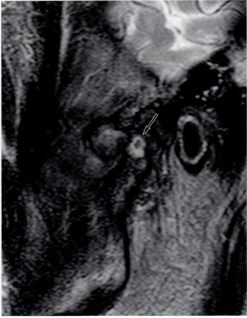

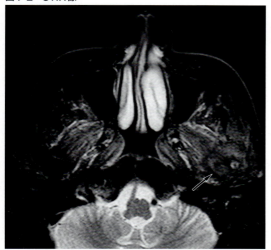

図1-E　STIR像

画像の読影

単純CTでは，左側下顎頭において著明な形態異常，および下顎頭周囲に高吸収域がみられる（図1-A, B；→）．

プロトン密度強調像とT2強調像では，左側下顎頭において，形態異常および内部不均一な信号領域がみられる（図1-C, D；→）．同部周囲において，STIR像で高信号もみられる（図1-E；→）．

滑膜性軟骨腫症の一般的知識と画像所見

滑膜性軟骨腫は，顎関節に生じる腫瘍および類似疾患の中で最も発生頻度の高い疾患であり，顎関節の滑膜内で形成された軟骨粒が関節腔内に放出され，貯留することから起きる．軟骨塊は，成熟するにつれて石灰化を示し，X線写真でも描出されるようになる．その多くは上関節腔に発生するが，下関節腔や両関節腔に発生することもある．臨床的には，顎関節症と同様の疼痛，関節雑音，機能障害に加え腫脹を伴う．中高年に好発する．

治療は滑膜を含めた摘出で，予後は良好である[1)2)]．

画像所見　画像検査はCTやMRIが有効であり，CTで下顎頭周囲に多数の顆粒状の高吸収域を認め，MRIのプロトン密度強調像にて顆粒状の低～高信号を認める．

鑑別診断のポイント

下顎頭周囲に塊状の石灰化物が観察されることが，画像診断のポイントである．

鑑別診断として，変形性顎関節症，下顎頭骨折が挙げられる．

参考文献

1) 金田　隆：顎関節．多田信平(監)，尾尻博也，酒井　修(編)；頭頸部のCT・MRI, 第2版．メディカル・サイエンス・インターナショナル, p.301, 2012.
2) Herzog S, Mafee M: Synovial chondromatosis of the TMJ: MR and CT findings. Am J Neuroradiol 11: 742-745, 1990.

288　V. 顎関節

骨軟骨腫
osteochondroma

金田 隆，平原尚久，村岡宏隆，澤田絵理

症例 60代，女性．開口障害および顎運動障害を主訴に来院．

図1-A　単純CT（骨表示）

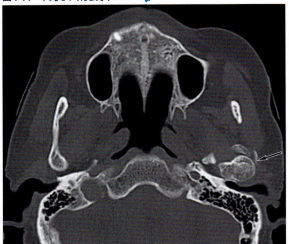

図1-B　単純CT矢状断像（骨表示）

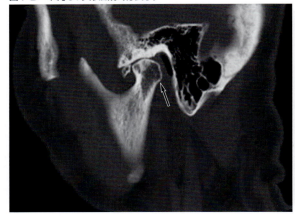

図1-C　単純CT冠状断像（骨表示）

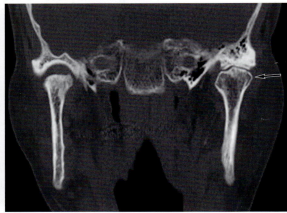

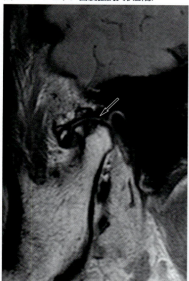
図1-D　プロトン密度強調矢状断像

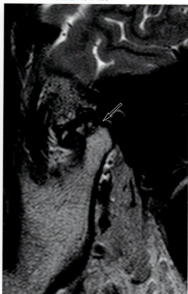
図1-E　T2強調矢状断像

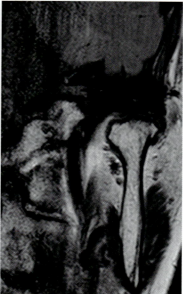
図1-F　プロトン密度強調冠状断像

画像の読影

単純CTでは，左側下顎頭において骨棘様の形態異常がみられる（図1-A～C：→）．左側下顎頭には肥大がみられ，下顎頭の大きさに左右差がみられる．

プロトン密度強調像とT2強調像では，左側下顎頭において骨棘様の形態異常がみられる（図1-D，E：→）．

骨軟骨腫の一般的知識と画像所見

骨軟骨腫は下顎頭が緩慢に増大し，内部に石灰化物を伴う下顎頭の良性腫瘍のひとつである．良性腫瘍としては，骨軟骨腫が圧倒的に多い．一般的に，下顎頭が分葉状に増大した状態として確認される[1)2)]．

治療は摘出で，再発率は低く，予後は良好である．

画像所見　画像検査はCTやMRIが有効であり，CTで内部に点状の高吸収域を含む増大した下顎頭を認め，MRIではT1強調像で低～中信号，T2強調像で軟骨基質を反映して高信号を呈する点が特徴である．

鑑別診断のポイント

下顎頭の形態および増大が画像診断のポイントである．
鑑別診断として，変形性顎関節症，軟骨肉腫が挙げられる．

参考文献

1) 金田　隆：顎関節．多田信平(監)，尾尻博也，酒井　修(編)：頭頸部のCT・MRI，第2版．メディカル・サイエンス・インターナショナル，p.301，2012．
2) Neelam NA, Trupti MG, Prathmesh K et al: Osteochondroma of the mandibular condyle-report of an atypical case and the importance of computed tomography. J Oral Bio Craniofacial Res 4: 208-213, 2014.

顎関節症 Ⅲa型（復位あり）
temporomandibular joint disorders, type IIIa

金田 隆，平原尚久，村岡宏隆，澤田絵理

症例 60代，女性．開口時に右側顎関節部の顎関節音を主訴に来院．

図1-A　プロトン密度強調修正矢状断像（閉口位）

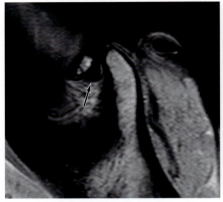

図1-B　プロトン密度強調修正矢状断像（開口位）

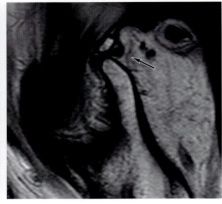

図1-C　T2強調修正矢状断像（閉口位）

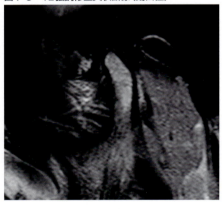

画像の読影

左側：閉口時，関節円板は変形し前方に転位している（図1-A；→）．開口時，関節円板は復位している（図1-B；→）．関節腔にjoint effusionはみられない．

顎関節症 Ⅲa型（復位あり）の一般的知識と画像所見

関節円板後方肥厚部が下顎頭の前内方に転位し，後部組織が伸展した状態である．このような関節円板の転位に伴う変化としては，滑膜細胞の一部消失，滑膜組織の変性，円板後部組織における血管壁の肥厚，弾性線維の断裂や変性，膠原線維の変性，転位した円板後方肥厚部における膠原線維の変性や軟骨細胞化生などがみられる[1)2)]．

画像所見

- 開閉時のMRI検査が有用である．
- MRIまたは顎関節腔造影の検査が必要である．
- 閉口時に関節円板は前方転位している．
- 開口時に関節円板は復位（正常位置）している．
- 顎関節造影は円板穿孔の検査に有用である．

顎関節症 Ⅲb 型（復位なし）

temporomandibular joint disorders, type IIIb

金田 隆，平原尚久，村岡宏隆，澤田絵理

症例 60代，女性．開閉口時の開口障害を主訴に来院．

図1-A　プロトン密度強調修正矢状断像（閉口位）

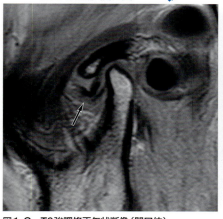

図1-B　プロトン密度強調修正矢状断像（開口位）

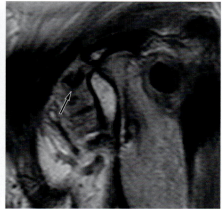

図1-C　T2強調修正矢状断像（閉口位）

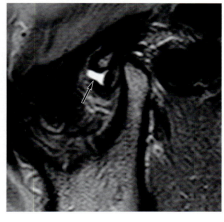

画像の読影

左側：閉口時，関節円板は変形し前方に転位している（図1-A, C；→）．開口時，関節円板は復位していない（図1-B；→）．上関節腔に joint effusion がみられる．

顎関節症 Ⅲb 型（復位なし）の一般的知識と画像所見

関節円板の前方転位が進み，厚い円板後方肥厚部が下顎頭の前下方に位置するようになったために，下顎頭の前方移動を機械的に障害し，開口障害を来すようになったものである．このような状態が継続すると，上関節腔あるいは下関節腔において，一部関節円板と下顎頭ないし関節結節との癒着が生じ，それらの部位からの血管の侵入に伴う軟骨組織の増生や，時に軟骨性骨化による骨増生，いわゆる変形性顎関節症の所見を呈する[1)2)]．

画像所見
- 開閉時のMRI検査が有用である．
- MRIまたは顎関節造影の検査が必要である．
- 閉口時に関節円板は前方転位している．
- 開口時に関節円板は復位しない（前方位のままである）．

顎関節症 Ⅳ型（変形性顎関節症）
temporomandibular joint disorders, type IV
osteoarthrosis/osteoarthritis of the temporomandibular joint

金田　隆，平原尚久，村岡宏隆，澤田絵理

症例 60代，女性．両側顎関節部の開口時の痛みを主訴に来院．

図1　プロトン密度強調修正矢状断像
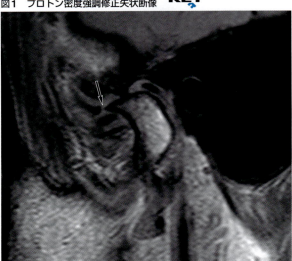

画像の読影

左側下顎頭に骨棘形成を認める（図1；→）．

顎関節症 Ⅳ型（変形性顎関節症）の一般的知識と画像所見

顎関節の慢性疾患で，関節突起の軟骨層に始まる進行性退行性変化と不完全な再生増殖によって，関節の構造の破壊と変形を基本的な変化とする病変である．病変が進行すると，軟骨層が消失するとともに，その下層の骨が露出し，さらに骨破壊や骨棘形成を来すようになる[1)2)]．

画像所見

- 下顎頭の骨変化（骨棘形成；osteophyte，皮質骨の希薄化と不規則性；erosion など）が認められる．
- 関節結節の平坦化，関節結節から下顎窩にかけての表面不整や骨硬化などがみられることが多い．
- 著しい骨変化の時は，関節円板や後部結合組織の穿孔がみられることが多い（顎関節腔造影が有効）．

顎関節症（関節円板の外側転位 / 内側転位）

temporomandibular joint disorders, dislocated articular disk　　　金田　隆, 平原尚久, 村岡宏隆, 澤田絵理

症例1 20代，女性．開口時の右側顎関節の痛みを主訴に来院．関節円板の外側転位．

症例2 10代後半，女性．開口時の右側顎関節の違和感を主訴に来院．関節円板の内側転位．

図1　プロトン密度強調修正冠状断像（閉口位，右側顎関節）

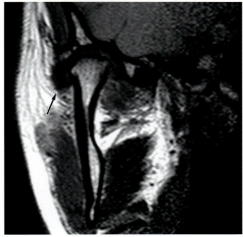

図2　プロトン密度強調修正冠状断像（閉口位，右側顎関節）

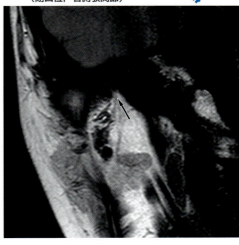

画像の読影

【症例1：関節円板の外側転位】　冠状断像にて，閉口時に右側の関節円板は外側に位置している（図1；→）．

【症例2：関節円板の内側転位】　冠状断像にて，閉口時に右側の関節円板は内側に位置している（図2；→）．

顎関節症（関節円板の外側転位 / 内側転位）の一般的知識と画像所見

1）関節円板の外側転位

画像所見
- 開閉時のMRI検査が有用である．
- MRIまたは顎関節造影の検査の必要がある．
- 関節円板は，閉口時に正常位置から側方（外側）に転位している．

2）関節円板の内側転位

画像所見
- 開閉時のMRI検査が有用である．
- MRIまたは顎関節造影の検査の必要がある．
- 関節円板は，閉口時に正常位置から側方（内側）に転位している．

参考文献

1) Westesson PL, Yamamoto M, Sano T, et al: Temporomandibular joint. *In* Som PM, Curtin HD (eds); Head and neck imaging, 4th ed. CV Mosby, St. Louis, p.995-1053, 2003.
2) Aridsson LZ, Smith HJ, Flatø B, et al: Temporomandibular joint findings in adults with long-standing juvenile idiopathic arthritis: CT and MR imaging assessment. Radiology 256: 191-200, 2010.

VI

頸部

総論 頸部リンパ節の解剖と分類

山村定弘
菅原丈志

▶頸部リンパ節の分類

わが国では，日本頭頸部癌学会編の『頭頸部癌取扱い規約』による分類[1]とAJCC（American Joint Committee on Cancer）のレベルシステムによる分類[2]，日本癌治療学会編の『日本癌治療学会リンパ節規約』[3]などが用いられることが多い．いずれも解剖学者Rouviereの分類が基となっている．

『頭頸部癌取扱い規約』による分類（図1）[1]は，耳鼻咽喉科を中心に長年にわたって用いられており，各リンパ節は頭頸部癌の所属リンパ節として定義されている．

レベルシステムによる分類は，Somらによって紹介された分類で，部位によりレベルⅠ〜Ⅶに分類される（図2）[2]．画像を基にしているため再現性が高く，頸部リンパ節郭清術や放射線治療の計画にも用いられている．

本項では，『頭頸部癌取扱い規約』による分類と，レベルシステムによる分類を中心に解説する．レベルシステムと『頭頸部癌取扱い規約』の対比は表のようになっている．いずれの分類でも取り扱われていないリンパ節として，後頭リンパ節，乳突部リンパ節，顔面リンパ節，舌あるいは舌下リンパ節があるが，画像診断上は問題となることが少なく，本項では省略する．

A 浅頸リンパ節群

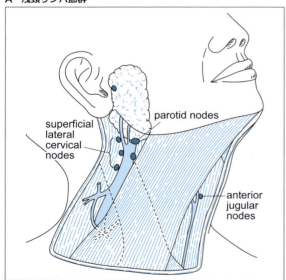

B 頸部リンパ節区分（浅頸リンパ節を除く）

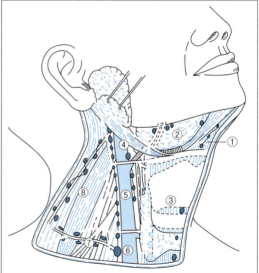

図1 『頭頸部癌取扱い規約』による分類 （文献1より転載）

B：頸部リンパ節区分（浅頸リンパ節を除く）
オトガイ下リンパ節……………………………………………………………①
顎下リンパ節……………………………………………………………………②
前頸部リンパ節（前頸静脈・咽頭前・甲状腺前・気管前・気管傍）……③
側頸リンパ節────内深頸リンパ節────上内深頸リンパ節……………④
　　　　　　　　　　　　　　　　　　　中内深頸リンパ節……………⑤
　　　　　　　　　　　　　　　　　　　下内深頸リンパ節……………⑥
　　　　　　　　外深頸リンパ節────鎖骨上窩リンパ節……………⑦
　　　　　　　　　　　　　　　　　　副神経リンパ節………………⑧

▶ レベルシステムによる分類（図2，表）

本分類は画像を基にした分類であり，再現性が高く，頸部リンパ節郭清術や放射線治療の計画において有用である．

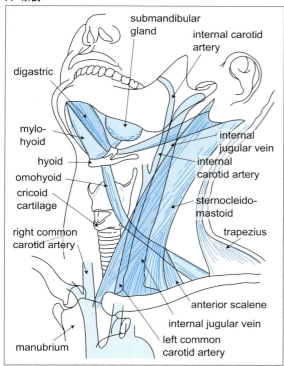 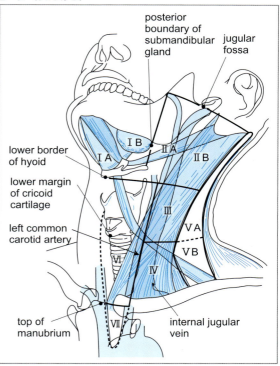

図2 レベルシステムによる分類（文献2）より一部改変して転載）
図2-Bのリンパ節については下表参照．

表 レベルシステムと『頭頸部癌取扱い規約』の比較

レベルシステム	頭頸部癌取扱い規約による分類	
Level Ⅰ	ⅠA オトガイ下リンパ節	ⅠB 顎下リンパ節
Level Ⅱ	ⅡA 上内深頸リンパ節	ⅡB 最上部レベルの副神経リンパ節
Level Ⅲ	中内深頸リンパ節	
Level Ⅳ	下内深頸リンパ節	
Level Ⅴ	ⅤA 上部レベルの副神経リンパ節	ⅤB 下部レベルの副神経リンパ節
Level Ⅵ	前頸部リンパ節（前頸静脈リンパ節，その他のリンパ節）	
Level Ⅶ	上縦隔リンパ節*	
対応なし	浅頸部リンパ節，耳下腺リンパ節，咽頭周囲リンパ節，咽頭後リンパ節，鎖骨上窩リンパ節	

*上縦隔リンパ節は，『頭頸部癌取扱い規約』では所属リンパ節に含まれない．

1. Level I（図3）

舌骨より上部で顎舌骨筋より下部に位置し，顎下腺後縁より前方にあるリンパ節．

1）I A　オトガイ下リンパ節：両側顎二腹筋前腹の間にあるリンパ節（図3-A）．
2）I B　顎下リンパ節：両側顎二腹筋前腹内側縁より外側のリンパ節（図3-B）．

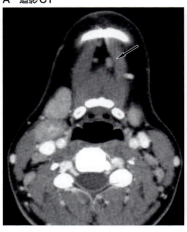
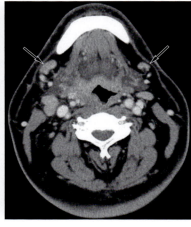

図3　A：10代，女性　咽頭炎
B：40代，男性　右扁桃周囲炎
A：オトガイ舌骨筋内側にオトガイ下リンパ節を認める（→）．
B：顎下腺外側に顎下リンパ節を認める（→）．

2. Level II（図4）

頭蓋底の頸静脈窩から舌骨体部下縁の高さで，顎下腺後縁より後方，胸鎖乳突筋後縁より前方にあるリンパ節．ただし，内頸動脈の内側で頭蓋骨から2cm以内にあるリンパ節は咽頭後リンパ節とする．

1）II A　上内深頸リンパ節：内頸静脈の前方，内側，外側または内頸静脈に接して後方にあるリンパ節（図4-A）．
2）II B　最上部レベルの副神経リンパ節：内頸静脈より後方にあり，内頸静脈との間に脂肪組織を介するリンパ節（図4-B）．

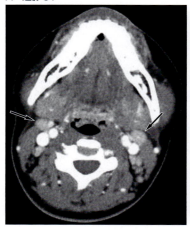
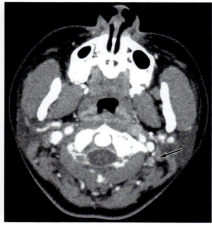

図4　10代，女性　扁桃腺炎
A：頸動脈と外頸動脈分岐部の腹側に上内深頸リンパ節を認める（→）．
B：環椎レベルの副神経リンパ節を認める（→）．

3. LevelⅢ 中内深頸リンパ節（図5）

舌骨体部下縁から輪状軟骨下縁の高さで，胸鎖乳突筋後縁より前方にあるリンパ節．

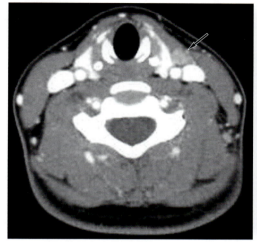
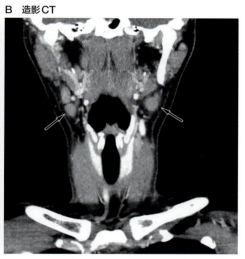

図5 30代，女性　急性咽頭炎
左甲状腺外側（A），顎下腺の尾側（B）に中内深頸リンパ節を認める（→）．

4. LevelⅣ 下内深頸リンパ節（図6）

輪状軟骨下縁から鎖骨の高さで，胸鎖乳突筋後縁と前斜角筋後外側縁を結ぶ線より前方，総頸動脈より外側にあるリンパ節．

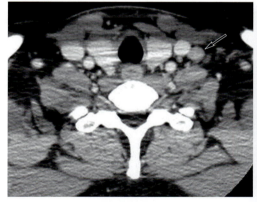
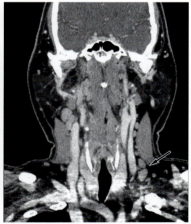

図6 40代，男性　扁桃周囲炎
左総頸動脈外側，胸鎖乳突筋背側に下内深頸リンパ節を認める（→）．

5. Level V（図7）

頭蓋骨から鎖骨上縁の高さで，胸鎖乳突筋後縁および胸鎖乳突筋後縁と前斜角筋を結ぶ線より後方，僧帽筋前縁より前方にあるリンパ節．

1) VA 上部レベルの副神経リンパ節：頭蓋底から輪状軟骨下縁の高さのリンパ節（図7）．
2) VB 下部レベルの副神経リンパ節：輪状軟骨下縁から鎖骨上縁の高さのリンパ節．

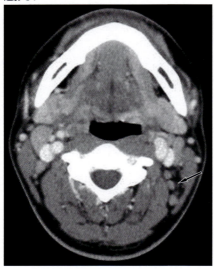

造影CT

図7　30代，男性　溶連菌感染
左総頸動脈・内頸静脈の背側，胸鎖乳突筋の内側に上部レベルの副神経リンパ節を認める（→）．

6. Level VI　前頸部リンパ節（図8）

舌骨体部下縁から胸骨柄上縁の高さで，両側総頸・内頸動脈の間にあるリンパ節．

1) 前頸静脈リンパ節：前頸静脈に沿って存在するリンパ節（図8）．
2) その他のリンパ節：咽頭前リンパ節，甲状腺前リンパ節，気管前リンパ節，気管傍リンパ節，咽頭周囲リンパ節に分類される．

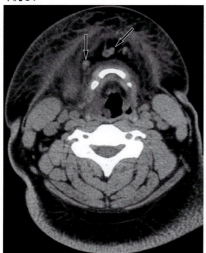

単純CT

図8　10代，男性　右耳下腺炎
舌骨下縁腹側の皮下組織に前頸部リンパ節を認める（→）．

7. Level Ⅶ　上縦隔リンパ節
　　胸骨柄上縁から腕頭静脈の高さで，両側総頸動脈の間にあるリンパ節．

8. 対応なし
1) **浅頸部リンパ節**：耳下腺下部から外頸静脈に沿って位置するリンパ節．
2) **耳下腺リンパ節**：耳下腺間隙に存在するリンパ節．耳介前リンパ節，耳下リンパ節，耳下腺内リンパ節に分類される．
3) **咽頭周囲リンパ節**：咽頭後リンパ節と咽頭傍リンパ節を含むリンパ節．
4) **鎖骨上窩リンパ節**：鎖骨に沿って位置するリンパ節．鎖骨の高さ，または下方で両側総頸動脈より外側，肋骨より上内側に位置するリンパ節．
5) **咽頭後リンパ節**：内頸動脈より内側で，頭蓋底から2cm以内の高さに位置するリンパ節（図9）．内側と外側に分けられる．
　● 外側咽頭後リンパ節：咽頭後間隙内で内頸動脈と頸長筋の間，もしくは前方に位置する．いわゆるRouviereリンパ節．上咽頭，中咽頭からのリンパ節の流れを受けるため，上咽頭癌のリンパ節転移で重要である．この部分は肉眼的観察が難しい場合があり，画像診断が重要となる．
　● 内側咽頭後リンパ節：咽頭後間隙内で，頸長筋の前面で，咽頭後壁背側ほど正中に位置する．

造影T1強調像

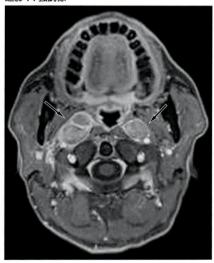

図9　40代，男性　上咽頭癌
上咽頭レベルの両側咽頭後リンパ節腫大を認める（→）．

参考文献
1) 日本頭頸部癌学会（編）；II 解剖学的事項．頭頸部癌取扱い規約，第5版．金原出版，2012．
2) Som PM, Curtin HD, Mancuso AA: Imaging-based nodal classification for evaluation of neck metastatic adenopathy. AJR 174: 837-844, 2000.
3) 日本癌治療学会（編）；日本癌治療学会リンパ節規約．金原出版，2002．

VI. 頸部

頸部リンパ節疾患　悪性腫瘍の頸部リンパ節転移
cervical lymph node metastasis of malignant tumor

菊池拓紀, 菅原丈志

症例1　60代，男性．左頸部の腫脹，痛みを主訴に受診．

図1-A　T1強調像
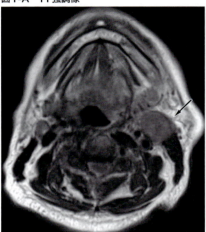

図1-B　脂肪抑制T2強調像
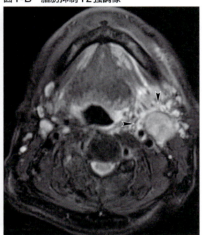

図1-C　造影T1強調像
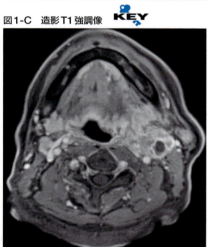

症例2　60代，男性．右頸部の腫脹に気づき，来院．

図2-A　T1強調像
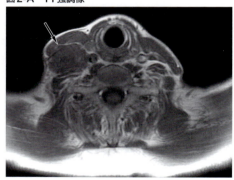

図2-B　T2強調像
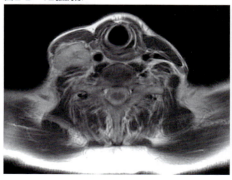

図2-C　造影T1強調像
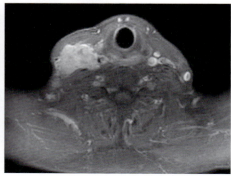

画像の読影

【症例1:左中咽頭癌のリンパ節転移】 T1強調像で左上内深頸リンパ節に腫大を認める(図1-A;→).T1強調像(図1-A)で等信号,脂肪抑制T2強調像(図1-B)で高信号,造影T1強調像(図1-C)で不均一に増強される.一部に不染域を認め,壊死が疑われる.周囲にT2強調像で高信号域があり(図1-B;▶),浮腫や浸潤も疑われる.左中咽頭癌のリンパ節転移であった.

【症例2:下咽頭癌のリンパ節転移】 T1強調像で右下内深頸リンパ節に腫大を認める(図2-A;→).T1強調像(図2-A)で等信号,T2強調像(図2-B)で高信号,造影T1強調像(図2-C)でやや不均一に増強される.下咽頭癌のリンパ節転移であった.

悪性腫瘍の頸部リンパ節転移の一般的知識と画像所見

頭頸部癌は頸部リンパ節転移の頻度が多く,病期分類や治療方針を決定する上で重要である.リンパ節転移による頸部腫瘤が初発症状となる場合もある.片側もあるが,両側に多発することも多い.

頸部のリンパ節転移の診断において,上内深頸リンパ節(Level IIA)や顎下リンパ節(Level IB)では長径15mm,その他の部位では長径10mm以上ならリンパ節転移を疑う[1].その他には,楕円形よりも球形に近いほど,リンパ節転移を疑う.

画像所見 比較的特異的な所見は,造影で不染域としてみられる壊死の存在である[1].

超音波検査では球形の低エコー腫瘤で,リンパ門の消失や壊死部分の不均一な無~低エコー域が,転移リンパ節を疑う所見である.特に頭頸部領域では扁平上皮癌が多く,壊死を伴う頻度が高いとされている.

CTでは等吸収,MRIではT1強調像で等信号,T2強調像で軽度高信号であり,造影で壊死を伴った場合はリング状増強効果を示す.

ただし,結核性リンパ節炎,化膿性リンパ節炎,猫ひっかき病,組織球性壊死性リンパ節炎(菊池病)などでも同様の所見を認めることがあるため,注意が必要である.したがって,臨床所見や経過,画像所見(超音波検査,CT,MRI,FDG-PET),生検などと併せた総合的な判断が必要になる.口腔扁平上皮癌のリンパ節転移に関するCT・MRI,PET,PET+CT・MRIの対比では,感度がそれぞれ52.6%,74.7%,77.9%,特異度は94.5%,93.0%,94.5%である[2].

なお,輪郭が不整でshaggy marginを伴うリンパ節転移では,節外浸潤(被膜外浸潤)が疑われ,再発の頻度が高く,予後不良である[3].

鑑別診断のポイント

内部に壊死を伴った頸部リンパ節腫大は,リンパ節転移の可能性が高い.頭頸部癌の多くは扁平上皮癌なので,その傾向が強い.

参考文献

1) Sakai O, Curtin HD, Romo LV, et al: Lymph node pathology. Benign proliferative, lymphoma, and metastatic disease. Radiol Clin North Am 38: 979-998, 2000.
2) Ng SH, Yen TC, Liao CT, et al: 18F-FDG PET and CT/MRI in oral cavity squamous cell carcinoma: a prospective study of 124 patients with histologic correlation. J Nucl Med 46: 1136-1143, 2005.
3) Kimura Y, Sumi M, Sakihama N, et al: MR imaging criteria for the prediction of extranodal spread of metastatic cancer in the neck. AJNR 29: 1355-1359, 2008.

頸部リンパ節疾患　頸部郭清術野外へのリンパ節転移

lymph node metastasis out of the neck dissection field

永田将士，中山秀樹

症例1 50代，男性．左舌縁部に疼痛を伴う内向性の腫瘤を認める．

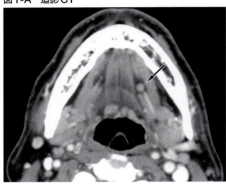

図1-A　造影CT

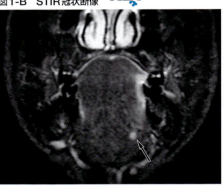

図1-B　STIR冠状断像

症例2 60代，男性．右側頬粘膜扁平上皮癌（cT3N2bM0）に対し，頬粘膜腫瘍切除・下顎右側辺縁切除・前腕皮弁再建術・根治的頸部郭清術変法術後．

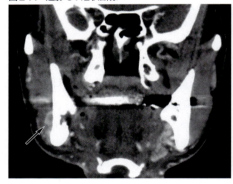

図2-A　造影CT冠状断像

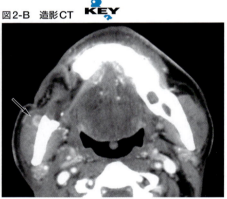

図2-B　造影CT

症例3 40代，男性．上顎左側～軟口蓋に広がる粘表皮癌に対し，上顎部分切除・根治的左頸部郭清術変法術後．

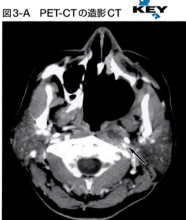

図3-A　PET-CTの造影CT

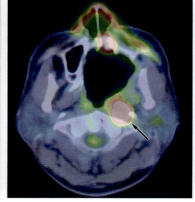

図3-B　PET-CT

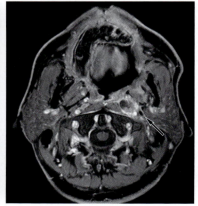

図3-C　T1強調像

画像の読影

【症例1】 造影CTおよびSTIR像にて，左舌縁部に内向性の腫瘍（図1-A，B；→）と，左オトガイ舌筋外側に円形で8mm大のリンパ節を認める．

【症例2】 造影CTにて，右下顎枝に隣接して，内部に低吸収と辺縁の増強効果を認めるリンパ節を認める（図2-A，B；→）．

【症例3】 PET-CTにて，上顎骨左側の欠損および咽頭後壁左側方に長径20mm強で内部に低吸収域を認める（図3-A，B；→）．T1強調像でリンパ節と周囲脂肪の増強効果を認める（図3-C；→）．

頸部郭清術野外へのリンパ節転移の一般的知識と画像所見

舌リンパ節は，Rouviereのリンパ節分類では舌下リンパ節と記されており，オトガイ舌筋外側表面上に位置するものを外側舌下リンパ節，舌正中，左右オトガイ舌筋の間に位置するものを内側舌下リンパ節としている．輸入リンパ管領域は舌であり，上内頸静脈リンパ節へのリンパ経路の介在リンパ節と考えられ，頸部リンパ節転移との合併率が高いとされている[1]．

下顎リンパ節は顔面リンパ節のひとつとされており，通常小さく，しばしば欠損する．下顎骨体部外側面の表層で，咬筋前方で頬筋の下顎骨付着部の表面に接して，前顔面静脈前方に位置するリンパ節である．顎下リンパ節とは深頸筋膜浅葉にて区別される．鼻前庭や口唇の他に，上顎歯肉や頬粘膜に生じた悪性腫瘍からの転移を認めるとされている[2]．

この2つのリンパ節に関しては，頸部郭清術後の再発リンパ節腫大として経験することが多い．

Rouviereリンパ節は外側咽頭後リンパ節とも呼ばれ，咽頭後壁側方近傍で，前方の頬咽頭筋膜と後方の椎前筋膜で挟まれる咽頭後間隙内の外側に位置する．輸入リンパ管領域は主に中咽頭や副鼻腔，軟・硬口蓋であるが，上顎臼歯部や頬粘膜の悪性腫瘍からの転移も報告されている．CTの診断基準は長径10mm以上または短径5mm以上，もしくは大きさにかかわらずrim enhancementや内部に壊死を伴う場合である[3]．

鑑別診断のポイント

どのリンパ節においても，触診や超音波検査では評価することが困難であり，CTやMRIおよびFDG-PETなどの画像診断が非常に重要である．径にかかわらず左右差が生じている場合は，注意が必要である．わずかなサイズの変化であっても，FDG-PETなどにより活動性を確認し，早期発見に努める必要がある．

> **NOTE**
>
> **リンパ流の変異**
>
> リンパ経路は，原発巣や頸部郭清術後に変化することを忘れてはならない．通常では，リンパ流の連続性がない部位であっても，転移が生じた報告を認めている[4]．

参考文献

1) 星名由紀子, 林 孝文, 新垣 晋・他: 舌癌症例における口底部の介在リンパ節転移の画像診断学的検討. 日口腔腫瘍会誌 22: 25-36, 2010.
2) 木村幸紀, 花澤智美, 岡野友宏: 頬リンパ節転移・下顎リンパ節転移症例の検討. 歯放線 39: 208-217, 2000.
3) Som PM, Margaret SB: Lymph nodes. *In* Som PM, Curtin HD (eds); Head and neck imaging, vol.2, 4th ed. Mosby, St. Louis, p.1865-1934, 2003.
4) 遊佐和之, 山ノ内秀之, 北畠健一朗・他: 外側咽頭後リンパ節転移に対し同時化学放射線療法が著効した舌扁平上皮癌の1例. 日口腔腫瘍会誌 28: 21-25, 2016.

306　Ⅵ．頸部

頸部リンパ節疾患　切断神経腫
amputation neuroma

永田将士，中山秀樹

症例1　30代，男性．右側舌扁平上皮癌に対して，右舌半側切除，右根治的頸部郭清術変法（副神経温存・内頸静脈温存），腹直筋皮弁再建術術後．

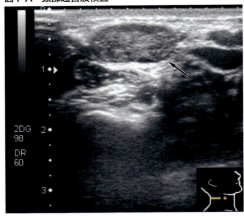

図1-A　頸部超音波検査

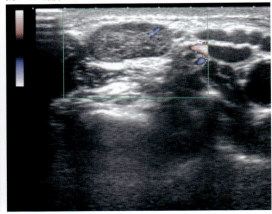

図1-B　頸部カラードプラ

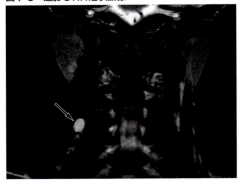

図1-C　造影STIR冠状断像

症例2　50代，女性．右側舌扁平上皮癌（cT3N1M0）に対して，左舌半側切除，前腕皮弁再建，左側根治的頸部郭清術変法（副神経温存・内頸静脈温存）術後．

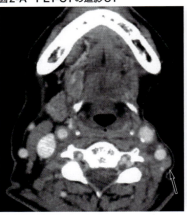

図2-A　PET-CTの造影CT

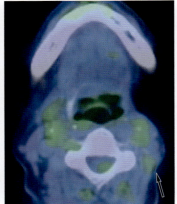

図2-B　PET-CT

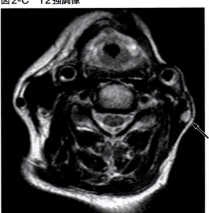

図2-C　T2強調像

画像の読影

【症例1】 頸部超音波検査にて結節の形態は扁平であり（図1-A；→），明らかなリンパ門は確認できない．内部エコーは均一である．カラードプラ（図1-B）にて異常血流信号は認められない．STIR像ではやや増強効果を認めている（図1-C；→）．嚢胞性ではなく増強効果は認めない．

【症例2】 PET-CTでは腫瘍の造影効果は乏しく（図2-A, B；→），内部壊死やrim enhancementは認められず，SUV_{max} 2.0→2.1と有意な異常集積は認めない．MRIではT2強調像にて著明な高信号である（図2-C；→）．

切断神経腫の一般的知識と画像所見

切断神経腫は，外傷性神経腫（traumatic neuroma）とも呼ばれるように，外傷や外科手術によって末梢神経が切断された後に発生する神経線維の腫瘍状の過剰再生であり，真の腫瘍ではない．抜歯後の顎骨内に認めることも多い．孤立した結節であり2cm未満のものが多く，感覚神経の神経束から発生することが多いとされている[1]．

Rasmussenは本疾患の特徴として，
① 疼痛が外科的処置と関連して発現すること，
② 疼痛は神経原性の特徴として刺すような灼熱性の非典型的神経痛症状または知覚麻痺性であること，
③ 腫瘍局所を圧迫すると疼痛が増悪すること，
④ 局所麻酔薬の有痛域への使用により疼痛が消失すること，
の4項目を挙げている[2]．

組織学的には，軸索，Schwann細胞，神経周囲線維芽細胞などの全成分をもった神経線維束と瘢痕組織から構成される．腫瘍の摘出が，神経の切除や神経ブロックよりも推奨される[3]．

画像所見 本症の特徴として，MRIについてAbreuらは，T1強調像にて筋肉と似た信号強度である中等度の信号，T2強調像では中等度〜高信号の信号域を呈すると報告している[4]．造影CTや造影MRIでも増強効果に乏しい．PET-CTではSUVは低値であり，活動性は認められない．超音波検査ではリンパ門が認められず，血流が乏しいか，わずかな異常血流を認めるのみである．

鑑別診断のポイント

臨床的には神経線維腫や粘膜神経腫との鑑別に加えて，原発不明癌のリンパ節転移や，頭頸部癌の頸部リンパ節転移との鑑別が重要となる．鑑別のポイントとして，CTやMRIの増強パターンにてrim enhancementなどは認められず内部均一であることや，形態が扁平であること，リンパ節転移の所見として同一リンパ流出経路に位置する3個以上のリンパ節融合があるのに対し，切断神経腫の多くは孤立性であることが挙げられる．

参考文献

1) Foltán R, Klíma K, Spacková J, et al: Mechanism of traumatic neuroma development. Med Hypotheses 71: 572-576, 2008.
2) Rasmussen OC: Painful traumatic neuromas in the oral cavity. Oral Surg Oral Med Oral Pathol 49: 191-195, 1980.
3) Kallal RH, Ritto G, Almeida LE, et al: Traumatic neuroma following sagittal split osteotomy of the mandible. Int J Oral Maxillofac Surg 36: 453-454, 2007.
4) Abreu E, Aubert S, Wavreille G, et al: Peripheral tumor and tumor-like neurogenic lesions. Eur J Radiol 82: 38-50, 2013.

308　Ⅵ．頸部

頸部リンパ節疾患　悪性リンパ腫
malignant lymphoma

菊池拓紀，菅原丈志

症例1　60代，男性．右頸部の腫脹に気づき，来院．

図1-A　T2強調像

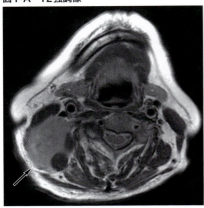

図1-B　拡散強調像

図1-C　造影T1強調冠状断像

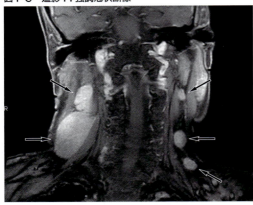

症例2　60代，男性．右頸部の腫脹に気づき，来院．

図2-A　造影CT

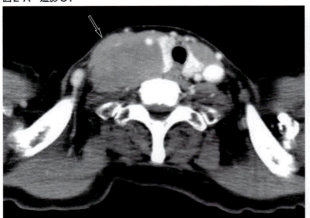

図2-B　頸部超音波検査（ドプラ法）

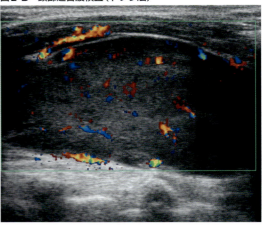

画像の読影

【症例1】 右上内深頸領域にT2強調像で高信号（図1-A；→），拡散強調像で著明な高信号（図1-B；→）を呈する腫瘤を認める．その他にも，両側頸部に同様の性状の腫瘤を複数認める（図1-C；→）．diffuse large B cell lymphoma（DLBCL）であった．

【症例2】 右頸部に造影CTにて淡く均一に造影される腫瘤を認める（図2-A；→）．内部に壊死はみられない．気管を左側に圧排している．超音波検査では境界明瞭でやや不均一な低エコー腫瘤として描出され，ドプラ法（図2-B）で血流を軽度認める．DLBCLであった．

悪性リンパ腫の一般的知識と画像所見

悪性リンパ腫はHodgkinリンパ腫（Hodgkin's lymphoma），非Hodgkinリンパ腫（non Hodgkin's lymphoma）に大別され，90％以上が非Hodgkinリンパ腫である．頭頸部では，Waldeyer扁桃輪からの発生が60〜70％と最も多く，頸部リンパ節は5〜15％である．頸部リンパ節腫脹，咽頭痛，咽頭部違和感，鼻閉など様々な症状を呈する．

病期分類は従来Ann Arbor分類が使用されてきたが，最近の画像診断の進歩などによりCotswold分類が提唱されている（表）[1]．Ⅰ期，Ⅱ期，Ⅳ期はAnn Arbor分類とCotswold分類に違いはないが，Ⅲ期はCotswold分類の方がより細かい基準になっている．

表　悪性リンパ腫のCotswold病期分類

Ⅰ期	1か所のリンパ節領域または節外性部位に腫れがある．
Ⅱ期	2か所以上の腫れがあるが，その範囲が横隔膜より上または下だけ．
Ⅲa期	横隔膜の上下の両方に腫れがある．脾門部，腹腔，門脈リンパ節または脾臓への浸潤がある．
Ⅲb期	横隔膜の上下の両方に腫れがある．傍大動脈，腸骨，腸間膜リンパ節への浸潤がある．
Ⅳ期	1つ以上のリンパ節外臓器に悪性リンパ腫の細胞が浸潤している．

（文献1）を元に作成）

画像所見　悪性リンパ腫は転移リンパ節と比べて，既存の構造を保ちながら進展する傾向にあり，脈管の貫通像がみられることもある．単純CTでは筋肉と同等の低吸収を示し，MRIではT1強調像で筋肉より軽度低信号，T2強調像では均一な軽度高信号，拡散強調像で均一で強い高信号を示すことが多い．造影では均一で淡い増強効果を示し，内部に壊死を伴うことは少ない．FDG-PETでは集積亢進を示し，検出能は70〜100％と高く，病期診断に有用である[2]．

鑑別診断のポイント

サイズの大きいリンパ節腫大で，壊死を認めず内部性状が均一な場合には，悪性リンパ腫を疑う．拡散強調像では著明な高信号を示し，見かけの拡散係数（ADC値）は，正常リンパ節や扁平上皮癌などのリンパ節転移より低く，鑑別の一助となる[3]．

参考文献

1) Lister TA, Crowther D, Sutcliffe SB, et al: Report of a committee convened to discuss the evaluation and staging of patients with Hodgkin's disease: Cotswolds meeting. J Clin Oncol 7: 1630-1636, 1989.
2) 佐々木雅之，古賀博文，阿部光一郎・他：悪性リンパ腫におけるPET診断の位置づけ．コンセンサス癌治療 5: 138-141, 2006.
3) Maeda M, Kato H, Sakuma H, et al: Usefulness of the apparent diffusion coefficient in line scan diffusion-weighted imaging for distinguishing between squamous cell carcinomas and malignant lymphomas of the head and neck. AJNR 26: 1186-1192, 2005.

頸部リンパ節疾患　化膿性リンパ節炎

suppurative lymphadenitis

山村定弘, 菅原丈志

症例1 30代, 男性. 1週間前より発熱, 左頸部腫脹あり.

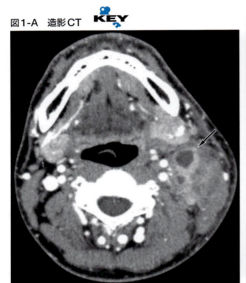

図1-A　造影CT

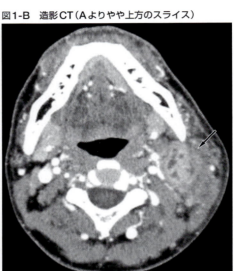

図1-B　造影CT（Aよりやや上方のスライス）

症例2 10代, 男性. 1か月前より右耳下腺部の腫脹, 発赤あり.

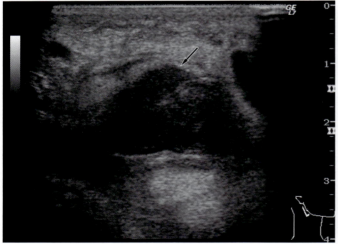

図2-A　超音波像

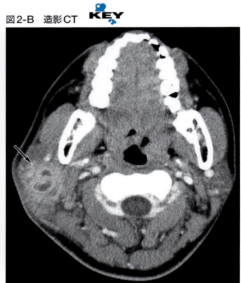

図2-B　造影CT

画像の読影

【症例1】 造影CTで左胸鎖乳突筋が腫大し，総頸動脈から内・外頸動脈との間に中心部が低吸収，辺縁が強く増強される集簇リンパ節を認める（図1-A, B ; →）．周囲軟部組織は炎症の波及により腫大を伴った濃度上昇を呈している．

【症例2】 超音波検査で右耳下腺部に20mm大の低エコー病変を認め（図2-A ; →），圧痛部とも一致している．造影CTでは右耳下腺が腫大し，内部に低吸収を伴うリンパ節腫大を認める（図2-B ; →）．周囲軟部組織にも吸収値がみられる．

後日排膿が行われ，メチシリン耐性黄色ブドウ球菌が検出された．抗菌薬投与により改善した．

化膿性リンパ節炎の一般的知識と画像所見

化膿性リンパ節炎は，細菌感染を契機とした膿瘍形成を伴うリンパ節炎であり，発熱，頸部痛を伴うリンパ節腫大がみられる[1]．先行する一次感染として，咽頭炎，扁桃炎，副鼻腔炎，う蝕，中耳炎などが挙げられる．起因菌として，小児では黄色ブドウ球菌やA群溶連菌が多い．年長児や思春期にはA群溶連菌と嫌気性菌が多い．

治療は抗菌薬投与による薬物療法が基本となるが，サイズが大きい場合には，切開排膿を行うことがある．

画像所見 造影CTでは，リング状濃染を伴うリンパ節腫大が典型的な所見である．CTは炎症の広がり，膿瘍形成の有無，外科的処置（切開ドレナージ）の必要性の判断などに用いられる．MRIの拡散強調像では，膿瘍は著明な高信号として描出されるので診断に有用であり，嚢胞や壊死との区別も容易となる．

鑑別診断のポイント

化膿性リンパ節炎では，造影CTで周囲組織の吸収値がみられる場合が多く，これは周囲への炎症波及を示唆している．CTで嚢胞性病変を認めた場合，同部はMRIの拡散強調像にて悪性腫瘍による壊死は低信号を呈するのに対し，膿瘍は強い高信号を呈するので，鑑別に有用な情報となる[2]．

CTでリング状濃染を呈する頸部リンパ節病変として，結核，転移，猫ひっかき病，組織球性壊死性リンパ節炎（菊池病）などが挙げられるが，画像所見のみの鑑別は困難であり，臨床経過も考慮する必要がある．

また，若年者で臨床的に炎症所見が乏しい場合は，結核，組織球性壊死性リンパ節炎（菊池病），甲状腺乳頭癌の転移などの可能性も考慮する必要がある．

参考文献

1) Al-Dajani N, Wootton SH: Cervical lymphadenitis, suppurative parotitis, thyroiditis, and infected cysts. Infect Dis Clin North Am 21: 523-541, 2007.
2) Kato H, Kanematsu M, Kato Z, et al: Necrotic cervical nodes: usefulness of diffusion-weighted MR imaging in the differentiation of suppurative lymphadenitis from malignancy. Eur J Radiol 82: e28-e35, 2013.

312　Ⅵ. 頸部

頸部リンパ節疾患　結核性リンパ節炎
tuberculous lymphadenitis

山村定弘, 菅原丈志

症例1　60代，女性．5年前から右頸部腫脹あり．徐々に増大した．

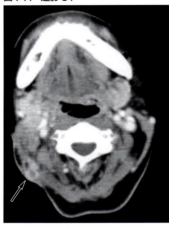
図1-A　造影CT

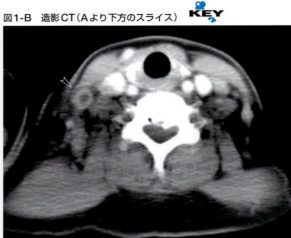
図1-B　造影CT（Aより下方のスライス）

症例2　80代，女性．左頸部に腫瘤あり．

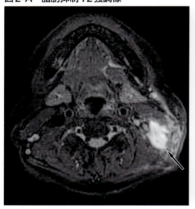
図2-A　脂肪抑制T2強調像

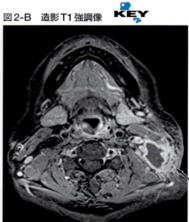
図2-B　造影T1強調像

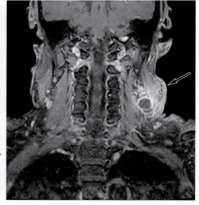
図2-C　造影T1強調冠状断像

画像の読影

【症例1】 造影CTで右副神経リンパ節腫大を認める（図1-A；→）．これより下方のスライスでは右下内深頸リンパ節腫大があり（図1-B；▶），いずれの病変も中心部が低吸収域を呈している．

【症例2】 MRIの脂肪抑制T2強調像で，左副神経リンパ節に高信号を認める（図2-A；→）．造影T1強調像および冠状断像で，腫瘤の辺縁や腫瘤周囲は不整に増強され（図2-B，C；→），内部に増強効果を認めない．

結核性リンパ節炎の一般的知識と画像所見

結核は1950年（昭和25年）まで日本の死亡原因の第1位であったが，治療法が確立して以来，減少傾向となっている．しかし，今日でも年間18,000人以上の新患が発生し，年間約2,000人以上が死亡しており，日本において重大な感染症のひとつである[1]．さらに近年，HIV患者が増加し，結核との混合感染が問題視されている．

結核性リンパ節炎は無痛性の頸部腫瘤で，内深頸リンパ節や副神経リンパ節に好発する[2]．肺外結核としては胸膜炎に次いで多くみられ，肺結核の合併は約1/3～1/2である[3]．腫大したリンパ節が下方にみられる場合は，活動性肺結核の可能性が高くなる．

好発年齢は10～30代であるが，あらゆる年代で生じる可能性があり，わが国においては稀な疾患ではない．肺結核の診断は，主に気道検体（喀痰，胃液，気管支肺胞洗浄液など）の結核菌の検出が行われるが，肺外結核（結核性リンパ節炎，胸膜炎，髄膜炎，心膜炎など）を疑う場合は，それら局所の検体検査を行う必要がある．

画像所見 CTでは発症時期により多彩な画像所見を呈するが，急性期には比較的均一な造影効果を認め，亜急性期では壊死傾向を反映して，中心部に低吸収域を伴い，周囲に厚く不整な壁を認める．

鑑別診断のポイント

無痛性のリンパ節腫大として，転移性リンパ節や悪性リンパ腫，肉芽腫性病変などが鑑別に挙がる．画像診断のみの鑑別は困難な場合があり，肺病変の有無や，クオンティフェロン検査，T-スポット®.TB検査などをチェックする必要がある（▶NOTE）．また，悪性腫瘍の転移と類似した腫大リンパ節内の低吸収域を呈する場合があるため，注意が必要である[2]．

> **NOTE**
>
> ### T-スポット®.TB検査（以下，T-Spot）
>
> T-Spotは2012年11月に保険適応となった，結核感染の血液検査である（診察または画像診断などにより，結核感染が強く疑われる患者を対象に測定した場合）．
>
> 従来のクオンティフェロン検査と比較して感度が高く，BCGワクチン接種や環境中の抗酸菌感染症の影響を受けず，ツベルクリン反応のように結果判定のために再度医療機関に行く必要がない．採血手技もより簡便で，今後の普及が予想される．

参考文献

1) 厚生労働省：平成27年 結核登録者情報調査年報集計結果．2015．(http://www.mhlw.go.jp/file/06-Seisakujouhou-10900000-Kenkoukyoku/0000133822.pdf)
2) Moon WK, Han MH, Chang KH, et al: CT and MR imaging of head and neck tuberculosis. RadioGraphics 17: 391-402, 1997.
3) 岩井 大：結核性リンパ節炎．耳鼻・頭頸外科 77: 551-555, 2005.

頸部リンパ節疾患　木村病リンパ節病変
lymph node lesion of Kimura's disease

豊田圭子

症例 50代，男性．28歳時に木村病と診断され，40歳頃より右耳前部の腫瘤が徐々に増大．顎下部も腫大（左耳下腺は手術されている）．（III章 唾液腺「木村病」p.220-221と同一症例）

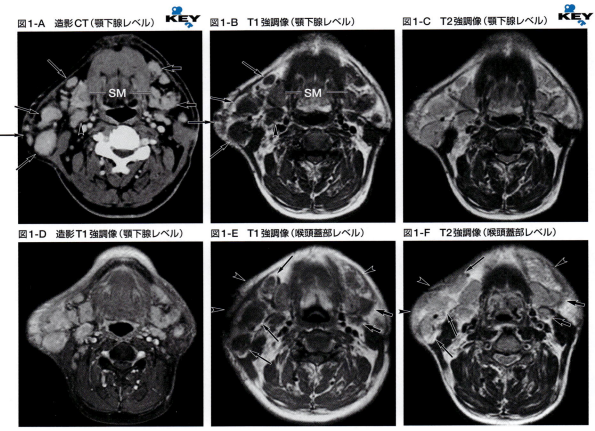

図1-A　造影CT（顎下腺レベル）
図1-B　T1強調像（顎下腺レベル）
図1-C　T2強調像（顎下腺レベル）
図1-D　造影T1強調像（顎下腺レベル）
図1-E　T1強調像（喉頭蓋部レベル）
図1-F　T2強調像（喉頭蓋部レベル）

SM：submandibular lymph nodes（顎下リンパ節）

画像の読影

　右耳下腺から皮下，表皮に腫瘤がみられる症例である（「木村病」p.220-221参照）．
　右浅頸筋膜の境界不明瞭な肥厚が認められる．右顎下線の背側，腹側および後外側に大小様々な境界のやや不明瞭な結節性病変を認め，リンパ節腫大と考えられる（図1-A；→，►）．対側左においても，顎下腺周囲に比較的境界明瞭な結節性病変を認め，これらもリンパ節である（図1-A；➔）．造影CT（図1-A）でこれらの結節性病変は均一に増強される．
　T1強調像（図1-B）で結節性病変は筋組織と等信号で，T2強調像（図1-C）でやや高信号として認められる．右顎下腺の背側にあるのは上内深頸リンパ節（図1-B；►）であるが，外方のリンパ節（図1-B；→）は胸鎖乳突筋の外側にあり，表在のリンパ節である．右では耳下腺病変（p.220参照）に連続するようにみられていた．造影にてリンパ節は均一に増強される（図1-D）．
　顎下腺とリンパ節の区別は，T1強調像ではリンパ節の方がやや低い信号を呈するが，その他の画像では濃度差／信号強度差が目立たない．リンパ節周囲の脂肪織内には濃度混濁／信号変

化もあり，周囲に炎症性変化が及んでいることが示唆されるが，一部のリンパ節では内部に脂肪を含有し，これも良性による変化が示唆される．

顎下腺よりやや下のレベル（図1-E, F）では，右浅頚筋膜と皮下脂肪の肥厚がみられ（▶），その直下の表在リンパ節が腫大（→）することにより，頚部は外側に膨隆している．左では，顎下腺の直上の皮下脂肪織の混濁および筋膜の肥厚がみられ，木村病の表皮・皮下の病変である．また顎下腺背側や外側に結節が認められ，リンパ節腫大である（→）．

木村病リンパ節病変の一般的知識と画像所見

本疾患の一般的知識については，「木村病」（p.220-221）も参考にされたい．

木村病（軟部好酸球肉芽腫）は，皮下軟部組織，リンパ節に無痛性で境界不明瞭な軟らかい腫瘤を形成し，慢性の経過をたどる良性の肉芽腫性疾患である．1948年に病理医の木村氏らが系統的に記述したことにより，広く知られることとなった．病理学的には，反応性のリンパ濾胞の過形成と周囲を取り囲む好酸球，リンパ球，肥満細胞の浸潤がみられる．石灰化や血管新生も認められる．リンパ節病変でも，リンパ濾胞の過形成胚中心の増大が認められる．

大部分（74％）は頭頚部の皮下腫瘤病変として認められる．耳下腺部や顎下部の腫瘤でリンパ節病変を伴う．リンパ節病変は31.5～100％の頻度で領域性に生じるとされている[1]．

リンパ節病変の分布は，皮下の主病変と近接して局所に生じる．すなわち，耳下腺部病変とともに耳介後部リンパ節の腫大，顎下腺病変と顎下部のリンパ節腫大，頚部皮下病変と頚部リンパ節というものである[2]．一方，顎下腺切除数年後にオトガイ，両側表在，同側耳介後部，同側顎下リンパ節腫大がみられた症例報告もある[3)4)]．また，リンパ節腫大のみの症状の症例も報告されている[5]．リンパ節の腫大が両側の内深頚領域，耳介後部領域，鎖骨上および腋窩に多数みられたという報告もある[4]．木村病の臨床像としては，長い経過をもち進行もするが，良性と考えられており，癌化の報告はない．若年に多く，無痛性リンパ節腫大でみつかることが多い．

 画像所見　境界のやや不明瞭な腫大が主病変の近傍に認められる．癒合傾向や壊死傾向があるといった報告はみられない．CTでは，非特異的ではあるが，均一に強く増強されたリンパ節の腫大が認められる．MRIでは，T1強調像およびT2強調像にて不均一な高～低信号を呈する．造影増強効果は均一で強い，あるいは輪状の辺縁増強効果がみられる．増強効果の差異は，病理学的に線維化と血管増生の程度を反映する．

鑑別診断のポイント

リンパ節病変としては悪性リンパ腫（Hodgkinリンパ腫，T細胞性リンパ腫，B細胞性リンパ腫など），Castleman病，サルコイドーシスが鑑別に挙げられるが，これらの疾患では，より境界明瞭である．また，鑑別となる結核性リンパ節炎や化膿性リンパ炎では，リンパ節内に低吸収/T2延長を呈することが多いが，木村病では均一が多い．

参考文献

1) Sun QF, Xu DZ, Pan SH, et al: Kimura disease: review of the literature. Intern Med J 38: 668-672. 2008.
2) 石井正則：木村氏病について　4例の経験と本邦429例の統計的観察．耳鼻展望 25: 407-416, 1982.
3) Takahashi S, Ueda J, Furukawa T, et al: Kimura disease: CT and MR findings. AJNR 17: 382-385, 1996.
4) García Carretero R, Romero Brugera M, Rebollo-Aparicio N, et al: Eosinophilia and multiple lymphadenopathy: Kimura disease, a rare, but benign condition. BMJ Case Reports, 2016. doi:10.1136/bcr-2015-214211
5) Yamamoto T, Minamiguchi S, Watanabe Y, et al: Kimura disease of the epiglottis: a case report and review of literature. Head Neck Pathol 8: 198-203, 2014.
6) Som PM, Biller HF: Kimura disease involving parotid gland and cervical nodes: CT and MR findings. J Comput Assist Tomogr 16: 320-322, 1992.

316　Ⅵ. 頸部

頸部リンパ節疾患　組織球性壊死性リンパ節炎
histiocytic necrotizing lymphadenitis

菊池拓紀, 菅原丈志

症例　20代, 女性. 左頸部リンパ節腫脹と発熱で来院.　（帝京大学医学部附属病院放射線科　豊田圭子先生のご厚意による）

図1-A　造影CT

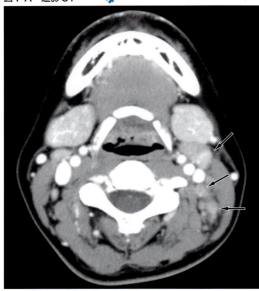

図1-B　造影CT

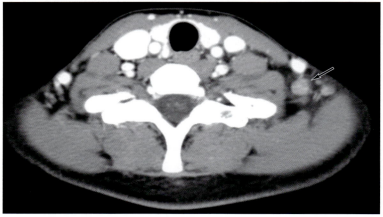

画像の読影

造影CTで，左上内深頸・副神経領域に均一な増強効果を伴う腫大リンパ節が多発している（図1-A, B；→）．生検で，組織球性壊死性リンパ節炎であった．

組織球性壊死性リンパ節炎の一般的知識と画像所見

菊池病，藤本病，亜急性壊死性リンパ節炎とも呼ばれる．主に若年女性（10～30代）や小児に発症する有痛性の頸部リンパ節腫大である．原因は不明だが，何らかの感染を契機に発症すると推測されている．前駆症状として，扁桃腫大を伴う上気道症状の後の急速な頸部リンパ節腫大と，白血球減少が主要徴候である．高熱とリンパ節腫脹のみで経過し，しばしば不明熱の原因となる．リンパ節腫脹は有痛性が多いが，無痛性のこともある．主なリンパ節腫脹は90%以上が頸部であり，Level II～IVに多いが，全身性リンパ節腫脹も出現しうる[1]．他症状として，頭痛，倦怠感，上気道症状，口内炎，肝脾腫，関節炎などがある．

一般的に発症後1～2か月で治癒し，予後良好な病気とみなされているが，4%の割合で再発がみられ，経過中に突然死や劇症肝炎で死亡した報告もあり，注意が必要である．

主に，非ステロイド性抗炎症薬（nonsteroidal anti-inflammatory drugs：NSAIDs）や，副腎皮質ステロイドによる対症療法のみで自然軽快することが多い．

画像所見 上内深頸や副神経領域などにリンパ節腫大が多発する．サイズは小さく，癒合傾向に乏しいのが特徴である．サイズの小さい腫瘤は均一に増強されるが，大きな腫瘤（13～35mm大）は内部壊死を反映して不均一に増強される．T1強調像，T2強調像ともに低信号を示し，周囲にT2強調像やSTIR像などで炎症波及を示す高信号域を伴う．

鑑別診断のポイント

鑑別診断として，悪性リンパ腫や転移リンパ節，化膿性リンパ節炎，結核性リンパ節炎，猫ひっかき病，Rosai-Dorfman病，膠原病，Castleman病などが挙がるが，組織球性壊死性リンパ節炎は病理学的に壊死の程度が症例によって様々なので，画像所見も多岐にわたり，悪性腫瘍も含めて診断が難しいことが多い[2]．頸部の有痛性リンパ節腫脹として発症することが多いので，これを参考に除外診断的に鑑別していく必要があるが，悪性腫瘍との鑑別が難しい場合は，画像による経過観察も望まれる[3]．

> **NOTE**
> **菊池病の名前の由来**
> 本疾患は海外の文献でも日本人の名前を冠する数少ない病気である．1972年2月に藤本吉秀先生（当時東京大学第二外科）が「外科集談会」で，少し遅れて同年4月に菊池昌弘先生（当時九州大学第二病理）が「日本血液学会総会」で本疾患を報告した．その後，菊池先生はドイツのキール大学のレンネルト教授（血液病理学，特にリンパ腫病理の権威）を訪れ，同大学内のリンパ節標本を再検討し，ドイツでも同様のリンパ節炎が存在することを確認した．レンネルト教授がこの研究を高く評価し，学会などで本疾患を"Kikuchi's disease"の名称で紹介し，世界的に知られるようになった．

参考文献
1) 中村 造，今村顕史，柳澤如樹・他：菊池病69例の臨床的検討．感染症誌 83: 363-368, 2009.
2) Na DG, Chung TS, Byun HS, et al: Kikuchi disease: CT and MR findings. AJNR 18: 1729-1732, 1997.
3) Kwon SY, Kim TK, Kim YS, et al: CT findings in Kikuchi disease: analysis of 96 cases. AJNR 25: 1099-1102, 2004.

頸部リンパ節疾患　Castleman病
Castleman disease

菊池拓紀, 菅原丈志

症例1 10代前半, 女性. 右頸部の腫脹に気づき, 来院.

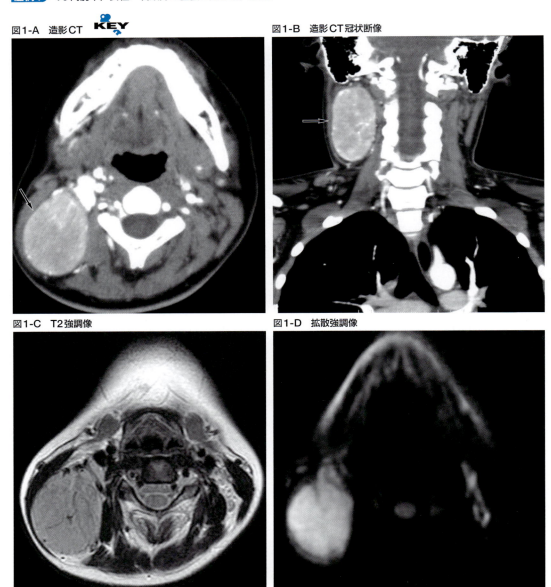

図1-A　造影CT

図1-B　造影CT冠状断像

図1-C　T2強調像

図1-D　拡散強調像

画像の読影

　造影CTで，右上〜中内深頸領域に著明な増強効果を伴う楕円形腫瘤を認める（図1-A, B；→）．T2強調像（図1-C）で比較的均一な高信号を呈し，拡散強調像（図1-D）で著明な高信号を示す．右外頸動脈から分岐するfeeding arteryに対し，スポンゼル細片にて術前塞栓を施行して腫瘤を摘出した．病理診断はCastleman病（hyaline vascular type）であった．

Castleman病の一般的知識と画像所見

　Castleman病は，巨大なリンパ節過形成（giant lymph node hyperplasia）が特徴的な良性疾患である．若年男性（30〜40代）に多い．病因は不明だが，過誤腫性，感染性，炎症性などが推測されている．リンパ濾胞の過形成と血管内皮細胞の増殖を特徴とするhyaline vascular type（HV型）と，濾胞間隙の著明な形質細胞の増生を特徴とするplasma cell type（PC型），中間的な組織像を示すmixed typeに分類される．

　HV型が多く，通常は均一で強い増強効果を示す単発の比較的大きなリンパ節腫大として認められる[1]．ただし，約10%は増強効果に乏しく，時に石灰化を伴うことがある[2]．単発病変のことが多いが，複数病変のこともある．一方，PC型はHV型と比較して増強効果が弱く，石灰化は稀である．また，リンパ節腫大が5cm以上の場合は，線維化や壊死のため内部が不均一になることがある．いずれのタイプもT1強調像で低信号，T2強調像で均一な高信号を呈するが，中心部に線維化を反映した低信号域を認めることがあり，診断に有用ともいわれている．

　限局型と全身型があり，限局型は通常無症状でHV型が90%を占める．全身型はPC型が多く，発熱，貧血，体重減少，肝脾腫などの全身症状を伴い，IL-6の過剰産生が原因と考えられている．血液検査では高γグロブリン血症，貧血，CRP上昇，抗核抗体陽性，リウマチ因子陽性などを呈する．好発部位は縦隔で，頸部が次いで多い．限局型は外科的切除で根治することが多いが，全身型は副腎皮質ステロイドや免疫抑制薬を用いた治療などが試みられているものの，確立された治療法はない．

　Castleman病は癌ではないが，悪性リンパ腫に類似した病態を呈することがある（特に全身型）．実際，悪性リンパ腫になった症例も多い．その場合，悪性リンパ腫に準じた化学療法や放射線治療が必要となる．

鑑別診断のポイント

　鑑別診断としては，リンパ節炎，猫ひっかき病，木村病，組織球性壊死性リンパ節炎（菊池病），悪性リンパ腫，サルコイドーシス，伝染性単核球症，結核などがあるが，臨床所見と併せて診断を進めることが重要である．

参考文献

1) Bonekamp D, Horton KM, Hruban RH, et al: Castleman disease: the great mimic. RadioGraphics 31: 1793-1807, 2011.
2) Poyanli A, Genç FA, Sencer S, et al: Cervical Castleman's disease: imaging findings. Eur Radiol 10: 1190-1192, 2000.

頸部リンパ節疾患 サルコイドーシス

sarcoidosis

山村定弘，菅原丈志

症例1 20代，女性．健診にて胸部異常陰影を指摘された．

図1 ⁶⁷Gaシンチグラフィ

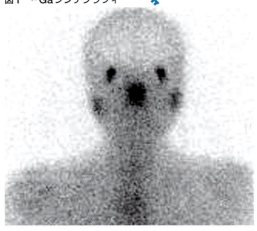

症例2 50代，女性．頸部リンパ節腫大を指摘された．

図2-A 造影CT　　　　　　　　　　　　　図2-B FDG-PET

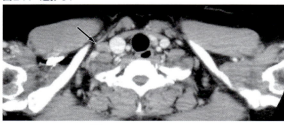

図2-C 造影CT

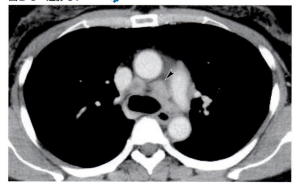

画像の読影

【症例1】 ^{67}Gaシンチグラフィ（図1）にて両側耳下腺，涙腺にGaの取り込み（panda sign）を認める．

【症例2】 造影CTで右下内深頸リンパ節腫大を認め（図2-A；→），FDGの取り込みを認める（図2-B；→）．縦隔にもリンパ節腫大を認める（図2-C；▸）．

サルコイドーシスの一般的知識と画像所見

サルコイドーシスは非乾酪性肉芽腫性病変を特徴とする全身疾患で，肺，中枢神経，眼，心臓，リンパ節，筋肉，皮膚などに病変を認める[1]．原因不明で若年者から高齢者まで発症する．発症時の臨床症状や，その後の臨床経過も多種多様である．

頭頸部のサルコイドーシスとしては耳下腺炎，涙腺炎が知られており，しばしば顔面神経麻痺を伴う．顔面神経麻痺に発熱，ぶどう膜炎を伴う場合は，Heerfordt症候群と呼ばれる．

リンパ節病変としては両側肺門リンパ節腫大（bilateral hilar lymphadenopathy；BHL）が有名であるが，頸部リンパ節腫大を伴うこともある[1)2)]．

サルコイドーシスは2年以内に自然治癒することが多いが，呼吸不全や中枢神経病変，心不全により死亡する症例が1〜5％にみられる．そのため，多くの症例は無治療で経過観察されるが，中枢神経病変，心病変，腎病変などを伴う症例については，副腎皮質ステロイドや免疫抑制薬による治療が行われる．

画像所見 頭頸部サルコイドーシスの画像所見として，両側耳下腺や涙腺の腫大とT2強調像での信号上昇，造影効果がみられる．両側の唾液腺腫大を認めることが多く，^{67}Gaシンチグラフィでの耳下腺および涙腺の集積は，panda signと呼ばれる．

鑑別診断のポイント

サルコイドーシスが疑われる場合は，肺野病変など全身の精査を行うことで鑑別が可能であるが，頸部リンパ節や唾液腺腫脹のみの発症もあるので注意が必要である．両側唾液腺腫脹があり，特に慢性の経過の場合には，悪性リンパ腫，白血病，木村病，Sjögren症候群，IgG4関連疾患などとの鑑別が必要となる[2]．

> **NOTE**
> **サルコイドーシスとの鑑別が必要な全身疾患**
> 悪性リンパ腫，リンパ増殖性疾患，多発性リンパ節転移，結核，肉芽腫を伴う感染症（非結核性抗酸菌感染症，真菌症），Behçet病，多発血管炎性肉芽腫症（以前Wegener肉芽腫症と呼ばれたもの），アミロイドーシスなどがある．

参考文献

1) Chapman MN, Fujita A, Sung EK, et al: Sarcoidosis in the head and neck: an illustrative review of clinical presentations and imaging findings. AJR 208: 66-75, 2017.
2) 間多祐輔，伊原史英，植木雄司・他：頭頸部リンパ節または唾液腺腫脹を主訴としたサルコイドーシス症例の臨床的検討－当科初診8例と他科初診25例との比較検討－．日耳鼻会報 116: 592-599, 2013.

頸部リンパ節疾患　川崎病
Kawasaki disease

山村定弘，菅原丈志

症例1 7歳，女児．発熱を主訴に来院．有痛性頸部リンパ節腫脹あり．

図1-A　造影CT（治療前）　　図1-B　造影CT（治療後）

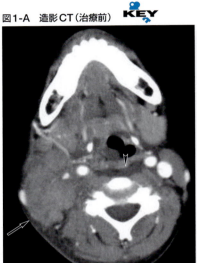
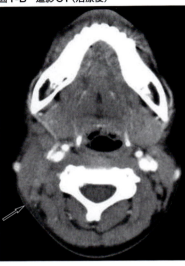

症例2 4歳，男児．発熱，両側頸部リンパ節腫脹と脾腫を認め，対症療法では改善せず入院となった．

図2-A　超音波検査　　　　　　図2-B　造影CT

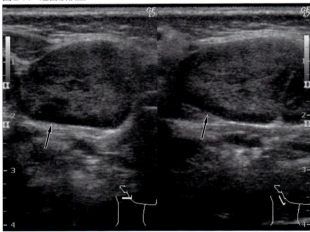
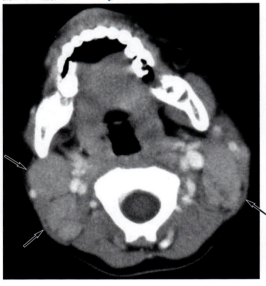

画像の読影

【症例1】 治療前の造影CTで，右深頸リンパ節を中心とした多発性リンパ節腫大を認める（図1-A；→）．retropharyngeal spaceには液体貯留がみられる（図1-A；▶）．その後，川崎病と診断され，グロブリン製剤使用後に改善を認めた（図1-B；→）．

【症例2】 超音波検査で頸部リンパ節腫大を認める（図2-A；→）．サイズは2cm大と大きいが，膿瘍形成は認めない．造影CTで両側頸部リンパ節が腫大しているが（図2-B；→），膿瘍形成や癒合傾向は認めない．

川崎病の一般的知識と画像所見

川崎病は1967年に川崎富作博士が報告した系統的血管炎で，主に4歳以下の乳幼児に発症する．原因不明だが，遺伝的な素因に加えて，ウイルスや細菌の感染が発症に関与すると考えられている．日本などアジアでの発症が多い．

厚生労働省川崎病研究班の診断基準では，主要症状として，
①5日以上続く発熱，
②両側眼球結膜の充血，
③口唇・口腔の所見（口唇紅潮，いちご舌，口腔咽頭粘膜のびまん性発赤），
④不定形発疹，
⑤四肢末端の変化（急性期：手足の硬化性浮腫，掌蹠ないしは手趾先端の紅斑，回復期：指先からの膜様落屑），
⑥急性期における非化膿性頸部リンパ節腫脹，
が挙げられており，このうち5つ以上の症状を伴うものと定義されている[1]．主要症状の他にもBCG接種部位の発赤や，関節痛，下痢，腹部膨満など，多彩な症状がみられる．

基本的には予後良好な疾患であるが，診断がされず治療されなかった場合は，冠動脈瘤形成といった冠動脈障害など，心血管後遺症が問題となる．冠動脈瘤以外にも腎動脈瘤や腹腔動脈瘤を形成することがある．

免疫グロブリン療法が広く行われている現在においても，約4～8％の患児に後遺症としての冠動脈瘤を発症し，その約4％に虚血性心疾患を引き起こし，その半数は突然死している．そのため，川崎病と診断され心血管後遺症を抱える患者は，冠動脈CTAやMRAなどによる経過観察が重要である．

画像所見 川崎病における頸部領域の画像所見は頸部リンパ節腫脹の他にretropharyngeal spaceや扁桃周囲の腫脹がみられることがある．機序は不明だが，小血管炎とそれに伴う炎症や浮腫が原因と考えられている．頸部リンパ節腫大は片側性に認めることが多く，超音波検査や造影CTで非化膿性であることを確認することが診断に有用である．

鑑別診断のポイント

ウイルスや細菌感染に伴うリンパ節炎が鑑別に挙がるが，抗菌薬や対症療法で改善がみられない場合は，本疾患を考慮しなければならない．川崎病のリンパ節腫大の特徴として，主に片側性で，レベルシステム分類のLevel II, III, Vに多くみられると報告されている[2]．

参考文献
1) 厚生労働省川崎病研究班：川崎病（MCLS，小児急性熱性皮膚粘膜リンパ節症候群）診断の手引き，改訂5版．〈http://www.jskd.jp/info/pdf/tebiki.pdf〉
2) Kato H, Kanematsu M, Kato Z, et al: Computed tomographic findings of Kawasaki disease with cervical lymphadenopathy. J Comput Assist Tomogr 36: 138-142, 2012.

頸部リンパ節疾患 猫ひっかき病
cat-scratch disease

山村定弘, 菅原丈志

症例 10代, 男性. 左頸部の腫脹が出現した. リンパ節生検が施行されたが, 確定診断には至らなかった. その後に猫との接触が判明し, 測定した *Bartonella henselae* のIgM抗体およびIgG抗体はともに陽性であり, 猫ひっかき病の診断となった.

図1-A 超音波検査

図1-B カラードプラ

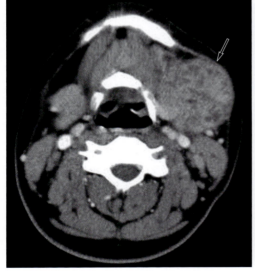

図1-C 造影CT

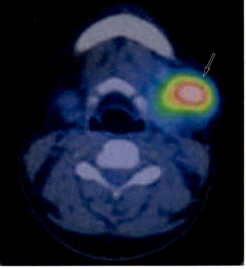

図1-D PET-CT

画像の読影

超音波検査で，左頸部腫瘤を触れる直下に低エコーの腫瘤を2個認める（図1-A；→）．カラードプラ（図1-B；→）では，リンパ門に一致して豊富な血流を有している．造影CTで左顎下領域にいくつかのリンパ節が集簇したような腫瘤を認め（図1-C；→），内部は不均一に増強されている．PET-CTでは腫瘤に一致してFDGの取り込みを認める（図1-D；→）．

猫ひっかき病の一般的知識と画像所見

猫ひっかき病は，主に猫の掻傷，咬傷を契機に発症する*Bartonella henselae*を病原体とする人獣共通感染症である[1]．犬やノミからの感染例も報告されている．受傷3～10日目に菌の侵入部位に虫さされ様の病変が形成され，その1～2週間後にリンパ節炎が出現する．リンパ節腫大は主に片側性で，頸部以外にも鼠径や腋窩に多くみられる[2]．リンパ節炎が主な症状であるが，多くの症例で発熱，悪寒，倦怠感，食欲不振，頭痛などを示す．確定診断は，可能であればリンパ節生検の病理診断か，血清抗体の評価が行われる．軽症な場合は自然治癒することが多い．症状が強い場合は抗菌薬投与もされるが，明確な治療効果は認められていない．

猫ひっかき病の5～10％において全身に感染することがある．肝臓や脾臓に多発肉芽腫を起こしたり，肝脾腫を伴ったりする．骨にも感染が波及すると，骨膜反応や骨硬化像を呈するが，治癒とともに骨病変も消失する[3]．

画像所見 典型的には1～5mmの円形・楕円形の腫瘤として描出され，頸部と腋窩リンパ節腫大を伴うことが多いが，CT，MRIともに非特異的な所見で，GaシンチグラフィやPETでも集積するため，悪性腫瘍との鑑別も困難である．有痛性の腫瘤や炎症所見，および猫との接触の有無が有用な情報となることはいうまでもない．

鑑別診断のポイント

CTで中心部が低吸収となる頸部リンパ節病変として，化膿性リンパ節炎，結核，組織球性壊死性リンパ節炎（菊池病），悪性リンパ腫などが鑑別に挙がる．わが国の猫ひっかき病は20歳以下に多く，小児の頸部リンパ節腫大として川崎病が鑑別に挙がる．片側性のリンパ節腫大は特徴のひとつであるが，画像所見のみでは診断は困難であるので，本疾患を疑い，猫との接触の有無をチェックすることが重要となる．

参考文献

1) 吉田 博，草場信秀，佐田通夫：ネコひっかき病の臨床検討．感染症誌 84: 292-295, 2010.
2) Dong PR, Seeger LL, Yao L, et al: Uncomplicated cat-scratch disease: findings at CT, MR imaging, and radiography. Radiology 195: 837-839, 1995.
3) Hopkins KL, Simoneaux SF, Patrick LE, et al: Imaging manifestations of cat-scratch disease. AJR 166: 435-438, 1996.

腫瘍および嚢胞　神経鞘腫
schwannoma

中山秀樹

症例 80代，女性．左側顎下部の無痛性腫瘤．

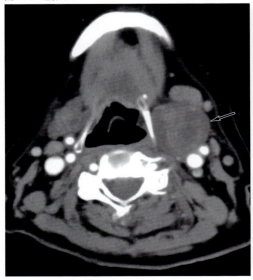

図1-A　造影CT

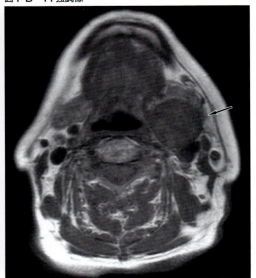

図1-B　T1強調像

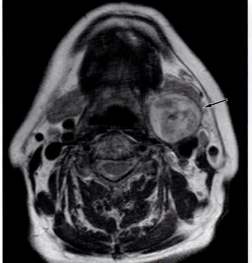

図1-C　T2強調像

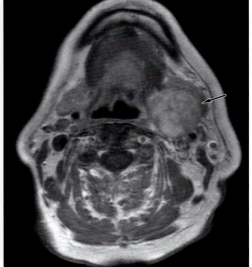

図1-D　造影T1強調像

画像の読影

造影CTにおいて，左側頸部に径約30mmの境界明瞭，辺縁平滑な腫瘤性病変を認める（図1-A；→）．腫瘤は舌骨の外側，左側顎下腺の背側，左側総頸動脈の内前方に接して存在し，舌骨と左側下咽頭はやや圧排されている．造影後，内部は不整に造影され，被膜構造を有している（図1-A）．

MRIにおいて，境界明瞭な腫瘤は，T1強調像で筋肉とほぼ同信号（図1-B；→），T2強調像で内部不整な高信号を呈し（図1-C；→），造影T1強調像で，腫瘤全体的にやや不均一な増強効果を認める（図1-D；→）．舌神経由来の神経鞘腫が疑われた．

全身麻酔下に生検術を施行し，病理組織学的に神経鞘腫の診断を得た．その後，患者の希望により摘出術は行わず，経過観察の方針となった．

神経鞘腫の一般的知識と画像所見

神経鞘腫は，神経鞘のSchwann細胞の増殖からなる良性腫瘍で，頭頸部領域は好発部位のひとつである．口腔領域での発生は舌に最も多くみられる．頸部神経鞘腫の由来神経としては，迷走神経，腕神経叢，頸神経叢，交感神経の順に多いとの報告がある[1]．緩徐な発育を示す無痛性腫瘤として認められることが多い．

 画像所見 CTでは境界明瞭な腫瘤性病変として認められるが，造影剤投与により，腫瘍全体が増強されるタイプと，腫瘍辺縁が増強され内部不均一な低吸収を示すタイプの2種類のみえ方があるとされている[2]．後者では，腫瘍の増大に伴い，内部の囊胞様変化，変性，出血，壊死などを生じているためと考えられる．MRIでは，T1強調像で低信号，T2強調像で高信号を示し，内部の所見では，T2強調像で不均一，ガドリニウムによる造影T1強調像では内部均一に造影されるという報告と，リング状に造影されるという報告がある[2]．細胞密度が大きいAntoni type Aと，乏細胞性のAntoni type Bがあり，これらが画像に反映されている可能性がある．

鑑別診断のポイント

病変の発生部位に応じて様々な疾患の鑑別を要するが，MRIが最も有用な画像検査である．一方，画像診断のみによる診断には限界があり，病理組織学的に確定診断を得る必要がある．

> **NOTE**
>
> **臨床上の留意点**
>
> 画像以外の診断検査として，穿刺吸引細胞診も行われるが，神経鞘腫は間質が多く細胞成分が少ないため，細胞診で確定診断には至らない場合がある．治療法として，全摘出術と被膜下摘出術が挙げられるが，被膜下摘出術を行っても術後の神経麻痺の可能性があるため，術後のQOLを考慮し，慎重な対応が必要である[2]．

参考文献

1) 平出文久，西澤伸志：神経頸部腫瘍．野村恭也，本庄　厳，斎藤　等（編）；耳鼻咽喉科・頭頸部外科 MOOK2 顔面・頸部腫瘍．金原出版，p.122-133, 1986.
2) 宮崎梨那，野田哲平，瀬川祐一・他：術前診断が困難であった頸部神経鞘腫症例．耳鼻と臨床 59: 25-30, 2013.

328　VI. 頸部

腫瘍および囊胞　リンパ上皮性囊胞（側頸囊胞，鰓囊胞）
lymphoepithelial cyst (lateral cervical cyst, branchial cyst)

中山秀樹

症例　80代，女性．左側頸部腫脹．

図1-A　造影CT

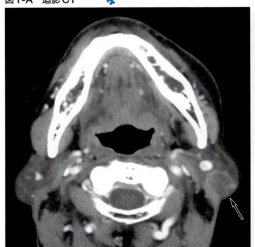

図1-B　T1強調像

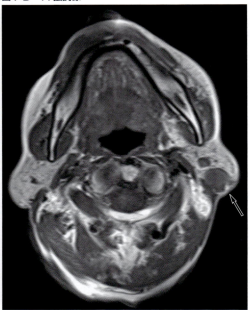

図1-C　T2強調像

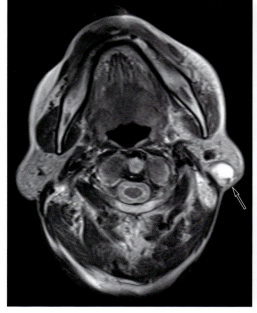

図1-D　造影T1強調像

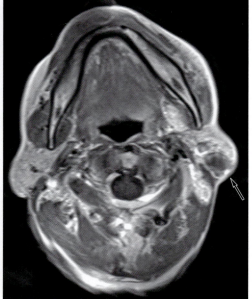

画像の読影

造影CTにおいて，左側耳下腺部に低吸収結節があり，辺縁に造影効果が認められる（図1-A；→）．

MRIにおいて，境界明瞭な腫瘤は，T1強調像で筋肉よりやや高信号（図1-B；→），T2強調像で高信号を呈し（図1-C；→），造影T1強調像で，辺縁にリング状の増強効果を認めている（図1-D；→）．

本例では，全身麻酔下に病変の摘出術が行われ，病理組織学的にリンパ上皮性嚢胞と診断された．

リンパ上皮性嚢胞（側頸嚢胞，鰓嚢胞）の一般的知識と画像所見

主に胸鎖乳突筋前縁部に生じるリンパ上皮性嚢胞は，側頸嚢胞あるいは鰓嚢胞と呼ばれ，その発生機序として，リンパ節内への導管上皮細胞迷入説と，胎生期の遺残鰓裂に由来する説が考えられているが，定説はない．側頸嚢胞という病名は，病変の発生部位に基づく病名である．発生学的に鰓裂由来の考えに立つ場合，本病変は第1〜第4鰓裂のいずれからも発生しうるが，胸鎖乳突筋前縁部に生じる第2鰓裂由来の嚢胞が最も多い．提示症例は，嚢胞が耳下腺内にみられるため，第1鰓裂由来の可能性が考えられるが，耳下腺内の病変は第1鰓裂嚢胞に含まれるべきではないとの報告もある[1]．

20〜30代に好発し，上気道感染や歯性感染が発症の引き金になることが多い[2]．

病理学的所見として，嚢胞壁を被覆する上皮は，一般的に錯角化重層扁平上皮からなる．上皮層直下にはリンパ組織がみられ，しばしば胚中心を伴うリンパ濾胞の形成を認める[2]．治療は外科的切除であり，再発は稀である．稀ではあるが，本嚢胞に由来する癌化の報告もある[2]．

画像所見 CTでは境界明瞭，内部均一な円形，または楕円形の腫瘤として認められる[3]．また，造影CTでは，嚢胞壁は薄くリング状に増強される．MRIでは，T1強調像で低信号，T2強調像で高信号を示すことが多い[3]．造影T1強調像でrim enhancementを示す．

鑑別診断のポイント

本嚢胞の鑑別診断として，猫ひっかき病，結核性リンパ節炎，悪性リンパ腫，脂肪腫，類皮嚢胞，類表皮嚢胞などに加え，扁平上皮癌の頸部リンパ節転移の可能性を常に念頭に置いて治療に当たらなければならない．しかし，各種画像診断を用いても，多くの症例において本疾患の確定診断は困難であり，病理組織学的診断が必須である．

> **NOTE**
>
> **Baileyによる第2鰓嚢胞の発生部位別分類**
> Baileyは嚢胞の発生部位を解剖学的位置関係から4型に分類している．この分類は，胸鎖乳突筋，内頸静脈，頸動脈，および咽頭腔と嚢胞の位置関係を示したものであり，手術を行う場合に嚢胞の位置の目安として有用である[2]．

参考文献

1) 大野耕一, 辻本嘉助, 森内隆喜・他：第一鰓裂性瘻孔の1例．日小外会誌 31: 650-654, 1995.
2) 上山吉哉：第8章 顎口腔の嚢胞．3 軟組織の嚢胞．3)鰓嚢胞(リンパ上皮性嚢胞)．白砂兼光, 古郷幹彦（編著）；口腔外科学，第3版．医歯薬出版, p.318-320, 2010.
3) 佐藤百合子, 小村 健, 原田浩之・他：耳下腺に発生したリンパ上皮性嚢胞の3例．口腔病会誌 75: 162-167, 2008.

甲状舌管(残遺)囊胞

腫瘍および囊胞

thyroglossal duct (remnant) cyst

尾木秀直, 中山秀樹

症例1 10代, 女性. 開窓術後に経過観察. 若干の囊胞の再腫脹や縮小を繰り返すも症状なし. 術後病理組織検査では, 重層扁平上皮を含む囊胞壁を認めた.

図1-A　T1強調像
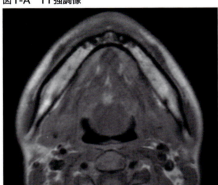

図1-B　T2強調像
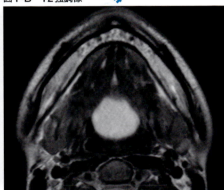

図1-C　T2強調矢状断像
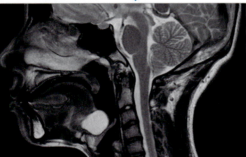

図1-D　単純CT
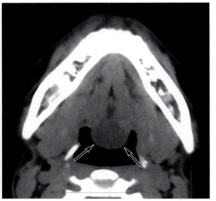

症例2 50代, 女性. 穿刺吸引後, 約1年で再腫脹. 舌骨を1cm付けて囊胞を摘出(Sistrunk手術)後, 咽頭への穿孔を認めたため, 穿孔部の閉鎖術を施行. 囊胞上皮は多列線毛円柱上皮であった.

図2-A　T1強調像
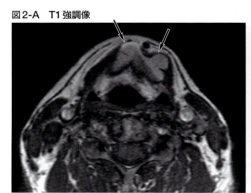

図2-B　T2強調像
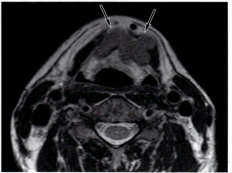

画像の読影

【症例1】 舌根部の囊胞．感染所見なし．T1強調像（図1-A）で低信号，T2強調像（図1-B, C）で高信号を呈する．手術での内容物は漿液性の液体であった．単純CTで舌根部に比較的高い吸収値の腫瘤を認める（図1-D；→）．

【症例2】 舌骨部の囊胞．感染所見なし．T1強調像で高信号（図2-A；→），T2強調像で軽度高信号を呈する（図2-B；→）．手術での内容物は粘液性の液体であった．

甲状舌管（残遺）囊胞の一般的知識と画像所見

甲状腺の下降経路に，通常では胎生8～10週で退縮する甲状舌管が残され，この上皮細胞の退縮不全により囊胞を生じたものである．異所性甲状腺とは異なり，発生に性差はない．囊胞壁内面の裏装上皮は，囊胞が口腔に近い部分（上部）に生じたものは重層扁平上皮で，甲状腺に近い部分（下部）に生じたものは線毛円柱上皮により構成されることが多く，時に唾液腺あるいは甲状腺組織を含む．甲状舌管の経路上のいずれの部位にも発生するが，舌骨下レベルの甲状舌骨間膜上が最も多い．囊胞が舌骨に癒着している場合は，嚥下動作時に舌骨の動きに合わせて動くのが特徴である．

画像所見 境界明瞭な壁の薄い囊胞性腫瘤として認められ，分葉状のものや，隔壁をもち多房性のものもある．MRIではT2強調像がこの描出に最も優れている．T1強調像では，内容液の性状により高信号を示す場合がある．CTでも比較的高い吸収値を示す場合もある．半数以上の症例で感染による所見の修飾を認めるが，これには壁肥厚と増強効果（被膜の軽度増強効果は正常），周囲組織層の消失，脂肪の混濁などが含まれる．また，舌骨下レベル病変は舌骨下筋群深部にある．内部に充実部分をみた場合，異所性甲状腺組織か腫瘍の合併を疑うが，悪性腫瘍の合併の割合は1％以下で，その中では乳頭癌が最も多い．実際は，切除標本の中で偶発的に発見される場合が多く，術前に疑われる例は少ない[1)2)]．

治療については▶NOTE参照．

鑑別診断のポイント

鑑別診断として，頸部正中およびその近傍に発生する腫瘤，すなわちリンパ節炎やリンパ上皮性囊胞，リンパ系腫瘍を含む種々のリンパ節疾患，神経鞘腫，脂肪腫，類皮囊胞，類表皮囊胞，顎下型粘液囊胞などが挙がる．また，画像診断には，進展範囲，気道などへの影響の評価も望まれる．

> **NOTE**
>
> **甲状舌管（残遺）囊胞の治療**
>
> 嚥下障害など症状がある場合や，繰り返す感染，腫瘍合併の疑い，整容的問題などの場合が治療対象となる．手術は，切開，排膿，部分切除では高頻度（40％程度）に再発を認め，再発を防ぐためには囊胞壁のみならず，全経路に至る甲状舌管組織とともに舌骨体の一部を一塊に切除するSistrunk手術が一般的である．一方で，囊胞内に唯一の機能性甲状腺組織を含んでいる場合などは，原則として摘出術は禁忌となる．また，舌骨に明らかな付着がない舌根部囊胞の場合は，舌骨の保存や開窓術が選択されることもある．

参考文献

1) Loevner LA: Thyroid and parathyroid glands: anatomy and pathology. In Som PM, Curtin HD (eds); Head and neck imaging, 4th ed. Mosby, St Louis, p.2134-2144, 2003.
2) Zander DA, Smoker WR: Imaging of ectopic thyroid tissue and thyroglossal duct cysts. RadioGraphics 34: 37-50, 2014.

VII 頸部組織間隙

顎・歯・口腔領域で知っておくべき頸部筋膜間隙の概念と鑑別のポイント

総論　辰野 聡

▶頸部の筋膜・間隙

　頸部間隙は3層（浅葉，中葉，深葉）からなる深頸筋膜に囲まれた区画であり，CTやMRIなどの横断画像診断の普及とともに整理された概念である．実際の深頸筋膜は，比較的強靭な線維組織から脂肪組織とわずかな結合組織から形成された脆弱な構造まで，様々な組織から形成されており，"筋膜"として一括して扱うことには問題があるが，頭頸部画像診断において，筋膜の解剖とこれに区画された間隙に関する知識が非常に有用であることは間違いない．その意義として，頸部間隙ごとに発生する病変に特徴があり鑑別診断に役立つこと，間隙内組織あるいは間隙相互の偏位移動を解析することによって病変の発生部位の推定に有力な論理的根拠を与えること，一部の筋膜は病変進展の障壁となることから，病変の広がりを理解しやすくなることなどが挙げられる．

　本項ではまず，浅頸筋膜について解説した後，深頸筋膜と頸部間隙の解剖について述べ，鑑別診断について解説する．他項で詳述される口腔粘膜腔と舌下・顎下間隙は省略した．

　表に各間隙の境界，含まれる組織，頻度の高い病変をまとめた．

1. 浅頸筋膜（superficial cervical fascia）

　英米の文献で記載される"浅頸筋膜"は"筋膜"ではなく，"皮下組織"と同義であり，本項ではこれに準ずる．浅頸筋膜には表情筋や広頸筋を包む薄い膜状構造であるSMAS（superficial muscular aponeurotic systemまたはsubmuscular aponeurotic system．▶NOTE❶），顔面動静脈，外頸静脈，顔面リンパ節（下顎リンパ節，頬筋リンパ節，眼窩下リンパ節，頬骨リンパ節，頬骨後リンパ節），脂肪組織を含む．和文文献で，後述する深頸筋膜浅葉を浅頸筋膜と表記している場合があり，混乱しないよう注意が必要である．浅頸筋膜からは炎症性病変として蜂窩織炎，膿瘍，良性腫瘍として脂肪腫や神経原性腫瘍，悪性腫瘍として皮膚癌，頭頸部癌（上顎癌，頬粘膜癌，歯肉癌など）の進展がみられる．

2. 深頸筋膜と頸部間隙

　深頸筋膜は浅葉，中葉，深葉の3葉からなる（図1）．

　浅葉は浅層筋（胸鎖乳突筋，僧帽筋），中葉は中層筋（舌骨下筋群），深葉は深層筋（椎前筋，椎側筋，椎後筋）と脊椎およびその支持組織を包含し，頸部を支持する．

　浅葉は咀嚼筋，下顎骨，三叉神経第3枝を含む咀嚼筋間隙，耳下腺を包む耳下腺間隙，顎下腺とその周囲組織を囲む顎下間隙を形成する．

　中葉は舌骨上で咽頭粘膜・粘膜下組織を形成する咽頭粘膜間隙，舌骨下で喉頭下咽頭，気管，食道，甲状腺を含む臓器間隙を囲む．咽頭後間隙/危険間隙の側壁は深頸筋膜深葉としての翼状筋膜からなり，咽頭後間隙と危険間隙を境する膜構造も翼状筋膜の一部である．

> **NOTE**
>
> **❶SMAS**
> 顔面表情筋を覆う線維性組織を意味する．真皮に結合し，下方は広頸筋に連続し，上方は頬骨弓までとされ，顔面神経はこの深層に位置する．美容外科のフェイスリフトにおいて重要である．

表 各間隙の境界，含まれる組織，頻度の高い病変

	筋膜	含まれる正常組織	頻度の高い病変	その他
舌骨上頸部間隙				
咽頭粘膜間隙	深頸筋膜中葉	粘膜，扁桃組織，上中咽頭収縮筋，耳管咽頭筋，咽頭頭底筋膜，口蓋帆挙筋，耳管（耳管隆起側），小唾液腺	上・中咽頭癌，悪性リンパ腫，小唾液腺原発腫瘍，扁桃周囲膿瘍	上咽頭レベル背側・外側で深頸筋膜中葉に囲まれた咽頭頭底筋膜が粘膜下組織を裏打ちする
傍咽頭間隙	なし	前茎突区：脂肪，上行咽頭動脈，顎動脈，咽頭静脈叢 後茎突区：頸動脈間隙の欄参照	小唾液腺原発腫瘍，脂肪腫，耳下腺深葉腫瘍の進展，第2鰓裂嚢胞，上・中咽頭癌の浸潤	後茎突区は舌骨上頸動脈間隙とほぼ同義
耳下腺間隙	深頸筋膜浅葉	耳下腺，耳下腺管，顔面神経，外頸動脈，後下顎静脈，耳下腺周囲リンパ節	耳下腺原発良性・悪性唾液腺腫瘍，顔面神経鞘腫，第1鰓裂嚢胞，血管腫，耳下腺内リンパ節病変	尾側は下顎角レベルまで
咀嚼筋間隙	深頸筋膜浅葉	咀嚼筋，下顎骨体後部・下顎枝，下顎神経	歯原性膿瘍，下顎骨骨髄炎，下顎骨歯原性・非歯原性腫瘍，副耳下腺腫瘍，咬筋過形成	側頭筋が頭側に広がるので，同部の病変を評価する場合，上縁の設定に注意を要する
顎下間隙	なし	顎下腺浅部，顔面動静脈，舌咽神経，舌下神経，顎舌骨筋神経，オトガイ下・顎下リンパ節	顎下腺腫瘍，がま腫，蜂窩織炎，転移性リンパ節腫大，悪性リンパ腫，第2鰓裂嚢胞，甲状舌管嚢胞	舌下間隙と顎下間隙の間，顎下間隙と傍咽頭間隙との間には境界はない
舌下間隙	なし	舌下腺，顎下腺深部，顎下腺管，舌動静脈，舌神経，舌下神経	舌下腺腫瘍，唾石，がま腫，類表皮嚢胞・類皮嚢胞，口腔・咽頭癌の浸潤	
舌骨上下共通の頸部間隙				
頸動脈間隙	深頸筋膜浅葉・中葉・深葉	総頸動脈，内頸動脈，内頸静脈，舌咽神経，迷走神経，副神経，舌下神経，交感神経幹	神経鞘腫，神経線維腫，傍神経節腫，転移性リンパ節腫大，悪性リンパ腫，動脈瘤，血栓性静脈炎，蜂窩織炎，膿瘍	上部ではしばしば不完全
咽頭後間隙・危険間隙	深頸筋膜中葉・深葉	咽頭後リンパ節（内側群，外側群＝Rouviereリンパ節）	化膿性リンパ節炎，咽後膿瘍，転移性リンパ節腫大，悪性リンパ腫，浮腫性液体貯留（リンパ液貯留）	
椎周囲間隙	深頸筋膜深葉	頸椎とその内容，椎前筋（頭長筋，頸長筋），椎側筋（前・中・後斜角筋，肩甲挙筋），椎後筋（頭・頸最長筋，頭・頸半棘筋，板状筋，多裂筋）	脊椎骨腫瘍，脊髄腫瘍，化膿性・結核性脊椎炎，咽頭癌直接浸潤	
後頸間隙	内側は深頸筋膜深葉，外側は浅葉	後頸リンパ節，副神経リンパ節	転移性リンパ節腫大，悪性リンパ腫，リンパ管腫，血管腫，神経原性腫瘍，脂肪肉腫	
舌骨下頸部間隙				
臓器間隙	深頸筋膜中葉	甲状腺，副甲状腺，気管，下咽頭喉頭，頸部食道，反回神経，傍食道（傍気管）リンパ節	喉頭下咽頭癌，頸部食道癌，甲状腺腫瘍，副甲状腺過形成・腫瘍，喉頭・食道憩室	
胸骨上間隙	深頸筋膜浅葉	脂肪組織，左右の前頸静脈を結ぶ静脈		胸骨柄上縁から頭側2cm

▶舌骨上頸部間隙

1. 傍咽頭間隙（parapharyngeal space；PPS）

　傍咽頭間隙（図1，2）は顔面の両側深部に位置する間隙であり，上方は頭蓋底（卵円孔，棘孔の内側）を底辺とし，下方は舌骨の大角に至る逆円錐形の形態を有する．大部分は脂肪組織で，顎動脈，上行咽頭動脈，咽頭静脈叢が含まれるが，CT，MRIで脂肪と等吸収，等信号の領域として認識される．前方〜外側を咀嚼筋間隙と耳下腺間隙，内側を咽頭粘膜間隙と咽頭後間隙・危険間隙，後方を頸動脈間隙に囲まれている．隣接する間隙由来の病変による圧迫に伴って容易にPPS内の脂肪が偏位・変形するため，脂肪の変位する方向や形態から由来の間隙の推定が可能である．（広義の）傍咽頭間隙は，茎状突起と口蓋帆張筋の間に形成される口蓋帆張筋（tensor veli palatini fascia）とその筋膜により前茎突区と後茎突区に分けられるが，狭義には前茎突区を傍咽頭間隙と称し，後茎突区は頸動脈間隙の一部として扱うことがあり，本項でもこれに従う（▶NOTE ❷）．

　傍咽頭間隙由来の腫瘍の頻度は低く，頭頸部腫瘍の0.5〜1％程度と報告されている．比較的多くみられる病変として小唾液腺由来の腫瘍，悪性リンパ腫（図3），脂肪腫，第2鰓弓嚢胞などが挙げられる．画像上，傍咽頭間隙由来の腫瘍と断定するには，病変が傍咽頭間隙の脂肪で取り囲まれていることが必要条件である．傍咽頭間隙に進展する他の間隙由来の病変としては，耳下腺間隙から茎突下顎裂（▶NOTE ❸）を介した耳下腺深葉腫瘍の頻度が高い（図4，5）．

　傍咽頭間隙の下方には顎下間隙，舌下間隙との間に境界となる筋膜が存在しないので，両者の病変は上下に連続的に進展しうる（図6）．逆に，頭蓋内や頭蓋底由来の病変により，上方か

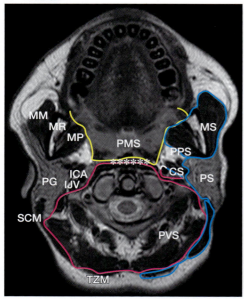 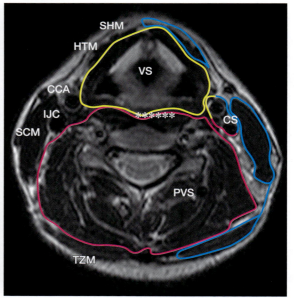

図1　正常舌骨上頭頸部（A）と正常舌骨下頭頸部（B）
右に解剖名，左に間隙名を示した．
──：深頸筋膜浅葉，──：深頸筋膜中葉，──：深頸筋膜深葉，******：咽頭後間隙・危険間隙．通常，間隙として同定困難．
CCA：総頸動脈，CS：頸動脈間隙，HTM：舌骨甲状筋，ICA：内頸動脈，IJV：内頸静脈，MM：咬筋，MP：内側翼突筋，MR：下顎枝，MS：咀嚼筋間隙，PG：耳下腺，PMS：咽頭粘膜間隙，PPS：傍咽頭間隙，PS：耳下腺間隙，PVS：椎周囲間隙，SCM：胸鎖乳突筋，SHM：胸骨舌骨筋，TZM：僧帽筋，VS：臓器間隙

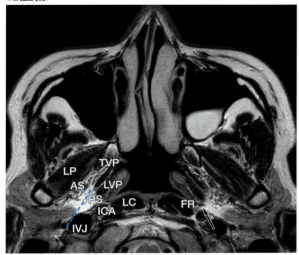

図2 上咽頭レベルの正常横断像
AS：傍咽頭間隙の前茎突区，FR：Rosenmüller窩，ICA：内頸動脈，IJV：内頸静脈，LC：頭長筋，LP：外側翼突筋，LVP：口蓋帆挙筋，PS：傍咽頭間隙の茎突後区，TVP：口蓋帆張筋，→：Morgagni洞
---：口蓋帆張筋筋膜（tensor veli palatini fascia）を示す仮想線（この筋膜は，画像では解剖構造として認識できない）．口蓋帆張筋筋膜によって傍咽頭間隙を前方の前茎突区，後方の後茎突区に分ける．

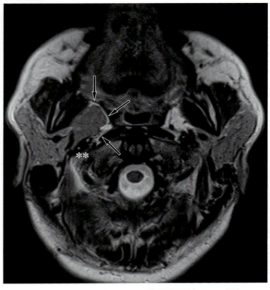

図3 50代，男性 傍咽頭間隙原発悪性リンパ腫（DBBCL）
正常の形態を示す右耳下腺深葉の内側に均一な中間信号の腫瘤を認める．内頸動静脈（＊＊）の偏位はなく，前後，内側に傍咽頭間隙の脂肪組織（→）が描出されていることから，傍咽頭間隙由来の腫瘍が疑われ，生検で悪性リンパ腫が確認された．

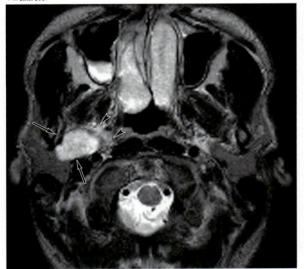

図4 30代，男性 耳下腺深葉の多形腺腫
右耳下腺深葉から生じた高信号腫瘤が，茎突下顎裂（→）を越えて傍咽頭間隙の脂肪組織（▶）を内側へ圧排している．

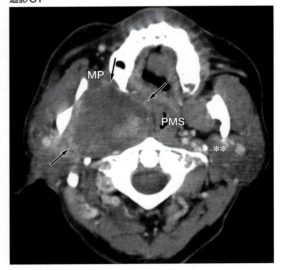

図5 60代，男性 耳下腺深葉原発粘表皮癌
右内側翼突筋を前方，咽頭粘膜間隙を内側へ圧排し，茎突下顎裂を著しく開大せしめる充実性浸潤性腫瘍が描出されている（→）．腫瘍により傍咽頭間隙の脂肪は同定できなくなっている．健側の茎突下顎裂（＊＊）．
MP：内側翼突筋，PMS：咽頭粘膜間隙

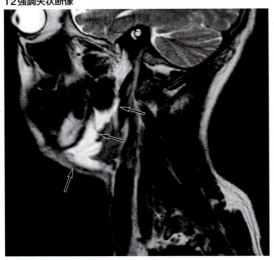

図6　20代，男性　リンパ管腫
顎下間隙から傍咽頭間隙に及ぶリンパ管腫（→）を認める．両者の間には筋膜などの障壁となる構造がなく，病変は連続的に進展しうる．

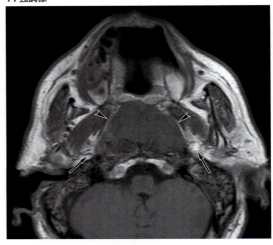

図7　50代，男性　上咽頭癌
上咽頭粘膜腔を占拠する粗大な低信号腫瘤を認める（▶）．生理的脆弱部位であるMorgagni洞を越える進展は認められず（→），傍咽頭間隙の脂肪組織は正常に保たれている．

らの傍咽頭間隙の脂肪の下方への偏位が生じうる．このような脂肪組織の偏位の評価には冠状断像，矢状断像による評価が役立つ．

2. 咽頭粘膜間隙（pharyngeal mucosal space；PMS）

咽頭粘膜間隙は深頸筋膜中葉より管腔側の領域であり，粘膜，扁桃組織，上中咽頭収縮筋，耳管咽頭筋，咽頭頭底筋膜，口蓋帆挙筋，耳管（耳管隆起側），小唾液腺が含まれる．同部の病変として咽頭癌・悪性リンパ腫，扁桃周囲膿瘍の頻度が高い．

上咽頭癌（図7）はRosenmüller窩に好発し，耳管と口蓋帆挙筋が強靱な咽頭頭底筋膜を貫いて形成される生理的脆弱部位（Morgagni洞）が外側方向への進展経路となる．上咽頭癌がある程度の大きさとなると，口蓋帆挙筋，口蓋帆張筋，PPSが前方へ圧迫され，間接的に上咽頭癌の存在を示す．

3. 咀嚼筋間隙（masticator space；MS）

咀嚼筋間隙には咀嚼筋，下顎骨，三叉神経第3枝が含まれる．咀嚼筋間隙由来の病変は傍咽頭間隙を後方へ圧迫する．咀嚼筋間隙由来の病変は下顎骨内と下顎骨外の病変に分けて鑑別診断を進める．下顎骨外には転移，悪性リンパ腫，横紋筋肉腫や神経原性腫瘍が発生し，下顎

NOTE

❷ 頸動脈間隙と後茎突区

画像上，舌骨上レベルで頸動脈間隙の境界を明示することは不可能なので，傍咽頭間隙の後茎突区を頸動脈間隙として定義することは実際的かつ合理的と考えられる．頸動脈間隙を含む後茎突区病変では，茎突下顎裂は正常に保たれる．

❸ 茎突下顎裂（stylomandibular tunnel）

茎状突起・茎突下顎靱帯と下顎骨後縁の間の領域で，耳下腺深葉腫瘍は，この領域から傍咽頭間隙（前茎突区傍咽頭間隙）に進展する．画像診断では，傍咽頭間隙の脂肪が内側へ偏位していること，茎突下顎裂が開大していることが，耳下腺深葉由来の病変であることを示す有力な根拠となる．

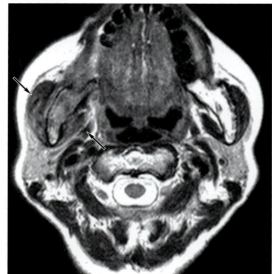
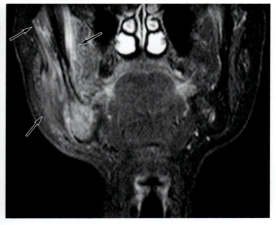

図8　50代，女性　下顎骨骨髄炎に続発した咀嚼筋間隙内感染波及
A，B：咀嚼筋の浮腫・腫脹が明瞭に描出されている（→）．

骨を偏心性に圧迫・浸潤する．
　一方，下顎骨内病変である下顎骨骨髄炎（図8）や下顎骨腫瘍では，下顎骨が病変の中心となる．神経原性腫瘍や髄膜腫などの頭蓋内病変が卵円孔を介して咀嚼筋間隙へ進展した場合，外側翼突筋は外側に圧迫される．

4. 耳下腺間隙（parotid space；PS）

　耳下腺間隙には耳下腺，リンパ節，顔面神経，後下顎静脈が含まれ，良性・悪性唾液腺腫瘍や顔面神経鞘腫，第1鰓裂囊胞，血管腫，耳下腺内リンパ節病変などが発生する．耳下腺深葉は茎突下顎裂を介して傍咽頭間隙の方向に伸びている．傍咽頭間隙との間の筋膜は薄く，欠損することもある．したがって，耳下腺深葉から発生した腫瘤は傍咽頭間隙へ進展しやすく，傍咽頭間隙原発腫瘍や頸動脈間隙由来の腫瘍との鑑別が必要となる．
　耳下腺深葉腫瘍では傍咽頭間隙の脂肪組織は内側へ圧迫され，耳下腺との間に脂肪の介在がない．また，頸動脈間隙由来の腫瘍は茎状突起を前方へ偏位させるのに対し，耳下腺由来の病変は茎状突起を後方へ圧迫し，茎突下顎裂を拡大させる（図5参照）．
　耳下腺尾側は下顎角レベルまで伸びており，顎下部腫瘤として認識される場合がある．特に下端に好発するWarthin腫瘍で注意が必要であり，耳下腺とのbeak signは耳下腺由来を示唆するが，軸位断では辺縁の耳下腺組織が薄く，耳下腺外病変との鑑別が困難となり，冠状断・矢状断での評価が必要となる（図9）．これを頸部軟部腫瘤と誤ると，顎下からの切開が選択され，顔面神経損傷を来す危険がある．

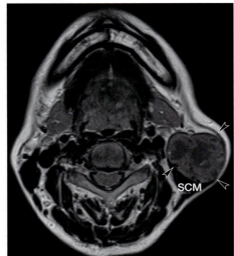
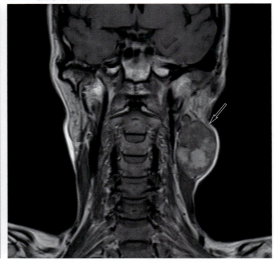

図9 40代，男性 Warthin腫瘍
A：横断像のみで胸鎖乳突筋（SCM）を背側へ圧排する左顎下部腫瘤（▶）が耳下腺由来と診断することは難しい．
B：冠状断像で腫瘤の外側上部に正常耳下腺組織の嘴状被覆（beak sign）が認められ（→），耳下腺由来の病変であることがわかる．

▶舌骨上下共通の頸部間隙

1. 頸動脈間隙（carotid space；CS）

　頸動脈間隙（図10）[1]は深頸筋膜浅葉，中葉，深葉の3葉から形成されている．舌骨上部頸動脈間隙は傍咽頭間隙の後茎突区に相当する．概ね舌骨下に相当する内外頸動脈分岐部より尾側で筋膜は強固で，頸動脈間隙より生じた病変は間隙内に留まる傾向にあるが，内外頸動脈分岐部より頭側では筋膜が不完全で，時に病変は頸動脈間隙と想定される範囲を越えて進展する．

　頸動脈間隙は頭蓋底から縦隔に至る管状構造をなしており，内部には総頸動脈，内頸静脈，下位脳神経，交感神経，内深頸リンパ節を含む．頭側では，舌咽神経が頸静脈孔神経部（前内側），迷走神経と副神経が内頸静脈とともに頸静脈孔血管部（後外側）を，舌下神経が舌下神経管を通過し頸動脈間隙へ至る．頸動脈間隙から鼻咽頭レベルで舌咽神経が前方へ，副神経が後外方へ，舌骨レベルで舌下神経が前方へ出る．

　迷走神経が頸動脈と内頸静脈の間を走行していることから，迷走神経から生じた神経原性腫瘍は頸動脈と内頸静脈を離解（図11）させるか，これらの前方への偏位を生じうる．交感神経由来の腫瘍は頸動脈を外側へ偏位させ，頸動脈小体由来の傍神経節腫は内外頸動脈を分離せしめる．また，頸動脈間隙は髄膜腫などの頭蓋内腫瘍が経静脈孔を介して頭蓋外へ進展する経路ともなっており，鼻咽頭レベルの頸動脈間隙内占拠性病変をみた場合は，頭蓋内病変の可能性も考慮する必要がある．

　一般臨床では，最も頻繁に経験する頸動脈間隙内病変は同部のリンパ節に関連した腫瘍性（図12），炎症性，感染性病変であるが，悪性腫瘍の神経周囲進展やIgG4関連疾患，白血病も頸動脈鞘に沿って病変を形成しうる．

2. 咽頭後間隙/危険間隙（retropharyngeal space；RPS/dangerous space；DS）

　咽頭後間隙（前方）と危険間隙（後方）は頸筋膜深葉の一部（翼状筋膜：alar fascia）によって

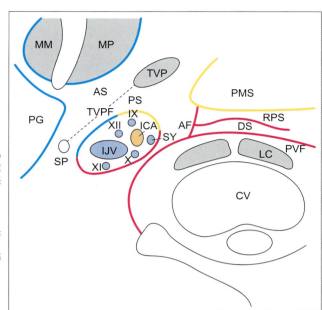

図10 頸動脈間隙

頸動脈間隙は深頸筋膜浅葉，中葉，深葉により構成されているが，舌骨上ではしばしば筋膜が不完全なため，傍咽頭間隙後茎突区と一体の構造として扱われることが多い．各脳神経の部位に注意．
　―：深頸筋膜浅葉，　―：深頸筋膜中葉，　―：深頸筋膜深葉，
AF：翼状筋膜，AS：傍咽頭間隙の前茎突区，CV：頸椎，DS：危険間隙，ICA：内頸動脈，IJV：内頸静脈，LC：頭長筋，MM：咬筋，MP：内側翼突筋，PG：耳下腺，PMS：咽頭周囲間隙，PS：傍咽頭間隙の後茎突区，PVF：椎前筋膜，RPS：咽頭後間隙，SP：茎状突起，SY：交感神経幹，TVP：口蓋帆張筋，TVPF：口蓋帆張筋膜，IX：舌咽神経，X：迷走神経，XI：副神経，XII：舌下神経
（文献1）を元に作成）

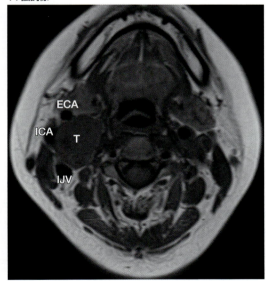

図11　30代，女性　迷走神経より生じた頸動脈間隙内神経鞘腫

右外頸動脈（ECA）を腹側へ，内頸動脈（ICA）を外側へ，内頸静脈（IJV）を背外側へ圧排する辺縁明瞭な腫瘤（T）を認める．血管の偏位の方向から，迷走神経由来の腫瘍が疑われる．

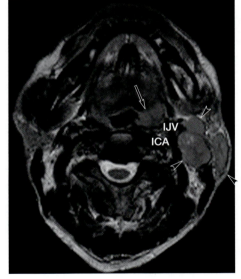

図12　60代，男性　左扁桃癌の左上内深頸リンパ節転移

扁桃原発腫瘍（→）とほぼ等信号を示す大小の腫瘤（▶）が，頸動脈間隙の外側に認められる．転移性リンパ節腫大に一致する．
ICA：内頸動脈，IJV：内頸静脈

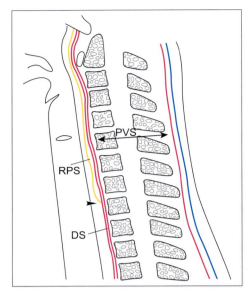

図13　咽頭後間隙・危険間隙

腹側に前方を深頸筋膜中葉，後方を深頸筋膜深葉である翼状筋膜からなる咽頭後間隙，背側に前方を翼状筋膜，後方を深頸筋膜深葉の一部である椎前筋膜から形成される危険間隙が認められる．咽頭後間隙の下端は第6頸椎〜第4胸椎の高位にある（この図では第1/2胸椎椎間：▶）が，危険間隙の下端は横隔膜レベルに及ぶ．深頸部感染症の縦隔への波及経路となりうるので，頸部深部感染症では咽頭後間隙・危険間隙に注目する必要がある．
――：深頸筋膜浅葉，――：深頸筋膜中葉，――：深頸筋膜深葉，DS：危険間隙，PVS：椎周囲間隙，RPS：咽頭後間隙

分かれるが，同部の翼状筋膜は菲薄であり，両間隙の浮腫を生じた場合を除くと同定は困難で，咽頭後間隙と危険間隙は一体の間隙として扱われることが多い（図13）．咽頭後間隙の腹側は深頸筋膜中葉，後方と側方は深頸筋膜深葉から形成されており，側方の筋膜も翼状筋膜と称する．咽頭後間隙は頭蓋底底面〜第6頸椎〜第4胸椎の高位，頭蓋底底面〜危険間隙は横隔膜の高さまで存在し，頭頸部領域の感染・炎症が縦隔へ及ぶ潜在的経路となっている．

　咽頭後間隙・危険間隙は大部分が脂肪組織と粗な結合織から形成されているが，頭蓋底〜第3頸椎レベルに分布する咽頭後リンパ節が重要である．咽頭後リンパ節には内側群と外側群があり，内側群は小児期に退縮する．外側群はRouviereリンパ節（図14）として知られており，頭長筋と内頸動脈の間に位置し，成人では最小横径8mm以上を異常として扱う．上咽頭癌では初期から転移することが多い．悪性リンパ腫による腫大もしばしばみられる．Rouviereリンパ節は上咽頭癌以外の悪性腫瘍においてTMN分類の対象ではないが，咽喉頭・口腔・鼻副鼻腔原発扁平上皮癌，食道癌，甲状腺癌，悪性黒色腫が潜在的に転移しうるので，常にその腫大の有無を意識した読影が望まれる．

　画像上，Rouviereリンパ節と誤られる構造として，交感神経上頸神経節がある．頸動脈分岐直上で内頸動脈内側に位置し造影効果を有するため，時に判断に迷うが，その特徴的な部位と冠状断・矢状断像で紡錘形の形態を確認することで鑑別される．

　咽頭後リンパ節には，咽頭粘膜腔からの感染波及によって咽後膿瘍を生じうる（図15）．造影CT上，リンパ節炎（均一な増強効果）→化膿性リンパ節炎（リング状増強効果）±咽頭後間隙の炎症性浮腫（咽頭後間隙の浮腫と脂肪混濁）→咽後膿瘍（咽頭後間隙液体貯留を示す不整形囊胞性腫瘤）といった一連の疾患スペクトラムを示す．咽後膿瘍にまで進展した場合は，外科的処置が必要となる．咽頭後間隙の浮腫性変化（図16）は，咽頭からの感染症波及の他，頸部郭清術後，心不全，上大静脈症候群や血栓性静脈炎，甲状腺腫瘍，石灰沈着性頸長筋腱炎でも認められる．

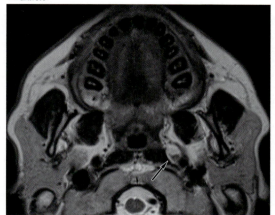

図14 70代, 男性 下咽頭癌 (梨状陥凹癌) の咽頭後 (Rouviere) リンパ節転移
左内頸動脈の内側, 頭長筋の外側に類楕円形体腫瘤を認める (→). 内部の信号が不均一で, いわゆる中心壊死を伴う転移性リンパ節腫大に相当する.

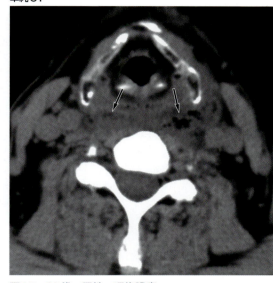

図15 60代, 男性 咽後膿瘍
液体貯留により腫脹した咽頭後間隙内に気泡が認められる (→).

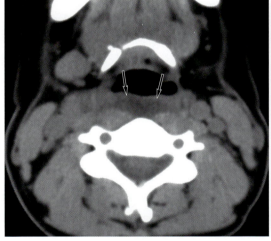

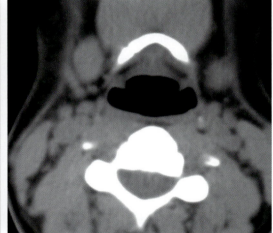

図16 30代, 女性 頸部蜂窩織炎に合併した咽頭後間隙浮腫
A, B:咽頭後間隙に液体を示す吸収域 (A;→) が認められ, 経過で消失が確認された (B).

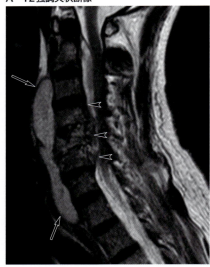
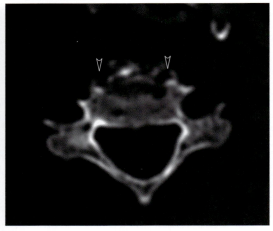

図17 70代,男性 頸椎化膿性脊椎炎
A, B：C5椎体を中心とした椎骨と椎間板の破壊性変化（▶）と椎体周囲膿瘍が認められる（→）.

3. 椎周囲間隙（paravertebral space；PVS）

深頸筋膜深葉に包まれた頸部の最深部に位置する間隙であり，椎前筋（頭長筋，頸長筋），椎側筋（前・中・後斜角筋，肩甲挙筋），椎後筋（板状筋，頭・頸半棘筋，頭・頸最長筋，多裂筋），椎骨動静脈，腕神経叢，横隔神経を含む．

椎周囲間隙の炎症性疾患の大部分は，脊椎由来の化膿性脊椎炎（図17）あるいは結核性脊椎炎であるが，ハイドロキシアパタイトの沈着により強い頸部痛で発症する石灰沈着性頸長筋腱炎はしばしば咽後膿瘍と誤られる．軸椎椎体高位を中心として頸長筋に石灰化が認められれば，診断が確定する．MRIを撮像すると頸長筋の腫脹，浮腫性変化が明らかとなるが，石灰化を指摘できないと診断を誤る可能性があり，注意を要する．

椎周囲間隙に発生する腫瘍性病変は，脊椎骨の骨腫瘍（ほとんどは転移性脊椎腫瘍）を除き稀である．

4. 後頸間隙（posterior cervical space；PCS）

僧帽筋と胸鎖乳突筋を囲む深頸筋膜浅葉と，椎体周囲間隙周囲の深頸筋膜深葉の間のpotential spaceであり，前方は頸動脈間隙を構成する筋膜に境される．副神経リンパ節，後頸リンパ節より病変が生じる他，様々な間葉系腫瘍（図18）や腫瘍類似病変（図19）が発生する．

▶舌骨下頸部間隙

1. 臓器間隙（visceral space；VS）

臓器間隙は深頸筋膜中葉によって囲まれる間隙で，舌骨下筋群（胸骨舌骨筋，甲状舌骨筋，肩甲舌骨筋），甲状腺，副甲状腺，喉頭・気管，下咽頭・頸部食道が含まれ，これらから病変が発生する．また気管の両外背側には反回神経と傍気管，傍食道リンパ節がある．これらのリンパ節が腫大した場合，たとえ画像で甲状腺に病変が検出できなくとも，甲状腺癌を疑う必要がある．甲状腺由来の腫瘍は甲状腺実質との間のbeak signの有無で局在を確認できるが，粗大な甲状腺腫瘤は気管を対側へ，食道を背側へ圧排することから診断できる．

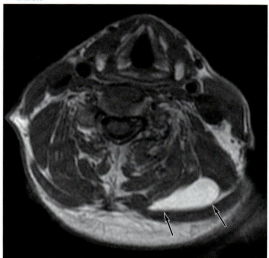

図18　70代，男性　脂肪腫
僧帽筋周囲の深頸筋膜浅葉と椎周囲間隙を囲む深頸筋膜深葉の間に，皮下脂肪と同様の信号を示す腫瘤（→）が認められる．

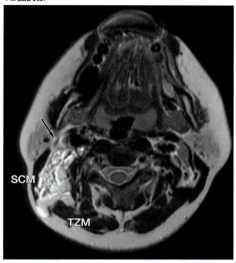

図19　20代，女性　リンパ管腫
胸鎖乳突筋（SCM），僧帽筋（TZM），椎周囲間隙の間の間隙に大小無数の嚢胞成分からなる腫瘤が描出されている（→）．

解剖名

AF	翼状筋膜	MP	内側翼突筋	SP	茎状突起
AS	傍咽頭間隙の前茎突区	MR	下顎枝	SMAS	superficial muscular aponeurotic system / submuscular aponeurotic system
CCA	総頸動脈	MS	咀嚼筋間隙		
CS	頸動脈間隙	PG	耳下腺		
CV	頸椎	PCS	後頸間隙		
DS	危険間隙	PMS	咽頭粘膜間隙	SY	交感神経幹
ECA	右外頸動脈	PPS	傍咽頭間隙	TVP	口蓋帆張筋
FR	Rosenmüller窩	PS	傍咽頭間隙の後茎突区	TVPF	口蓋帆張筋筋膜
HTM	舌骨甲状筋	PS	耳下腺間隙	TZM	僧帽筋
ICA	内頸動脈	PVF	椎前筋膜	VS	臓器間隙
IJV	内頸静脈	PVS	椎周囲間隙	IX	舌咽神経
LC	頭長筋	RPS	咽頭後間隙	X	迷走神経
LP	外側翼突筋	SCM	胸鎖乳突筋	XI	副神経
LVP	口蓋帆挙筋	SHM	胸骨舌骨筋	XII	舌下神経
MM	咬筋				

参考文献

1) 田中宏子：頸部軟部組織・深部組織間隙．尾尻博也（編著）；頭頸部画像診断に必要不可欠な臨床・画像解剖．学研メディカル秀潤社，p.196-209，2015．
2) Harnsberger HR: Handbook of neck imaging: Handbook in Radiology, 2nd ed. Mosby, St.Louis, 1994．[多田信平（監訳）；頭頸部画像診断ハンドブック：断層解剖から学ぶ鑑別診断，原著第2版．医学書院MYW，p.3-188，1998]

346　VII. 頸部組織間隙

深頸部膿瘍
deep neck abscess

平木昭光

症例 50代，男性．初診4日前に辺縁性歯周炎のため，下顎右側第2大臼歯の抜歯を受けた．抜歯後に顎下部の腫脹が出現し（図1-A），抜歯後3日目には嚥下痛が出現してきた．その後，抗菌薬の点滴静注を受けるも症状の増悪が認められた．体温38.3℃，軽度の呼吸苦と嚥下障害を認めた．白血球数 9,900/μl，好中球 89.7%，CRP 55.05mg/dl．II型糖尿病にて内服治療中．

図1-A　顔貌所見

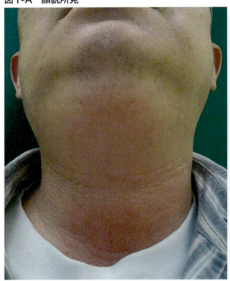

図1-B　単純CT（初診1日目）

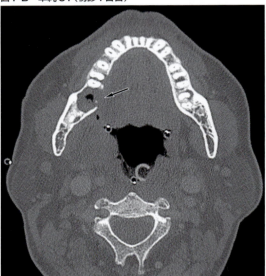

図1-C　単純CT（初診1日目）

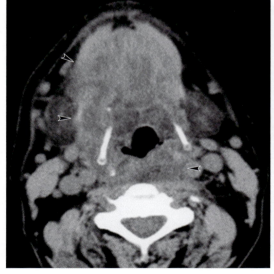

図1-D　造影CT（初診2日目）

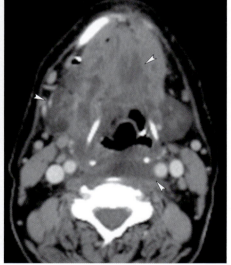

図1-E　造影CT（初診5日目）

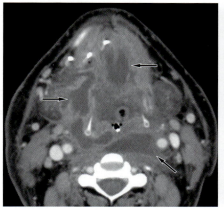

図1-F　胸部造影CT（初診5日目）

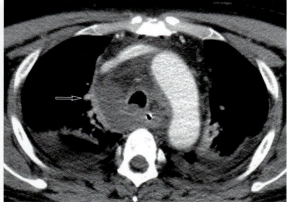

図1-G　経胸膜下胸腔ドレナージ

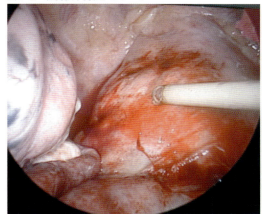

図1-H　頸部膿瘍切開排膿術

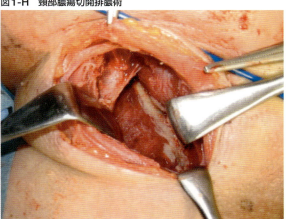

図1- I　造影CT（初診28日目）

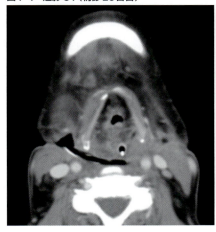

図1-J　胸部造影CT（初診28日目）

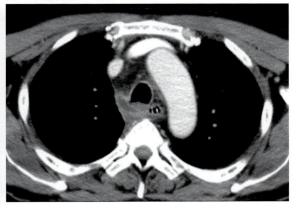

画像の読影

　初診1日目の単純CT（図1-B）では，下顎右側第2大臼歯が抜歯されている．下顎右側第2大臼歯相当の舌側皮質骨の骨破壊像（図1-B；→）を認め，口腔底に広がる低吸収の病変（図1-C；▶）を認めた．右側中咽頭は腫大し，軽度の気道の圧迫を認めた．尾側は咽頭後間隙まで低吸収の病変（図1-C；▶）が広がっており，炎症の波及が疑われた．

　2日目の造影CTでは，顎舌骨筋を挟んで，その外側と内側（口腔底）に広がる低吸収の病変を認めた（図1-D；▷）．右側中咽頭は腫大している．尾側は咽頭後間隙に低吸収の病変が広がっており，炎症の波及が疑われた（図1-D；▷）．

　5日目の造影CTでは，口腔底〜顎下部，咽頭後間隙に進展する膿瘍は，急速に拡大波及し（図1-E；→），気道の閉塞を認めた．また，縦隔では膿瘍形成による著明な腫大を認めた（図1-F；→）．両側に胸水の貯留が認められる．

　28日目でオトガイ下部の膿瘍は消失し，咽頭後間隙の膿瘍も改善を認めた．喉頭蓋周囲の腫脹は改善され，閉塞していた気道の拡大を認め（図1-I），縦隔の膿瘍も縮小，改善を認めた（図1-J）．

　症例の経過：初診1日目に顎下部の切開排膿を施し，抗菌薬メロペネム（MEPM）1.0g/日＋クリンダマイシン（CLDM）1.2g/日の投与を開始した．

　2日目にCTを再撮影したところ，膿瘍腔の拡大を認めたため，再切開排膿術を行った．

　4日目にCRPが20mg/dl台にまで低下したが，内視鏡にて上気道閉塞を認めたため，直ちに気管切開術を行い，その後ICUへ緊急入室した．

　5日目にCT撮影を行い，口腔底〜顎下部，咽頭後間隙に進展する膿瘍が確認され，危険間隙から縦隔への軟部影の急速な拡大を認めた．頸部膿瘍，降下性壊死性縦隔炎・縦隔膿瘍の診断の下，経胸膜下胸腔ドレナージ（図1-G），頸部膿瘍切開排膿術（図1-H）を行った．

深頸部膿瘍の一般的知識と画像所見

　抗菌薬が進歩した現在では，歯性感染が頭蓋内や胸部縦隔まで波及するといった重篤な感染症は減少した．しかしながら，炎症が拡大して重篤な深頸部膿瘍に至る場合も少なくなく，開口障害や嚥下障害に続き呼吸困難の症状が出現し，これらの症例での致死率は40％ともいわ

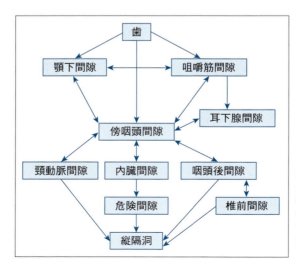

図2　歯性感染の拡大経路
歯性感染症から重篤な頸部蜂窩織炎に至る場合，下顎臼歯部の抜歯後感染や歯周炎から発症することが多い．下顎臼歯部の感染巣から咀嚼間隙を経由し，傍咽頭間隙を経て咽頭後壁と翼状筋膜の間の咽頭後間隙へと波及する．
（文献2）より一部改変して転載）

れている[1]．臨床所見や画像所見を見逃すことなく，適切な治療を行うことが必要である．特に免疫能に影響を及ぼすような糖尿病，腎不全，免疫不全疾患などの基礎疾患を有する患者や，ステロイド長期使用患者の場合は，その危険性は必然的に高い．一方，基礎疾患のない患者においても歯性感染の重篤化を来すことがあり，その原因として偏食，過労などによる免疫力低下の可能性が考えられている．

歯性感染症から重篤な頸部蜂窩織炎に至る場合，下顎臼歯部の抜歯後感染や歯周炎から発症することが多い．下顎臼歯部の感染巣から咀嚼間隙を経由し，傍咽頭間隙を経て咽頭後壁と翼状筋膜の間の咽頭後間隙へと波及する（図2）[2]．咽頭後間隙から翼状筋膜を破って後方の危険間隙と称される域に達すると，炎症は一気に縦隔洞に波及し，生命に危機を及ぼす（図3）．このように膿瘍形成を認めた場合には，外科的なドレナージに加え，起炎菌が同定されるまでは広域スペクトルの抗菌薬の使用が必要である．

画像検査は造影CTが第一選択で，撮影範囲は頭蓋底から胸部までが必要である．総頸動脈や内頸静脈などの大血管と感染巣との位置関係が明瞭に同定できるため，頸部の切開および排膿をより安全に行う情報を得ることができる．

鑑別診断のポイント

歯性感染から深頸部膿瘍，さらに縦隔洞への進展経路を図3[3]に示す．それぞれの間隙への炎症の波及や膿瘍形成を的確に診断することが重要である．

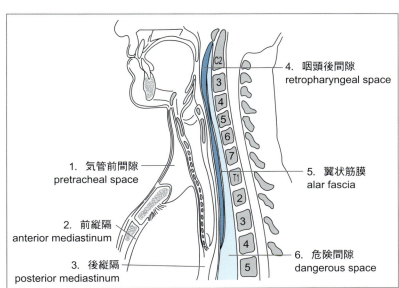

図3 歯性感染から縦隔洞への進展経路
咽頭後間隙から翼状筋膜を破って後方の危険間隙と称される域に達すると，炎症は一気に縦隔洞に波及し，生命に危機を及ぼす．
（文献3）を元に作成）

参考文献

1) 高宗康隆，平木昭光，赤崎幸太・他：抜歯後に生じた下行性壊死性縦隔炎の1例．日口腔外会誌 58: 332-336, 2012.
2) 菊地 茂：深頸部感染症の対処法．日耳鼻会報 115: 85-90, 2012.
3) De Freitas RP, Fahy CP, Brooker DS, et al: Descending necrotising mediastinitis: a safe treatment algorithm. Eur Arch Otorhinolaryngol 264: 181-187, 2007.

VIII

知っておくべき顎・歯・口腔領域疾患と全身の関連疾患

口腔癌の肺転移
pulmonary metastasis of oral cancer

菊池拓紀，菅原丈志

症例 50代，男性．左歯肉癌の精査でCTを撮影された．

図1-A　胸部単純CT

図1-B　胸部単純CT

図1-C　造影CT冠状断像

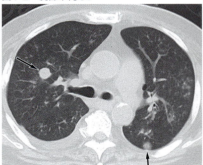
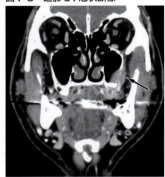

画像の読影

両肺に円形結節が多発している（図1-A, B；→）．造影CTで，左上顎智歯抜歯後と考えられる部位に造影効果を伴う軟部影を認め，頭側の上顎骨に沿って広がっている（図1-C；→）．上顎骨の破壊像を伴っており，上顎歯肉癌が疑われる．大腸癌の既往もあったことから，肺結節に対しCT下生検が施行された．扁平上皮癌が検出され，上顎歯肉癌の肺転移の診断となった．

口腔癌の肺転移の一般的知識と画像所見

口腔・頭頸部原発の悪性腫瘍は，リンパ節転移の他に遠隔転移の頻度も比較的多く，血行性の肺転移の発生率は1.6〜23％といわれ，肺転移があった場合，予後不良である[1)2)]．

画像所見 両肺にランダムに多発する円形結節としてみられることが多いが，単発のこともある．多発の場合は，それぞれの結節のサイズが異なることが多い．分布は肺血流量を反映して下方優位である．口腔癌で多い扁平上皮癌からの転移では，空洞を形成することがある．

鑑別診断のポイント

多発肺結節の鑑別は，肺転移，結核，真菌感染，類上皮血管内皮腫，血管炎，サルコイドーシス，敗血症性塞栓症など多岐にわたる．臨床所見や経過などと併せて総合的に判断する必要があるが，単発などで診断に苦慮する場合は，FDG-PETやCT下肺生検による病理学的検索が必要になる．担癌患者で両肺にランダムに分布する大小不同の多発結節を認めた場合は，まず肺転移を疑う．

参考文献
1) Wedman J, Balm AL, Hart AA, et al: Value of resection of pulmonary metastasis in head and neck cancer patients. Head Neck 18: 311-316, 1996.
2) Lefor AT, Bredenberg CE, Kellman RM, et al: Multiple malignancies of the lung and head and neck. Second primary tumor or metastasis? Arch Surg 121: 265-270, 1986.

誤嚥性肺炎
aspiration pneumonitis

菊池拓紀，菅原丈志

症例1 90代，女性．施設入所中，SpO$_2$低下で搬送となった．

症例2 90代，女性．施設入所中，SpO$_2$低下で搬送となった．

図1 胸部単純CT

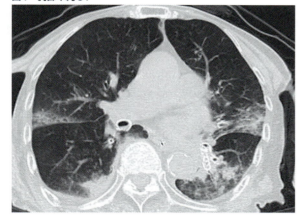

図2 胸部単純CT

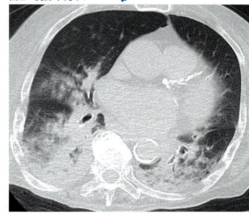

画像の読影

【症例1，2】 中葉，舌区，両側下葉に背側優位な浸潤影，すりガラス影が広がっている（図1，2）．

誤嚥性肺炎の一般的知識と画像所見

誤嚥性肺炎は，細菌が唾液や食物とともに肺に流れて生じる肺炎である．原因菌は，嫌気性菌，黄色ブドウ球菌，肺炎桿菌，エンテロバクターなどである．高齢者の肺炎の70％以上が誤嚥に関係しているといわれ，再発が多く，抗菌薬の耐性菌発生により治療困難になることが多い．病変は重力によって下葉背側，特にS^{6}に優位な分布を示す．

画像所見 胸部CTにて浸潤影やすりガラス影，気管支壁肥厚などを認め，空洞を形成することもある．誤嚥性肺炎に膿胸が続発することもある．また，小葉中心性粒状影，分枝状影などの細気管支炎の所見が主体となる場合もある．

胃酸の大量誤嚥による広範な浸潤影やすりガラス影を示す化学性肺炎はMendelson症候群と呼ばれ，臨床的に急性呼吸促迫症候群（acute respiratory distress syndrome；ARDS）を示し，予後不良である[1]．

鑑別診断のポイント

高齢者や脳血管障害，頭頸部・食道疾患で嚥下障害のある患者に背側肺野を主体とする浸潤影やすりガラス影を認めた場合は，まず誤嚥性肺炎を疑う．ただし，浸潤影の中に腫瘍性病変が隠れている可能性にも注意を配らなければならない．

参考文献
1) Franquet T, Giménez A, Rosón N, et al: Aspiration desease: findings, pitfalls, and differential diagnosis. RadioGraphics 20: 673-685, 2000.

血液系腫瘍の顎骨浸潤

jawbone invasion by hematological malignancy

米田雅一，中山秀樹

症例 10代後半，男性．1か月間続く微熱，下顎からオトガイ部にかけての痺れと疼痛．
初診時臨床検査所見：白血球数8,500 /μl，大型で好塩基性の異型リンパ球を少数認めた．LDH 724 U/l，CRP 0.42 mg/dl，S-IL2R 1,023 U/ml．（文献1）より転載）

図1-A　パノラマX線写真（初診時）

図1-B～D　初診から11日後
図1-B　パノラマ単純X線写真

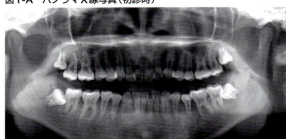
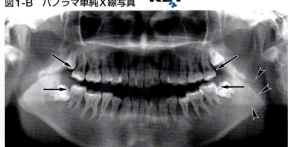

図1-C　造影T1強調冠状断像

図1-D　造影T1強調冠状断像

図1-E　PET（初診から12日後）

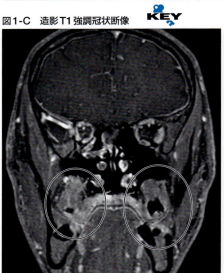
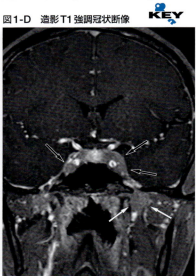
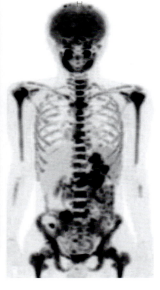

画像の読影

初診時のパノラマX線写真（図1-A）にて，下顎管壁の不明瞭化，多数歯の歯槽硬線および歯根膜腔の不明瞭化を認めた．初診から11日後に臼歯部歯槽骨の透過性亢進，歯槽硬線の不明瞭化，7┬7の挺出（図1-B；→），下顎管の不明瞭化（図1-B；►）がさらに顕著となった．

初診から11日後の造影MRI，冠状断像にて，両側上顎洞から上顎歯槽突起部にかけて造影効果を示す領域が認められた（図1-C；○印）．また，その後方部では両側海綿静脈洞相当部に高信号域がみられ（図1-D；→），海綿静脈洞部より左側三叉神経第3枝に沿って，連続した高信号が認められた（図1-D；⇨）．

初診から12日後のPET所見（図1-E）にて，顎骨部（頭頸部），頭頂部にFDGの異常集積が認められた他，全身の骨髄での集積が増加しており，腹腔内には不整形の強い異常集積が多数認められ，腹膜播種が疑われた．

その後，経過中に頭頂部皮下に腫瘤が顕在化し，左側オトガイ神経領域の知覚鈍麻の増悪と全顎の歯に動揺がみられた．精査の結果，Burkittリンパ腫（Cotswold分類：stage IV）との診断を得た[1]．

血液系腫瘍の顎骨浸潤の一般的知識と画像所見

Burkittリンパ腫は，*c-myc*遺伝子（8q24）と免疫グロブリン遺伝子の相互転座に起因する高悪性度B細胞腫瘍である．節外性浸潤，特に骨髄浸潤や中枢神経浸潤を来し，急速に進行する臨床症状が特徴的である[2]．それゆえ，悪性リンパ腫の中でもきわめて予後不良な群に分類されているが，代表的な治療レジメンであるCODOX-M/IVAC療法の導入により，近年，予後は大幅に改善されている[2]．Burkittリンパ腫の症状初発部位としては腹部腫瘍の報告が多いが，顎骨も腹部に次ぐ症状好発部位と報告されている．

画像所見 Burkittリンパ腫のX線所見は，白血病における顎骨のX線所見に類似しているとの報告[3]がある．これらの血液系悪性腫瘍の顎骨所見は，歯槽骨の吸収，歯根膜腔の拡大，歯槽硬線の消失，根尖部周囲の透過像，骨梁構造の消失，下顎管の不明瞭化，オトガイ孔の拡大，骨膜性骨新生などが報告されている[4,5]．

鑑別診断のポイント

突然，下唇やオトガイ部に痺れを生じた際には注意を要する．歯科領域との関連性が乏しい下唇・オトガイ部の痺れに遭遇した場合，血液系悪性腫瘍の顎骨浸潤や他臓器原発性腫瘍の遠隔転移（numb chin syndrome）の可能性があることを常に念頭に置いて精査を行うべきである．

参考文献

1) 米田雅一，平木昭光，中山秀樹・他：オトガイ部の知覚異常と下顎の疼痛を初発症状としたBurkittリンパ腫の1例．日口腔腫瘍会誌 28：279-285, 2016.
2) 森 政樹：【悪性リンパ腫Update】エビデンスに基づくリンパ腫の治療とあらたな展開．Burkittリンパ腫：診断と治療の変遷－難治性疾患の予後はいかにして変わったか．医学のあゆみ 235：517-520, 2010.
3) 堀野一人：下顎に初発症状を呈したBurkittリンパ腫の1例．日口腔外会誌45：287-289, 1999.
4) 長野紀也，足立了平，大西正信：Numb Chin Syndromeを初発症状とした急性骨髄性白血病．日口腔科会誌 42：791-794, 1993.
5) Bender IB: Bone changes in leucemia. Am J Orthod Oral Surg 30: C556-C563, 1944.

頸部血管の仮性動脈瘤
pseudoaneurysm of carotid artery

山村定弘, 菅原丈志

症例 50代, 男性. 2週間前に下顎右側を打撲し, 腫脹が改善しないため受診した.
（熊本地域医療センター外科 本田志延先生, 放射線科 矢村正行先生のご厚意による）

図1-A 造影CT

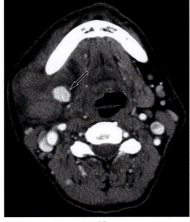

図1-B 造影CT, MIP像

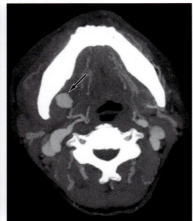

図1-C 造影CT, MIP矢状断像

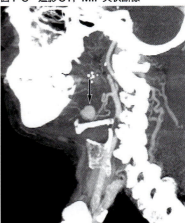

図1-D 血管造影

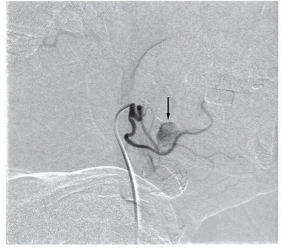

図1-E 血管造影3次元像（塞栓術後）

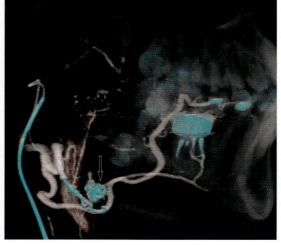

画像の読影

造影CTで下顎右側に1.5cm大の仮性動脈瘤があり（図1-A；→），周囲に血腫を形成している．MIP像では，顔面動脈の分枝に仮性動脈瘤が形成されている（図1-B, C；→）．なお，右顔面動脈と舌動脈の外頸動脈起始部は共通管となっていた．右顔面動脈からの血管造影にて，造影CTと同様に仮性動脈瘤が描出された（図1-D；→）．顎動脈や舌動脈などを外し，瘤の直前までマイクロカテーテルを誘導後，コイル塞栓を施行した．塞栓術後の血管造影から作成した3次元画像では，仮性動脈瘤内のコイルは緑色で表示されている（図1-E；→）．

コイル塞栓後は症状改善し，外来での経過観察となった．

頸部血管の仮性動脈瘤の一般的知識と画像所見

頸部血管の仮性動脈瘤は，外傷もしくは医原性に発生することが多く，炎症性疾患，感染，血管炎，放射線治療なども原因となる．総頸動脈や内頸動脈に発症する場合が多く，外頸動脈の発症は比較的稀である[1]．真性動脈瘤が鑑別に挙がるが，既往歴や形態から推定する．

症状としては，頸部痛，嗄声などの局所圧迫症状，脳塞栓による虚血症状などが報告されている．脳虚血症状で発症した場合は，抗血栓療法による保存的治療が選択されるが，症状が頻発する場合や，増大傾向があり，また気道閉塞など局所圧迫症状がみられれば，外科的治療[2]や経カテーテル的塞栓術が施行される[3]．最近ではデバイスの進歩により，多くはカテーテル的塞栓術が施行されている．塞栓術を施行する際，仮性動脈瘤壁は脆弱なので破裂する危険性があり，またカテーテルやガイドワイヤーが血管外に穿孔したりすると，神経損傷などの合併症を招く可能性があるので，慎重な操作が必要である．covered stentを用いた治療も報告されているが，デバイスがやや大きいために末梢血管での留置は難しく，後日ステント閉塞を起こす可能性がある他，長期成績に関しても不明である[4]．

画像所見 動脈解離が原因で仮性動脈瘤が形成されることがあり，その場合，解離腔を描出することが診断に有用である．解離腔内にはメトヘモグロビンを含む血栓を伴うことが多く，これはthin sliceを用いた脂肪抑制T1強調像で高信号として描出されるため，有効な方法となる．

鑑別診断のポイント

頸部痛を来す頸部血管病変として，解離性動脈瘤，巨細胞性動脈炎，頸動脈痛（carotidynia）が鑑別に挙げられるが，診断には超音波検査や造影CTが有用である．

参考文献

1) Nader R, Mohr G, Sheiner NM, et al: Mycotic aneurysm of the carotid bifurcation in the neck: case report and review of the literature. Neurosurgery 48: 1152-1156, 2001.
2) Rosset E, Albertini JN, Magnan PE, et al: Surgical treatment of extracranial internal carotid artery aneurysms. J Vasc Surg 31: 713-723, 2000.
3) Moreau P, Albat B, Thévenet A: Surgical treatment of extracranial internal carotid artery aneurysm. Ann Vasc Surg 8: 409-416, 1994.
4) Maras D, Lioupis C, Magoufis G, et al: Covered stent-graft treatment of traumatic internal carotid artery pseudoaneurysms: a review. Cardiovasc Intervent Radiol 29: 958-968, 2006.

付録 WHO分類（4th, 2017）疾患標準和名　日本臨床口腔病理学会

表　歯原性ならびに顎顔面骨腫瘍のWHO分類（WHO classification of odontogenic and maxillofacial bone tumours）

WHO classification of odontogenic and maxillofacial bone tumours	歯原性ならびに顎顔面骨腫瘍のWHO分類
Odontogenic carcinomas	歯原性癌腫
Ameloblastic carcinoma	エナメル上皮癌
Primary intraosseous carcinoma, NOS	原発性骨内癌，NOS
Sclerosing odontogenic carcinoma	硬化性歯原性癌
Clear cell odontogenic carcinoma	明細胞性歯原性癌
Ghost cell odontogenic carcinoma	幻影細胞性歯原性癌
Odontogenic carcinosarcoma	歯原性癌肉腫
Odontogenic sarcomas	歯原性肉腫
Benign epithelial odontogenic tumours	良性上皮性歯原性腫瘍
Ameloblastoma	エナメル上皮腫
Ameloblastoma, unicystic type	エナメル上皮腫，単嚢胞型
Ameloblastoma, extraosseous/peripheral type	エナメル上皮腫，骨外型／周辺型
Metastasizing ameloblastoma	転移性エナメル上皮腫
Squamous odontogenic tumour	扁平歯原性腫瘍
Calcifying epithelial odontogenic tumour	石灰化上皮性歯原性腫瘍
Adenomatoid odontogenic tumour	腺腫様歯原性腫瘍
Benign mixed epithelial and mesenchymal odontogenic tumours	良性上皮間葉混合性歯原性腫瘍
Ameloblastic fibroma	エナメル上皮線維腫
Primordial odontogenic tumour	原始性歯原性腫瘍
Odontoma	歯牙腫
Odontoma, compound type	歯牙腫，集合型
Odontoma, complex type	歯牙腫，複雑型
Dentinogenic ghost cell tumour	象牙質形成性幻影細胞腫
Benign mesenchymal odontogenic tumours	良性間葉性歯原性腫瘍
Odontogenic fibroma	歯原性線維腫
Odontogenic myxoma/myxofibroma	歯原性粘液腫／歯原性粘液線維腫
Cementoblastoma	セメント芽細胞腫
Cemento-ossifying fibroma	セメント質骨形成線維腫
Odontogenic cysts of inflammatory origin	炎症性歯原性嚢胞
Radicular cyst	歯根嚢胞
Inflammatory collateral cysts	炎症性傍側性嚢胞
Odontogenic and non-odontogenic developmental cysts	歯原性ならびに非歯原性発育性嚢胞
Dentigerous cyst	含歯性嚢胞
Odontogenic keratocyst	歯原性角化嚢胞
Lateral periodontal cyst and botryoid odontogenic cyst	側方性歯周嚢胞とブドウ状歯原性嚢胞
Gingival cyst	歯肉嚢胞
Glandular odontogenic cyst	腺性歯原性嚢胞
Calcifying odontogenic cyst	石灰化歯原性嚢胞
Orthokeratinized odontogenic cyst	正角化性歯原性嚢胞
Nasopalatine duct cyst	鼻口蓋管嚢胞
Malignant maxillofacial bone and cartilage tumours	悪性顎顔面骨ならびに軟骨腫瘍
Chondrosarcoma	軟骨肉腫
Chondrosarcoma, grade 1	軟骨肉腫，グレード1
Chondrosarcoma, grade 2/3	軟骨肉腫，グレード2/3
Mesenchymal chondrosarcoma	間葉性軟骨肉腫
Osteosarcoma, NOS	骨肉腫，NOS
Low-grade central osteosarcoma	低悪性中心性骨肉腫
Chondroblastic osteosarcoma	軟骨芽細胞型骨肉腫
Parosteal osteosarcoma	傍骨性骨肉腫
Periosteal osteosarcoma	骨膜性骨肉腫
Benign maxillofacial bone and cartilage tumours	良性顎顔面骨ならびに軟骨腫瘍
Chondroma	軟骨腫
Osteoma	骨腫
Melanotic neuroectodermal tumour of infancy	乳児のメラニン（黒色）性神経外胚葉性腫瘍
Chondroblastoma	軟骨芽細胞腫
Chondromyxoid fibroma	軟骨粘液様線維腫
Osteoid osteoma	類骨骨腫
Osteoblastoma	骨芽細胞腫
Desmoplastic fibroma	類腱線維腫
Fibro-osseous and osteochondromatous lesions	線維骨性ならびに骨軟骨腫様病変
Ossifying fibroma	骨形成線維腫
Familial gigantiform cementoma	家族性巨大型セメント質腫
Fibrous dysplasia	線維性異形成症
Cemento-osseous dysplasia	セメント質骨異形成症
Osteochondroma	骨軟骨腫
Giant cell lesions and bone cysts	巨細胞性病変と骨嚢胞
Central giant cell granuloma	中心性巨細胞肉芽腫
Peripheral giant cell granuloma	周辺性巨細胞肉芽腫
Cherubism	ケルビズム
Aneurysmal bone cyst	動脈瘤様骨嚢胞
Simple bone cyst	単純性骨嚢胞
Haematolymphoid tumours	血液リンパ性腫瘍
Solitary plasmacytoma of bone	骨の孤立性形質細胞腫

（日本臨床口腔病理学会ホームページ http://www.jsop.or.jp/wp/wp-content/uploads/2017/04/WHO2017-Ch8.pdf より転載）

INDEX

ページ番号の**太字**は症例写真の掲載ページおよび詳述ページを示す．

●記号・数字●

^{123}I による甲状腺シンチグラフィ …………………… **202**, 203
90°パルスとスピンの緩和 ……… 25
^{99m}TcO$_4^-$（による甲状腺）シンチグラフィ ………………… 203, **236**, 237

●欧文索引●

A
acute osteomyelitis ……………… **82**
acute rhinosinusitis ……………… **250**
acute sialadenitis ……………… **212**
adenoid cystic carcinoma
 ……………………… 181, **240**
adenomatoid odontogenic tumor
 ……………………… 43, **128**
ameloblastic fibroma …… 41, **130**
ameloblastic fibro-odontoma
 ……………………… 43, **131**
ameloblastoma …………… 41, **124**
amputation neuroma …………… **306**
ancient schwannoma …………… **195**
aneurysmal bone cyst
 …………………… 41, **118**, 159
angiolymphoid hyperplasia with
 eosinophilia（ALHE）………… **221**
Ann Arbor 分類 ………………… 309
anomaly in tooth eruption …… **64**
Antoni type A, B ……………… 327
apical periodontitis …………… **66**
arteriovenous malformation … **200**
aspiration pneumonitis … 187, **353**

B
Bailey による第2鰓嚢胞の発生部位
 別分類 ……………………… 329
bilateral hilar lymphadenopathy
 （BHL） ……………………… 321
bisphosphonate related osteonecrosis of the jaw（BRONJ）
 ……………………… 85, **88**
blood brain barrier（BBB）…… 22
branchial cyst …………………… **328**
Burkitt リンパ腫 ………………… 355

C
C1, C2, C3, C4 …………………… **60**
calcifying epithelial odontogenic tumor ………… 41, 43, **126**
calcifying odontogenic cyst
 ……………………… 41, 43, **112**
calcifying odontogenic tumor
 ………………………………… 113
carcinoma ex pleomorphic adenoma ……………………… **234**
carotid space（CS）…………… 340
carotidynia ……………………… 357
Castleman 病 ……………… 315, **318**
――, hyaline vascular type（IV型）
 ………………………………… 319
――, plasma cell type（PC型）
 ………………………………… 319
cat-scratch disease …………… **324**
cellulitis ………………………… **92**
cementoblastoma ……… 43, **140**
cemento-osseous dysplasia
 ……………… 41, 42, 43, 104, **154**
central angioma ………… 43, **144**
central giant cell granuloma
 ………………………………… **158**
central odontogenic fibroma
 （COF） ……………………… 135
cervical lymph node metastasis of
 malignant tumor …………… **302**
cherubism ………………… 159, **160**
chronic osteomyelitis ………… **84**
chronic sinusitis ……………… **254**
cleft lip and palate …………… **94**
Co-Cr 合金 ……………………… 27
computer-aided design/computer-aided manufacturing（CAD/CAM）
 ………………………………… 72
Cotswold 分類 ………………… 309
cross sectional analysis ……… 78
cross sectional image … 37, 49, 78
CT ………………………………… 18
―― と MRI の利点 ……………… 29
―― にて高吸収域を呈する顎骨病変
 ………………………………… 42
―― にて低吸収域と高吸収域が混在
 する混合病変 ………………… 43
―― にて低吸収域を呈する顎骨病変
 ………………………………… 39
―― のアーチファクト ………… 20
―― のマトリックス …………… 20
CT 正常像 ……………………… 39

CT 値 ……………………… 18, 19
―― による骨質評価 …………… 76
curved planar reconstruction
 （CPR） ……………………… 78

D
dangerous space（DS）… 340, 342
deep neck abscess …………… **346**
dental caries …………………… **60**
dentigerous cyst ………… 41, **106**
depth of invasion（DOI）……… 176
dermoid cyst …………… **192**, 331
diffuse sclerotic osteomyelitis
 ………………………………… **86**
diffusion weighted image（DWI）
 ……………………………… 26, 29
digital imaging and communications in medicine（DICOM）… 75

E
Eagle 症候群 …………………… 157
ectopic thyroid ………………… **202**
elongated styloid process …… **156**
eosinophilic sinusitis ………… **256**
epidemic parotiditis …………… **214**
ethmoid sinus …………… 247, 248
Ewing 肉腫 ……………………… 43

F
fascicular sign ………………… 195
fibrous dysplasia …… 42, 43, **152**
filtered back projection（FBP）
 ………………………………… 18
flow void ………………………… 26
fracture of articular process … **164**
frontal sinus …………………… 248
fungal sinusitis ………………… **262**

G
Gardner 症候群 ………………… 143
ghost cell ……………………… 113
giant lymph node hyperplasia
 ………………………………… 319
gradient echo 法 …………… 24, 25
greater palatine foramen …… 249

H
hemangioma of jaw bone …… **144**
hematocele blood boil ………… **258**
Hertwig 上皮鞘 ………………… 16
histiocytic necrotizing lymphadenitis ……………………… **316**

HIV ································ 223
Hofrath（ホフラート）嚢胞······ 111
Hounsfield unit（HU）········ 18
hypodontia ························ 62

I

IgG4関連疾患（IgG4-related disease）············ 217, **228**
── 包括診断基準 ············ 231
impacted tooth ················ **64**
infantile hemangioma ········ **196**
infraorbital canal ········ 247, 249
in phase ·························· 192
intraparotid facial nerve schwannoma ······························ **238**
ISSVA分類 ······················ 197

J

jawbone centrality ············ **148**
jawbone invasion by hematological malignancy ·················· **354**
jaw deformity ············ **96, 98**
joint effusion ···················· 274

K

Kaposi肉腫 ······················ 197
Kawasaki disease ·············· **322**
Kimura's disease ·············· **220**
Küttner腫瘍 ············ **216**, 230
── とIgG4関連疾患 ········ 216

L

Langerhans細胞組織球症··· 41, 43
laryngeal injury with maxillofacial fracture ·························· **168**
lateral cervical cyst ·········· **328**
lateral periodontal cyst ··· 41, **110**
LeckholmとZarbの分類 ······· 76
Le Fort I骨切り術 ············· 98
Le Fort型骨折 ················· **162**
lingual neurovascular bundle ································ 175
lymphatic malformation ········ **200**
lymph node lesion of Kimura's disease ························ **314**
lymph node metastasis out of the neck dissection field ········ **304**
lymphoepithelial cyst ··· **222**, **328**

M

Maffucci症候群 ·················· 199
Malasseszの上皮遺残 ······ 16, 144
malignant lymphoma
········ **182**, 219, 271, **308**, 315
malignant melanoma ········ **182**

malignant oral cavity tumors
································ **180**
mandibular fracture ·········· **164**
marginal periodontitis ········ **68**
masticator space（MS）··· 172, 338
matrix ····························· 19
maxillary fracture ············ **162**
maxillary sinus ·········· 65, 247
maxillary zygomatic complex fracture ···························· **166**
McCune-Albright症候群 ······ 153
Meckel軟骨 ················ 15, 16
medical CT（MDCT） ·········· 49
medication related osteonecrosis of the jaw（MRONJ） ······ **88**
Mendelson症候群 ·············· 353
Mikulicz病 ······················ 230
MR angiography（MRA；MR血管撮影） ······················ 24, 26
MRI ·························· 23, 49
── の画像コントラスト ······ 26
MRI検査 ·························· 38
MRI正常像 ······················ 39
mucocele ······················ **264**
mucoepidermoid carcinoma ··· **148**
mumps ·························· **214**
multiplanar reconstruction（MPR）画像 ························ 20, 78

N

nasal cavity ···················· 246
nasoalveolar cyst ············ **122**
nasolabial cyst ················ **122**
nasopalatine duct cyst ······ 41, **114**
neurilemmoma ················ **194**
Ni-Cr合金 ························ 27
nonhealing after tooth extraction
································ **70**
non-involuting congenital hemangioma（NICH） ············ 197
non-squamous cell carcinoma
································ **180**
nuclear magnetic resonance（NMR） ···················· 23, 24
numb chin syndrome ········ 355

O

odontogenic fibroma
···················· 41, 43, **134**
odontogenic keratocyst ··· 41, **108**
odontogenic maxillary sinusitis
·························· **252**, 253
odontogenic myxofibroma ······ 139

odontogenic myxoma ······ 41, **138**
odontoma ·········· 41, 42, 43, **132**
──, complex type ············ 133
──, compound type ········ 133
oral cavity ················ 45, 172
organized hematoma ········ **258**
orthodontic implant ············ 80
osseointegration ················ 72
ossifying fibroma ··· 41, 42, 43, **150**
osteoarthrosis ·················· 292
osteoarthritis of the temporomandibular joint ···················· 292
osteochondroma ················ **288**
osteoma ···················· 42, **142**
osteoradionecrosis ············· 90
ostiomeatal unit（OMU） ········ 248
out of phase（opposed phase）
································ 192

P

Paget骨病 ···················· 42, 43
palate exostosis ·············· **146**
panda sign ····················· 321
parapharyngeal space（PPS）··· 336
paravertebral space（PVS） ······ 344
parotid gland ·················· 206
parotid space（PS） ············ 339
partial involuting congenital hemangioma（PICH） ············· 197
partial volume効果 ········ 20, 21
periapical granuloma ········ **102**
periimplantitis ···················· 80
perineural spread ··· 181, **184**, 268
peripheral odontogenic fibroma（POF） ························ 135
PET-CT ························ 307
pharyngeal mucosal space（PMS）
································ 338
pixel ····························· 19
pleomorphic adenoma··· **232**, 239
posterior cervical space（PCS）
························ 335, 344
postoperative maxillary cyst
································ **266**
primary intraosseous carcinoma
································ **136**
primary intraosseous squamous cell carcinoma ·············· 137
pseudoaneurysm of carotid artery
································ **356**
pseudogout ···················· **282**
pterygopalatine fossa ········ 249

pulmonary metastasis of oral cancer ……… **352**
punctate sialoadenitis ……… 219

R
radiation osteomyelitis … 78, **90**
radicular cyst ……… 41, **102**
ranula ……… **190**, **224**
rapidly involuting congenital hemangioma（RICH）……… **197**
recurrence of oral cavity cancer ……… **188**
residual cyst ……… 41, 104, **105**
retention cyst ……… **260**
retropharyngeal space（RPS） ……… 323, 340, 342
RFパルス ……… 23
rheumatoid arthritis of TMJ … **280**
Riedel甲状腺炎 ……… 230
root abscess ……… **102**
Rouviereリンパ節 ……… 305, 342

S
sack of marbles ……… 193
salivary duct carcinoma（SDC） ……… **242**, 243
salt-and-pepper appearance … 219
SAPHO（synovitis, acne, pustulosis, hyperostosis, osteitis）症候群 ……… **86**
sarcoidosis ……… 315, **320**
Schneider膜 ……… 74
schwannoma ……… **194**, 203, 239, **326**, 331
sclerosing submandibular sialadenitis ……… **216**
SH3BP2遺伝子 ……… 161
sialolithiasis ……… **226**
simple bone cyst ……… **116**, 159
Sjögren症候群 ……… **218**, 281
──と悪性リンパ腫 ……… 219
small salivary gland ……… 211
sphenoid sinus ……… 248
sphenopalatine foramen ……… 249
spin echo法 ……… 24, 25
squamous cell carcinoma ……… 41, **176**, 178, 303
── of nose, paranasal sinus ……… **268**
── of the gingiva and buccal mucosa ……… **178**
── of the tongue and floor of mouth ……… **176**

Stafne（スタフネ）嚢胞 ……… 121
static bone cavity ……… 41, **120**
Stensen管 ……… 207
Streptococcus mutans ……… 61
stylomandibular tunnel ……… 338
sublingual gland ……… 209
submandibular gland ……… 208
superficial cervical fascia ……… 334
superficial muscular aponeurotic system, submuscular aponeurotic system（SMAS）……… 334
supernumerary tooth ……… **62**
suppurative arthritis of TMJ ……… **284**
suppurative lymphadenitis ……… **310**
synovial chondromatosis of TMJ ……… 283, **286**

T
T1緩和 ……… 24
T1強調像とT2強調像 ……… 27
T2緩和 ……… 24
T-スポット®.TB検査（T-Spot） ……… 313
tail sign ……… 225
target sign ……… 195, 239
TE ……… 25
temporomandibular joint disorders ……… **293**
── type IIIa ……… **290**
── type IIIb ……… **291**
── type IV ……… **292**
temporomandibular joint（TMJ） ankylosis ……… **278**
thyroglossal duct（remnant）cyst ……… **330**
time intensity curve（TIC）分析 ……… **241**
time of flight（TOF）効果 ……… 26
tooth ……… 47
TR ……… 25
traumatic neuroma ……… 307
treatment related pathology of oral cavity cancer ……… **186**
tuberculous lymphadenitis ……… **312**

V
vascular tumor ……… **196**
venous malformation ……… **198**
visceral space（VS） ……… 344
voxel ……… 19

W
Waldeyer扁桃輪 ……… 309
Warthin腫瘍 ……… **236**, 340

Waters法 ……… 167
Wharton管 ……… 173, 208, 227
window level ……… 18, 19
window width ……… 18, 19

X
X線透過性病変 ……… 39
──と不透過性病変の混合性病変 ……… 43
X線不透過性病変 ……… 42

Z
zygomatic fracture ……… **166**

●和文索引●
あ
アキシャルCT ……… 18
悪性黒色腫（malignant melanoma） ……… **182**
──のTNMステージ基準 ……… 183
悪性混合腫瘍 ……… 235
悪性腫瘍 ……… 41
悪性小唾液腺腫瘍（malignant oral cavity tumors） ……… **180**
悪性（転移性）エナメル上皮腫 … 125
悪性リンパ腫（malignant lymphoma） … **182**, 219, 271, **308**, 315
アスピリン不耐症 ……… 257
アレルギー性真菌性鼻副鼻腔炎 … 257
アレルギー性鼻炎 ……… 257

い
異所性甲状腺（ectopic thyroid） ……… **202**
いちご舌 ……… 323
咽後膿瘍 ……… 342, **343**
咽頭腔 ……… 45
咽頭後隙（retropharyngeal space；RPS） ……… 323, 340, 342
咽頭後リンパ節 ……… 301
咽頭周囲リンパ節 ……… 301
咽頭粘膜間隙（pharyngeal mucosal space；PMS） ……… 338
インプラントCT検査 ……… 75
インプラント矯正（orthodontic implant） ……… **80**
インプラント周囲炎（periimplantitis） ……… **80**
インプラントの初期固定 ……… 78
インプラントの埋入手順 ……… 73

う
ウイルス性唾液腺炎 ……… 213
ウインドウ幅（window width） ……… 18, 19

索引

う
ウインドウレベル（window level）
　　　　　　　　　　　　　　18, 19
う蝕（dental caries）　　　　　　60

え
エコー時間（TE）　　　　　　　25
エコー信号　　　　　　　　　　23
エナメル芽細胞　　　　　　　　17
エナメル器　　　　　　　　　　17
エナメル上皮癌　　　　　　　125
エナメル上皮腫（ameloblastoma）
　　　　　　　　　　　　41, **124**
エナメル上皮線維歯牙腫（ameloblastic fibro-odontoma）　　43, **131**
エナメル上皮線維腫（ameloblastic fibroma）　　　　　　41, **130**
遠隔転移　　　　　　　　243, 355
遠心　　　　　　　　　　　　　47

お
横舌筋　　　　　　　　　　　172
オトガイ下リンパ節　　　　　298
オトガイ舌筋　　　　　　172, 173
オトガイ隆起　　　　　　　　　15

か
開咬症　　　　　　　　　99, 101
開口障害　　　　　　　　　　167
外傷性骨嚢胞　　　　　　　　　41
外傷性神経腫　　　　　　　　307
外舌筋　　　　　　　　　172, 177
　── の走行と神経支配　　173
外側咽頭後リンパ節　　　301, 305
介達骨折　　　　　　　　164, 165
ガイドサージェリー　　　　　　75
外胚葉　　　　　　　　　　　　16
海綿状血管腫　　　　　　　　199
解離性動脈瘤　　　　　　　　357
下顎角　　　　　　　　　　　　15
下顎後静脈　　　　　　　　　206
下顎骨　　　　　　　　　　14, 47
　── の加齢変化　　　　　　59
　── の形態と発生　　　　　15
下顎骨骨折（mandibular fracture）
　　　　　　　　　　　　　　164
下顎枝矢状分割術　　　　　　　98
下顎神経　　　　　　　　48, 185
化学性肺炎　　　　　　　　　353
下顎前突症　　　　　　　98, 101
下顎頭　　　　　　　　　　　　15
──（関節突起）骨折（fracture of articular process）　　　**164**
下顎隆起　　　　　　　　42, 147
下顎リンパ節　　　　　　　　305

顎下型粘液嚢胞　　　　　　　331
顎下間隙　　　　　172, 173, 208, 225
顎下三角　　　　　　　　　　208
顎下腺（submandibular gland）　208
顎下腺管（Wharton管）
　　　　　　　　　　173, 208, 227
角化嚢胞性歯原性腫瘍　　**108**, 109
顎下リンパ節　　　　　　　　298
顎関節　　　　　　　　　　　274
　── の正常画像解剖と機能　274
顎関節強直症［temporomandibular joint（TMJ）ankylosis］　　　278
顎関節疾患の分類　　　　　　277
顎関節症（temporomandibular joint disorders）　　　　　　　　293
　── IIIa 型（type IIIa）　　**290**
　── IIIb 型（type IIIb）　　**291**
　── IV 型（type IV）　　　**292**
顎関節リウマチ（rheumatoid arthritis of TMJ）　　　　　　　280
顎顔面骨骨折に併発した喉頭外傷（laryngeal injury with maxillofacial fracture）　　168
顎骨
　── 検査の進め方　　　　　**37**
　── のCT検査　　　　　　　**37**
　── のMRI検査　　　　　　**38**
　── のX線透過性病変　　　41
　── のX線不透過性病変　　42
　── の画像検査法　　　　　37
　── の加齢変化　　　　　　**59**
顎骨骨髄炎　　　　　　　　83, 85
顎骨縦断像（cross sectional image）
　　　　　　　　　　　　37, 49, 78
顎骨浸潤　　　　　　　　　　179
　血液系腫瘍の ──（jawbone invasion by hematological malignancy）　　　　　　　**354**
顎骨中心性歯原性線維腫（central odontogenic fibroma；COF）
　　　　　　　　　　　　　　135
顎骨嚢胞・腫瘍の画像検査　　 39
顎骨嚢胞の術後の読影ポイント　44
顎骨病変の鑑別診断の進め方　　39
拡散強調像（diffusion weighted image；DWI）　　　　26, 29
核磁気共鳴（nuclear magnetic resonance；NMR）　　　23, 24
顎・歯・口腔領域
　── における CTとMRI　　**18**
　── の画像検査法　　　　　30

── の正常解剖　　　　　　45
顎舌骨筋　　　　　　　　　　172
顎動脈　　　　　　　　　　　 48
顎変形症（jaw deformity）　96, 98
　── の手術　　　　　　　101
　── の診断　　　　　　　101
過誤腫　　　　　　　　　　　145
下歯槽神経　　　　　　　 14, 65
下歯槽動脈　　　　　　　　　 48
下縦舌筋　　　　　　　　　　172
過剰歯（supernumerary tooth）　62
家族性巨大型セメント質腫　　155
過長茎状突起　　　　　　　　157
褐色腫　　　　　　　　　　　159
滑膜性軟骨腫症（synovial chondromatosis of TMJ）　　283, **286**
ガドリニウム（Gd）キレート剤
　　　　　　　　　　　　　26, 28
下内深頸リンパ節　　　　　　299
化膿性顎関節炎（suppurative arthritis of TMJ）　　　　　　　**284**
化膿性リンパ節炎（suppurative lymphadenitis）　　　　　310
がま腫（ranula）　　　　**190**, 224
　── の治療　　　　　　　225
　顎下型 ──　　　　　　　191
　舌下型 ──　　　　　　　191
川崎病（Kawasaki disease）　　322
眼窩下管（infraorbital canal）
　　　　　　　　　　　　247, 249
眼窩下動脈　　　　　　　　　 48
眼窩内合併症　　　　　　　　251
眼球陥凹　　　　　　　　　　163
含歯性嚢胞（dentigerous cyst）
　　　　　　　　　　　　 41, **106**
眼耳平面　　　　　　　　　　 33
眼症状の合併　　　　　　　　167
関節円板の外側転位/内側転位　**293**
癌肉腫　　　　　　　　　　　235
顔面神経　　　　　　　　　　206
　── の温存　　　　　　　238
　── 麻痺　　　　　　　　239
緩和時間　　　　　　　　　　 24

き
気管支喘息　　　　　　　　　257
菊池病　　　　　　　　　　　317
奇形腫様嚢胞　　　　　　　　193
危険間隙（dangerous space；DS）
　　　　　　　　　　　　340, 342
偽痛風（pseudogout）　　　　**282**
基底細胞母斑症候群　　　　　109

木村病 (Kimura's disease) ……**220**
　――リンパ節病変 (lymph node lesion of ――) ………**314**
嗅覚障害………………………257
臼後管………………………… 77
臼後三角……………………172
急性骨髄炎 (acute osteomyelitis) ……………………… **82**
急性唾液腺炎 (acute sialadenitis) ………………………**212**
急性鼻副鼻腔炎 (acute rhinosinusitis) ………………**250**
　――の合併症……………251
嗅裂…………………………257
頬間隙………………………172
頬骨 (弓) 骨折 (zygomatic fracture) ………………**166**
頬側…………………………… 47
頬粘膜………………………172
頬粘膜癌……………………**178**
局所再発……………… 189, 243
巨細胞性動脈炎……………357
巨細胞肉芽腫……………… 41
巨細胞病変…………………161
近心…………………………… 47
金属アーチファクト…… 21, 22, 39
筋突起………………………… 15

く
繰り返し時間 (TR) ………… 25

け
茎状舌骨靱帯………………157
茎状突起過長症 (elongated styloid process) ……………**156**
茎状突起による内頸動脈の圧迫…157
頸動脈間隙 (carotid space ; CS) ……………………340
　――と後茎突区…………338
頸動脈痛 (carotidynia) ……357
茎突下顎裂 (stylomandibular tunnel) ………………338
茎突舌筋……………… 172, 173
茎乳突孔……………………239
頸部筋膜間隙………………334
頸部血管の仮性動脈瘤 (pseudoaneurysm of carotid artery) …356
頸部リンパ節………………296
　悪性腫瘍の―― (cervical lymph node metastasis of malignant tumor) ………………**302**
　――の解剖と分類………296

外科処置における 3D 画像の有用性 ……………………… 62
外科的矯正手術……………… 98
血液系悪性腫瘍……………355
血液脳関門 (blood brain barrier ; BBB) ……………………… 22
結核性リンパ節炎 (tuberculous lymphadenitis) ………**312**
血管腫 (顎骨中心性)［central angioma］……………… 43, **144**
　――と血管奇形…………197
血管性腫瘍 (vascular tumor) ……………………**196**
血管性病変の信号強度……… 28
血瘤腫 (organized hematoma, hematocele blood boil) ………**258**
ケルビズム (cherubism) … 159, **160**
幻影細胞 (ghost cell) ………113
犬歯…………………………… 47
原始性嚢胞………………… 40, 41
原発性骨内癌 (primary intraosseous carcinoma ; NOS) ……**136**
原発性骨内扁平上皮癌 (primary intraosseous squamous cell carcinoma) ………………137

こ
コイル塞栓…………………357
口蓋外骨症 (palate exostosis) … **146**
　――の形態………………147
口蓋舌筋………… 45, 172, 173
口蓋側………………………… 47
口蓋隆起………………… 42, **146**
降下性壊死性縦隔炎………348
硬化性顎下腺炎 (sclerosing submandibular sialadenitis) ………**216**
硬化性骨髄炎……………… 42
口腔 (oral cavity) ……… 45, 172
　――の悪性腫瘍における亜部位 ………………………172
　――の解剖……………… 45
口腔咽頭粘膜のびまん性発赤……323
口腔インプラント………… 72
口腔癌………………………177
　――の再発 (recurrence of oral cavity cancer) ……………**188**
　――の肺転移 (pulmonary metastasis of oral cancer) ………**352**
　――治療の関連疾患 (treatment related pathology of oral cavity cancer) ……………………**186**
口腔, 口腔底の正常画像解剖……172

口腔神経鞘腫 (schwannoma / neurilemmoma) …………**194**
口腔前庭………………… 45, 172
口腔底………………………172
　――の解剖と正常変異……211
口腔底癌……………………**176**
口腔粘膜……………………46
後頭間隙 (posterior cervical space ; PCS) ……………… 335, 344
後茎突区……………………336
咬合異常……………………165
咬合法……………………… 32
好酸球性副鼻腔炎 (eosinophilic sinusitis) …………………**256**
　――の診断基準項目……257
好酸球性ムチン……………257
好酸球性肉芽腫………… 41, 43
後上歯槽動脈…………… 48, 77
甲状舌管 (残遺) 嚢胞［thyroglossal duct (remnant) cyst］……**330**
　――の治療………………331
甲状腺腫瘍…………………342
甲状腺シンチグラフィ……203
鉤状突起……………………249
甲状軟骨骨折………………169
口唇紅潮……………………323
梗塞………………………… 26
喉頭外傷……………………169
喉頭浮腫……………………169
口内法……………………… 37
口内法X線検査［撮影］… 30, 49
咬翼法……………………… 32
誤嚥性肺炎 (aspiration pneumonitis) …………… 187, **353**
国際血管腫・血管奇形学会 (ISSVA) 分類………………………197
骨壊死 (osteoradionecrosis) … **90**
骨格性偏位性下顎前突症… 98
骨芽細胞腫………………… 42
骨形成間葉組織……………153
骨形成線維腫 (ossifying fibroma) …………… 41, 42, 43, **150**
骨腫 (osteoma) ………… 42, **142**
骨髄炎…………………… 41, 43
骨髄浸潤……………………179
骨性異形成症…………… 67, 154
骨造成術……………………73
骨粗鬆症…………………… 78
　――の顎骨 CT…………59
骨軟骨腫 (osteochondroma) … **288**
骨肉腫…………………… 42, 43

骨膨隆 119
骨膜反応 91
固有口腔 45, 172
根尖性/開花性セメント質骨性異形成症 155
根尖性歯周炎(apical periodontitis) 66, 104

さ

細菌性唾液腺炎 213
再建組織壊死 187
サイナスリフト 74
鰓嚢胞(branchial cyst) 328
鎖骨上窩リンパ節 301
サルコイドーシス(sarcoidosis) 315, 320
残留嚢胞(residual cyst) 41, 104, 105

し

歯(tooth) 47
── および顎骨の画像検査法の選択 30
── に分布する神経と血管 48
── の総数 63
── の発生 16
── の表記方法・方向用語 47
歯, 顎骨の画像解剖 49
歯・顎骨の発生 14
歯牙腫(odontoma) 41, 42, 43, 132
　集合型 ── 132, 133
　複雑型 ── 132, 133
耳下腺(parotid gland) 206
耳下腺管(Stensen管) 207
耳下腺間隙(parotid space;PS) 339
耳下腺内顔面神経鞘腫(intraparotid facial nerve schwannoma) 238
耳下腺内顔面神経の描出 211
耳下腺リンパ節 301
歯科用CT[検査/装置] 35, 36, 49
　通常CTと ── 20
歯原性角化嚢胞(odontogenic keratocyst) 41, 108
歯原性石灰化嚢胞(calcifying odontogenic tumor) 113
歯原性線維腫(odontogenic fibroma) 41, 43, 134
歯原性粘液腫(odontogenic myxoma) 41, 138
歯原性粘液線維腫(odontogenic myxofibroma) 139

篩骨洞(ethmoid sinus) 247, 257
篩骨漏斗 247, 248
歯根吸収 124
歯根肉芽腫(periapical granuloma) 102
歯根嚢胞(radicular cyst) 41, 102
── ・残留嚢胞の成立 104
歯根膿瘍(root abscess) 102
磁石としてのプロトン 23
歯小嚢 16
歯髄 16
歯数異常 62
歯数不足(hypodontia) 62
歯性感染症 349
歯性上顎洞炎(odontogenic maxillary sinusitis) 252, 253
磁性体によるアーチファクト 29
歯肉癌 178, 179
歯乳頭 16
篩板 248
脂肪腫 331, 345
若年性骨形成線維腫 151
若年性突発性関節炎 281
修復性肉芽腫 159
周辺性骨腫 143, 147
周辺性歯原性線維腫(peripheral odontogenic fibroma;POF) 135
術後性上顎嚢胞(postoperative maxillary cyst) 266
シュナイダー(Schneider)膜 74
上顎骨 14, 47
── の形態と発生 14
上顎骨頬骨複合骨折(maxillary zygomatic complex fracture) 166
上顎骨骨折(maxillary fracture) 162
上顎神経 48, 185
上顎洞(maxillary sinus) 65, 247
上顎洞自然口 247, 251
上顎洞粘膜 259
小臼歯 47
上縦隔リンパ節 301
上縦舌筋 172
鐘状期 17
小唾液腺(small salivary gland) 211
小唾液腺腫瘍 203
上内深頸リンパ節 298
嬢嚢胞 109

静脈奇形(venous malformation) 198
正面セファログラム上の基準線 101
所属リンパ節転移 243
唇顎口蓋裂(cleft lip and palate) 94
真菌性副鼻腔炎(fungal sinusitis) 262
深頸筋膜 334
神経周囲浸潤 241
神経周囲進展(perineural spread) 181, 184, 268
神経鞘腫(schwannoma) 194, 203, 239, 326, 331
神経線維腫症 195
神経堤細胞 16
深頸部膿瘍(deep neck abscess) 346
深舌静脈 173
唇側 47
診断用テンプレート 75
深葉 206

す

髄液漏 163
垂直舌筋 172
頭蓋底骨折の合併症 162
頭蓋内合併症 251
スピン 23
すりガラス様所見 153

せ

静止性骨空洞(static bone cavity) 41, 120
静磁場の中に入ったプロトン 24
正常甲状腺 203
青色ゴムまり様母斑症候群 199
声帯固定 169
声帯浮腫 169
舌咽神経 185
舌および口腔底の筋組織 173
石灰化歯原性嚢胞(calcifying odontogenic cyst) 41, 43, 112
石灰化上皮性歯原性腫瘍(calcifying epithelial odontogenic tumor) 41, 43, 126
石灰化物 127
　砂状の ── 129
節外浸潤 303
舌下間隙 172, 173, 208, 225
舌下静脈 173
舌下神経 173, 185
舌下腺(sublingual gland) 209

舌下リンパ節	305	
舌癌	**27**, **176**	
舌骨下頸部間隙	344	
舌骨下頸部	336	
舌骨上頸部間隙	336	
舌骨上頸部	336	
舌骨舌筋	172, 173	
切歯	47	
切歯管	77	
切歯管嚢胞	41	
舌神経	173	
舌神経血管束 (lingual neurovascular bundle)	175	
舌側	47	
切断神経腫 (amputation neuroma)	**306**	
孤立性 ──	307	
舌リンパ節	177, 305	
舌リンパ鎖と舌リンパ節	177	
セファログラム	98, 100	
セファロ分析	98, 100	
セメント芽細胞腫 (cementoblastoma)	43, **140**	
セメント質	17	
セメント質骨性異形成症 (cemento-osseous dysplasia)	41, 42, 43, 104, **154**	
セメント質骨形成線維腫	151	
線維性異形成症 (fibrous dysplasia)	42, 43, **152**	
遷延性の増強効果	233	
浅頸筋膜 (superficial cervical fascia)	334	
前頸静脈リンパ節	300	
前茎突区	336	
浅頸部リンパ節	301	
前頸部リンパ節	300	
腺腫様歯原性腫瘍 (adenomatoid odontogenic tumor)	43, **128**	
喘息	257	
前腸嚢胞	191	
先天性血管腫	197	
前頭陥凹	247, 248	
前頭洞 (frontal sinus)	248	
潜入性がま腫	191, **224**, 225	
浅葉	206	
腺様嚢胞癌 (adenoid cystic carcinoma)	181, **240**	

そ

臓器間隙 (visceral space；VS)	344	
象牙質	16	
側頭下窩	247	
側頭骨内顔面神経管	239	
側頸嚢胞 (lateral cervical cyst)	**328**	
側方性歯周嚢胞 (lateral periodontal cyst)	41, **110**	
ソケットリフト	74	
組織球性壊死性リンパ節炎 (histiocytic necrotizing lymphadenitis)	**316**	
咀嚼筋間隙 (masticator space；MS)	172, 338	

た

大臼歯	47	
大口蓋孔 (greater palatine foramen)	249	
第3大臼歯	65	
ダイナミックMRI	24, 26	
唾液腺腫瘍における生検	240	
唾液腺導管癌 (salivary duct carcinoma；SDC)	**242**, 243	
── の遠隔転移	243	
唾液腺の開口部	46	
唾液腺の正常画像解剖	206	
多核巨細胞	159	
多形腺腫 (pleomorphic adenoma)	**232**, 239	
── に関連する悪性病変	235	
多形腺腫由来癌 (carcinoma ex pleomorphic adenoma)	**234**	
多骨性	153	
唾石	227	
唾石症 (sialolithiasis)	**226**	
── におけるMRI	227	
脱神経性脂肪浸潤	187	
縦緩和	24	
多発肉芽腫	325	
多胞性透過像	161	
単骨性	153	
単純性がま腫	191, **224**, 225	
単純性骨嚢胞 (simple bone cyst)	**116**, 159	

ち

中心性巨細胞肉芽腫 (central giant cell granuloma)	**158**	
中内深頸リンパ節	299	
中胚葉	16	
蝶形骨洞 (sphenoid sinus)	248	
蝶口蓋孔 (sphenopalatine foramen)	249	
蝶篩陥凹	246, 247, 248	

貯留嚢胞 (retention cyst)	**260**	
── の原因	261	

つ

椎周囲間隙 (paravertebral space；PVS)	344	

て

デュアルエナジーCT	23	
転移性腫瘍	41, 42, 43	
転移性多形腺腫	235	

と

透過帯	141	
『頭頸部癌取扱い規約』による頸部リンパ節の分類	296	
洞口鼻道系 (ostiomeatal unit；OMU)	248	
動静脈奇形 (arteriovenous malformation)	**200**	
頭部X線規格撮影	99	
頭部X線規格写真	98, 100	
等方性	20	
動脈瘤様骨嚢胞 (aneurysmal bone cyst)	41, **118**, 159	

な

内視鏡下副鼻腔手術 (ESS)	267	
内視鏡による評価	169	
内舌筋	172	
内側咽頭後リンパ節	301	
軟口蓋	45	
軟骨腫	43	
軟骨肉腫	42, 43	
軟部表示と骨表示	19	

に

肉芽腫性疾患	315	
二等分法	31	
乳児血管腫 (infantile hemangioma)	**196**	

ね

猫ひっかき病 (cat-scratch disease)	**324**	
粘液瘤 (mucocele)	**264**	
── の発生部位	265	
粘表皮癌〔顎骨中心性〕[mucoepidermoid carcinoma (jawbone centrality)]	**148**, 181	
── 高悪性型	149	
── 低悪性型	149	

の

嚢胞性ヒグローマ	201	
膿瘍	26	
膿瘍形成を伴うリンパ節炎	311	

は

肺外結核……………………………313
抜歯後の治癒不全 (nonhealing after tooth extraction) …………… **70**
　── より発見される悪性腫瘍 …71
パノラマX線検査……33, 34, 37, 49
パノラマX線撮影………………… 51
　── 装置 ……………………… 34
パルス系列………………… 23, 24
　── と血流信号 ……………… 28
半月裂孔…………………………248

ひ

非イオン性造影剤………………… 21
ビームハードニング・アーチファクト……………………………… 21
光造型モデル…………………… 75
鼻腔 (nasal cavity) ……………246
ピクセル (pixel) ………………… 19
鼻口蓋管嚢胞 (nasopalatine duct cyst) ………………… 41, 114
鼻歯槽嚢胞 (nasoalveolar cyst)
　……………………………… **122**
鼻唇嚢胞 (nasolabial cyst) ……122
ビスフォスフォネート製剤関連骨髄炎 (bisphosphonate related osteonecrosis of the jaw; BRONJ) ………………… 85, 88
鼻前頭管…………………………248
鼻中隔 ……………………… 95, 246
鼻・副鼻腔癌の分類……………270
鼻・副鼻腔の正常画像解剖……**246**
鼻・副鼻腔扁平上皮癌 (squamous cell carcinoma of nose, paranasal sinus)………………268
非扁平上皮癌 (non-squamous cell carcinoma) …………………180
表皮嚢胞…………………………193
ピロリン酸カルシウム結晶沈着症
　……………………………… **282**
ピロリン酸カルシウム二水和物…283

ふ

フィルタ補正逆投影 (filtered back projection; FBP) …………… 18
副オトガイ孔 …………………… 77
副甲状腺機能亢進症……………159
複視………………………………167
副耳下腺…………………………208
副神経リンパ節
　下部レベルの ── ………300
　最上部レベルの ── ………298
　上部レベルの ── ………300
腐骨………………………………91
藤本病……………………………317
部分容積 (partial volume) 効果
　……………………………… 20, 21
ブラウン運動…………………… 26
フランクフルト平面…………… 33

へ

平行法…………………………… 31
ヘリカルCT …………………… 18
辺縁性歯周炎 (marginal periodontitis) …………………… 68
変形性顎関節症 (osteoarthrosis / osteoarthritis of the temporomandibular joint)……………292
片側性上顎洞炎…………………253
片側性リンパ節腫大……………325
扁平上皮癌 (squamous cell carcinoma) ……… 41, **176, 178**, 303
扁平上皮由来 …………………… 40

ほ

傍咽頭間隙 (parapharyngeal space; PPS)………………336
蜂窩織炎 (cellulitis) …………… 92
放射線性骨壊死………………… 43
放射線性骨髄炎 (radiation osteomyelitis) ………………… 78, 90
萌出異常 (anomaly in tooth eruption) ……………………………64
帽状期…………………………… 17
膨張性骨破壊像…………………259
ボクセル (voxel) ……………… 19

ま

埋伏歯 (impacted tooth) ……… 64
膜性骨化………………………… 14
マトリックス (matrix) ………… 19
マルチスライスCT …………… 18
慢性硬化性骨髄炎 (diffuse sclerotic osteomyelitis) ………………… 86
慢性骨髄炎 (chronic osteomyelitis)
　………………………………… 84
慢性反復性化膿性耳下腺炎……213
慢性副鼻腔炎 (chronic sinusitis)
　………………………………… **254**

み

脈瘤性骨嚢胞……………………118

む

無痛性の頸部腫瘤………………313
無痛性リンパ節腫大……………315
ムンプスウイルス………………215
ムンプス耳下腺炎 (mumps) ……**214**

め

迷走神経…………………………327

も

モノマー型……………………… 21

や

薬剤関連顎骨壊死 (medication related osteonecrosis of the jaw; MRONJ) ……………………… **88**
薬剤性肺障害……………………187

よ

ヨード造影剤…………………… 21
翼口蓋窩 (pterygopalatine fossa)
　……………………………… **249**
翼状筋膜…………………………334
翼突下顎縫線……………………172
横緩和…………………………… 24

ら

蕾状期…………………………… 17

り

梨状口…………………………… 95
流行性耳下腺炎 (epidemic parotiditis) ………………………… **214**
良性セメント芽細胞腫………… 41
両側肺門リンパ節腫大…………321
リンパ管奇形 (lymphatic malformation) ………………………… **200**
リンパ管腫………………………201
リンパ腫………………………… 43
リンパ上皮[性]嚢胞 (lymphoepithelial cyst) ……………… **222**, 328
リンパ節…………………………331
リンパ節過形成…………………319
リンパ節転移……………………303
　頸部郭清術野外への ── (lymph node metastasis out of the neck dissection field) …………**304**
リンパ流の変異…………………305

る

類上皮血管内皮腫………………197
類皮嚢胞 (dermoid cyst) … **192**, 331
類表皮嚢胞………………………331

れ

レベルシステムによる頸部リンパ節の分類 ……………………297

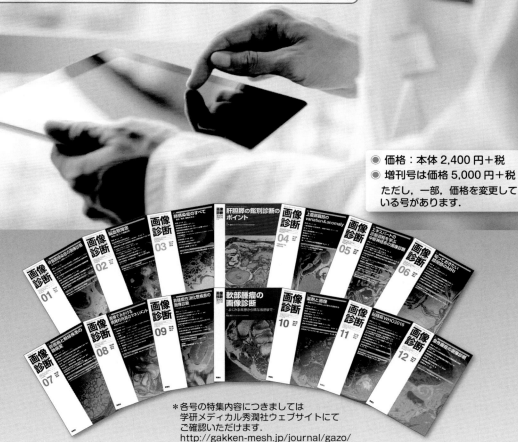

『画像診断』別冊 KEY BOOK シリーズ

知っておきたい顎・歯・口腔の画像診断

2017 年 8 月 5 日　第 1 版第 1 刷発行

監　修	山下 康行（やました やすゆき）
編　著	金田 隆（かねだ たかし）・中山 秀樹（なかやま ひでき）・平井 俊範（ひらい としのり）・生嶋 一朗（いくしま いちろう）
発行人	影山博之
編集人	向井直人
発行所	株式会社 学研メディカル秀潤社 〒141-8414 東京都品川区西五反田 2-11-8
発売元	株式会社 学研プラス 〒141-8415 東京都品川区西五反田 2-11-8
印刷所	株式会社 廣済堂
製本所	加藤製本 株式会社

この本に関する各種お問い合わせ
【電話の場合】●編集内容については Tel. 03-6431-1211（編集部）
　　　　　　　●在庫，不良品（落丁・乱丁）については Tel. 03-6431-1234（営業部）
【文書の場合】〒141-8418　東京都品川区西五反田 2-11-8
　　　　　　　学研お客様センター『知っておきたい顎・歯・口腔の画像診断』係

©2017 by Yasuyuki Yamashita, Takashi Kaneda, Hideki Nakayama, Toshinori Hirai, Ichiro Ikushima
Printed in Japan.
●ショメイ：ガゾウシンダンベッサツキーブックシリーズ　シッテオキタイガクシコウクウノガゾウシンダン

本書の無断転載，複製，頒布，公衆送信，翻訳，翻案等を禁じます．
本書に掲載する著作物の複製権・翻訳権・上映権・譲渡権・公衆送信権（送信可能化権を含む）は株式会社 学研メディカル秀潤社が管理します．
本書を代行業者等の第三者に依頼してスキャンやデジタル化することは，たとえ個人や家庭内の利用であっても，著作権法上，認められておりません．
学研メディカル秀潤社の書籍・雑誌についての新刊情報・詳細情報は，下記をご覧ください．
　　http://gakken-mesh.jp/

本書に記載されている内容は，出版時の最新情報に基づくとともに，臨床例をもとに正確かつ普遍化すべく，著者，編者，監修者，編集委員ならびに出版社それぞれが最善の努力をしております．しかし，本書の記載内容によりトラブルや損害，不測の事故等が生じた場合，著者，編者，監修者，編集委員ならびに出版社は，その責を負いかねます．
また，本書に記載されている医薬品や機器等の使用にあたっては，常に最新の各々の添付文書や取り扱い説明書を参照のうえ，適応や使用方法等をご確認ください．

JCOPY 〈出版者著作権管理機構委託出版物〉
本書の無断複写は著作権法上での例外を除き禁じられています．複写される場合は，そのつど事前に，出版者著作権管理機構（電話 03-3513-6969，FAX 03-3513-6979，e-mail: info@jcopy.or.jp）の許諾を得てください．

表紙・本文デザイン	GRID
DTP/ 図版作成	（有）ブルーインク